Elser ■ Leitfaden Nuklearmedizin

D1671454

Meiner Frau Gabriela,
meiner Tochter Andrea
und meinen Eltern
in Liebe und Dankbarkeit gewidmet

H. Elser

Leitfaden Nuklearmedizin

Praktische Anleitung
und Prüfungswissen
für Medizinisch-
Technische Assistenten
in der Radiologie
(MTAR)

Unter Mitarbeit von
J. Hafner-Grab, Th. Knoch,
A. Nagel und U. Reinel

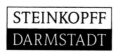

Anschrift des Autors:
Dr. med. H. Elser
Kreiskrankenhaus Biberach
Facharzt für Nuklearmedizin
Ziegelhausstraße 50
88400 Biberach

Die Deutsche Bibliothek – CIP-Einheitsaufnahme

Leitfaden Nuklearmedizin : praktische Anleitung und
Prüfungswissen für medizinisch-technische Assistenten in der
Radiologie (MTAR) / H. Elser. Unter Mitarb. von J. Hafner-Grab ... –
Darmstadt : Steinkopff, 1999
   ISBN 3-7985-1115-2

© 1999 by Dr. Dietrich Steinkopff Verlag, GmbH & Co. KG, Darmstadt
Verlagsredaktion: Sabine Ibkendanz – Herstellung: Heinz J. Schäfer
Umschlaggestaltung: Erich Kirchner, Heidelberg

Printed in Germany

Satz: K+V Fotosatz GmbH, Beerfelden
Druck: Betz-Druck, Darmstadt

Gedruckt auf säurefreiem Papier

Vorwort

Das Ziel bei der Erstellung des vorliegenden Buches war, eine Lehrgrundlage für die nun auf drei Jahre verlängerte MTA-Ausbildung für das Fach Nuklearmedizin zu schaffen, die dem neuen Lehrinhaltskatalog und der neuen Prüfungsverordnung Rechnung trägt. Im vorliegenden Buch werden die methodischen Grundlagen der Nuklearmedizin, die Physiologie, technische Untersuchungsabläufe, Ergebnisse und Fehlermöglichkeiten der nuklearmedizinischen Diagnostik ausführlich beschrieben. Zahlreiche Fallbeispiele erklären die Ergebnisse in anschaulicher Weise. Der medizinisch-klinische Teil ist auf das Wesentliche beschränkt.

Die präzisen Angaben über den Untersuchungsablauf der jeweiligen Gerätekonfiguration und die verwendeten Radiopharmaka können zusätzlich zu der vom Gesetzgeber geforderten klinischen Qualitätskontrolle beitragen.

Das Buch widmet sich vor allem den in der Ausbildung befindlichen MTRA-Schülerinnen und Schülern, es ist aber auch geeignet als ständiger Begleiter für die berufliche Praxis sowie als Nachschlagewerk für Studenten im radiologischen Kurs und für Ärzte in der Weiterbildung.

Für die Unterstützung und Ratschläge zur Erstellung dieses Buches bedanke ich mich besonders bei meinem ehemaligen Chefarzt, Herrn Prof. Dr. P. Georgi. Neben den Autoren gilt mein Dank Herrn Prof. Dr. zum Winkel für die zahlreichen Anregungen, Herrn Dr. Lange für die Mithilfe im physikalisch-technischen Teil und bei der Ausarbeitung des Kapitels Qualitätskontrolle. Bedanken möchte ich mich auch für die Unterstützung bei meinen früheren Mitarbeiterinnen, Frau Straube und Frau Wesely, für die Hilfe im labortechnischen Teil und allen hier nicht namentlich zu nennenden Mitarbeitern.

Biberach, Februar 1999 Dr. med. H. Elser

Inhaltsverzeichnis

1 Einführung und Geschichte der Nuklearmedizin

H. Elser

1.1 Einführung

Unter Nuklearmedizin versteht man die Anwendung offener radioaktiver Substanzen am Menschen. Sie ist eine hilfreiche Ergänzung zur morphologischen Diagnostik. Im Gegensatz zur morphologischen Darstellung von Organen ermöglicht die Nuklearmedizin Aussagen über funktionelle Abläufe. Mit Hilfe von radioaktiv markierten Pharmazeutika können Transport-, Stoffwechsel- und Ausscheidungsvorgänge im Körper qualitativ und quantitativ verfolgt werden. Neben den „In-vivo" Untersuchungen umfaßt die nuklearmedizinische Diagnostik auch „In-vitro" Untersuchungen. Beim Radioimmunoassay (RIA) dienen radioaktiv markierte Antikörper als Reaktionspartner für die zu messende Substanz. Der Radioimmunoassay hat sich als empfindliches Verfahren zur Bestimmung von Hormonen bewährt. Kommerzielle Testbestecke für zahlreiche Hormone ermöglichen eine einfache Durchführung der Analysen.

Die Therapie mit offenen Radionukliden ist eine Strahlenbehandlung. Der Unterschied zur „externen Strahlenbehandlung" besteht darin, daß die radioaktiven Strahler in das betroffene Organ oder unmittelbar an den zu bestrahlenden Herd gebracht werden. Die „interne Strahlentherapie" erreicht eine ausreichend hohe Herddosis im kranken Gewebe. Durch die geringe Reichweite der verwendeten Strahler kann zugleich das benachbarte gesunde Gewebe geschont werden. Möglichkeiten zur internen Strahlentherapie ergeben sich bei der Behandlung von gutartigen und bösartigen Schilddrüsenerkrankungen, ferner bei entzündlichen rheumatoiden Gelenkveränderungen und bei der palliativen Behandlung von metastasierenden Tumoren.

Die Nuklearmedizin stützt sich auf die Ergebnisse der physikalischen, biochemischen und medizinischen Grundlagenforschung. Es besteht daher eine enge Kooperation mit naturwissenschaftlichen Fächern. Durch den Einsatz von Computern zur Bildbearbeitung ergibt sich zwangsläufig auch ein enger Kontakt zur Informatik.

Die in der Nuklearmedizin benötigten Substanzmengen sind in der Regel trägerfrei und so gering, daß toxische Grenzen unterschritten werden und allergische Reaktionen äußerst selten vorkommen.

1.2 Geschichte der Nuklearmedizin

1895	Entdeckung der X-Strahlen durch W.C. Röntgen, die später Röntgenstrahlen genannt wurden.
1896	Becquerel entdeckt die natürliche Radioaktivität von Uranerzen.
1898	Nachweis von Radium durch das Ehepaar Curie.
1901	Planck führt das Wirkungsquantum (h) in die Theorie der elektromagnetischen Strahlung ein.
1903	Isolierung von Radium aus Pechblende durch M. Curie.
1911	Rutherford beschreibt das erste Atommodell.
1913	Bohrsches Atommodell.
1919	Rutherford entdeckt die Alpha-Strahlung.
1923	Der Physikochemiker G. v. Hevesy führt die ersten biologischen Untersuchungen mit natürlichen radioaktiven Isotopen durch.
1928	Entwicklung des Geiger-Müller-Zählrohrs.
1928	Gründung der Internationalen Strahlenschutzkommission (International Commission of Radiation Protection (ICRP)).
1931	Erste Herstellung künstlich radioaktiver Isotope mit Hilfe eines Zyklotrons durch Laurence und Livingston.
1932	Chadwick entdeckt das Neutron.
1938	Entdeckung und Deutung der Uranspaltung durch O. Hahn.
1938	Studien der Schilddrüse mit radioaktivem Jod durch Hertz.
1940	Diagnostik von Schilddrüsenerkrankungen mit Radiojod durch Hamilton und Lawrence.
1942	Erste Radiojodbehandlung bei Schilddrüsenüberfunktion (Hertz).
1942	De Treadwell, Low-Beer, Friedell und Lawrence untersuchen den Knochenstoffwechsel mit ^{89}Sr.
1948	Erste Hirnszintigraphie (Moore).
1948	Natriumjodidkristall als Detektor für Gammastrahlung (Hofstaedter).
1950	Erste Blutvolumenbestimmung mit ^{51}Cr markierten Erythrozyten.
1951	Erste Scanner zur Darstellung der Isotopenverteilung (Mayneford).
1952	Erste Lymphographie (Kinmonth).
1955	Einführung des Schillingtests zur Messung der Vitamin B_{12}-Resorption.
1958	Erste Szintillationskamera (Anger).
1962	Einführung von ^{99m}Tc in die In-vivo-Diagnostik (Harper).
1963	Erstes SPECT-System (Kuhl).
1963	Lymphoszintigraphie (zum Winkel).
1965	Inhalationsszintigraphie (Taplin).
1968	Clearancemessungen (Oberhausen).
1975	Erste PET-Geräte.
1978	Erster kommerzieller PET.
1981	Metajodbenzylguanidin (MIBG) zur Darstellung von Tumoren des Nebennierenmarks (Wieland).

1986   Einführung von ^{99m}Tc-MAG$_3$ zur Nierenfunktionsmessung.

1986   Einführung von ^{131}I α-Amino-(4-hydroxybenzylidene)-diphosphonat (BDP$_3$) zur Therapie von Knochenmetastasen (M. Eisenhut).

1989   Nachweis von neuroendokrinen Tumoren mit ^{123}I-markiertem Octreotide (Krenning).

1991   Synthese von ^{111}In-markierbarem Somatostatinanalog: ^{111}In-DTPA-D-Phe-Octreotide (OctreoScan®).

2 Physikalische Grundlagen

J. Hafner-Grab

2.1 Aufbau der Materie

Die Materie ist aus Atomen zusammengesetzt. Bis Anfang des 19. Jahrhunderts glaubte man, Atome seien unteilbare Teilchen. Es wurde aber nachgewiesen, daß sie aus kleineren Bausteinen bestehen. Diese Bausteine gehören zu den Elementarteilchen.

2.1.1 Elementarteilchen

Zu den Elementarteilchen zählt man Protonen, Neutronen und Elektronen. Während sich Protonen und Neutronen im Atomkern befinden, halten sich die Elektronen auf elliptischen Bahnen in der Atomhülle auf.

Protonen

Protonen sind positiv geladene Teilchen. Sie besitzen eine relativ große Masse und sind daher zusammen mit den Neutronen Träger nahezu der gesamten Masse des Atomkerns. Die Zahl der Protonen bestimmt die positive Kernladungszahl und somit auch die Zahl der Elektronen auf der Hülle. Diese Zahl wird *Ordnungszahl (Z)* genannt.

Neutronen

Neutronen besitzen keine elektrische Ladung und sind somit elektrisch neutral. Die Masse eines Neutrons entspricht annähernd der Masse eines Protons. Wegen ihrer Neutralität werden Neutronen gerne für Kernumwandlungen verwendet. Ihr Einbau in stabile Atomkerne ist besonders einfach. Auf die Ordnungszahl und das chemische Verhalten eines Atoms üben Neutronen keinen Einfluß aus, sie tragen lediglich zur Atommasse bei. Die Anzahl der Protonen und Neutronen eines Atomkerns bildet die *Massenzahl (A)*.

Die Differenz von Massenzahl und Ordnungszahl ist die *Neutronenzahl.*

Beispiel:

$$\begin{array}{l} \text{Massenzahl} \quad \rightarrow 12 \\ \text{Ordnungszahl} \rightarrow 6 \end{array} \mathbf{C}$$

Massenzahl – Ordnungszahl = Neutronenzahl
12   –   6   =   6

Elektronen

Die Elektronen sind negativ geladene Teilchen. Die Masse eines Elektrons ist wesentlich kleiner als die eines Protons oder eines Neutrons.

Bei Kernreaktionen können neben elektromagnetischer Strahlung kurzzeitig noch andere Elementarteilchen auftreten: Positronen, Neutrinos und Antineutrinos.

2.1.2 Atomkern

Der Atomkern besteht aus Protonen und Neutronen. Beide Elementarteilchen werden auch Nukleonen genannt (lateinisch nucleus = Kern). Der Atomkern enthält fast die gesamte Masse des Atoms. Er ist im Durchschnitt 4000mal schwerer als die Atomhülle.

Tabelle 2.1. Elementarteilchen.

	Vorkommen	Symbol	Ladung	Masse [ME]*	Energie [keV]
Proton	Kern	p	positiv	1	934000
Neutron	Kern	n	neutral	~ 1	~ 934000
Elektron	Hülle	e^-	negativ	1/1836 des Protons	511

*ME = atomare Masseneinheit bezogen auf 1/12 der Masse von $^{12}C = 1{,}66 \times 10{-}24$ g.

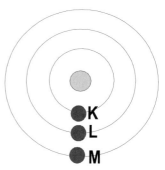

Abb. 2.1. Stark vereinfachtes Atommodell.   K-, L-, M-Schalen des Atoms

Tabelle 2.2. Elektronenplätze.

Schale	K	L	M	N	O	P	Q
Mögliche freie Elektronenplätze	2	8	18	32	50	72	98

2.1.3 Atomhülle

Die Atomhülle besteht aus Elektronen. Die Anzahl der Elektronen ist gleich der Anzahl der Protonen im Kern (im Normalzustand), somit ist das Atom nach außen ungeladen. Die Zahl der Elektronen ist für das chemische Verhalten des Atoms verantwortlich. Die Elektronen, die den Kern in einem elliptischen Radius umkreisen, bilden eine Schale.

Der Ort eines Elektrons in der Atomhülle kann nicht genau bestimmt werden. Für jeden Ort der Hülle läßt sich nur die Wahrscheinlichkeit angeben, mit der dort ein Elektron anzutreffen ist. Diese räumliche Verteilung eines Elektrons bzw. dessen Aufenthaltswahrscheinlichkeit wird oft als Elektronenhülle beschrieben. Die Hüllenelektronen können sich nicht nur auf Kreisbahnen befinden, sondern auch auf elliptischen Bahnen. Von innen nach außen werden diese Bahnen als K-, L-, M-, N-, O-, P- und Q-Schale benannt. Auf jeder dieser Schalen hat nur eine bestimmte Anzahl von Elektronen Platz.

Die Maximalfüllung der Schalen wird nur in den inneren Schalen erreicht, die drei äußeren Schalen bleiben teilgefüllt.

2.1.4 Elemente

Als chemische Elemente bezeichnet man Atomarten, die sich durch ihre Ordnungszahl unterscheiden. Im Periodensystem sind die Elemente nach ihrer Ordnungszahl angeordnet. Da durch die Ordnungszahl die Zahl der Elektronen bestimmt wird, bzw. die Anzahl der Elektronen auf der äußeren Schale, wird somit auch das chemische Verhalten des Atoms festgelegt.

2.1.5 Nuklide

Ein Nuklid ist ein Atomkern mit einer bestimmten Ordnungszahl Z und einer bestimmten Massenzahl A.

Beispiele: ^{131}I

^{99m}Tc

Nuklide können stabil oder auch radioaktiv sein; in letzterem Fall bezeichnet man sie als Radionuklide.

2.1.6 Isotope

Isotope sind die Nuklide mit gleicher Ordnungszahl, d. h. sie haben eine gleiche Anzahl von Protonen in ihrem Kern. Sie haben eine unterschiedliche Anzahl von Neutronen und daher eine ungleiche Massenzahl. Da die Ordnungszahl gleich ist, stehen diese Nuklide isotop, d. h. im Periodensystem an der gleichen Position. Es gibt künstliche und natürliche Isotope eines Elements. Sie besitzen die gleichen chemischen Eigenschaften.

Isotope eines Elements besitzen
• die gleiche Ordnungszahl,
• gleiche chemische Eigenschaften,
• eine ungleiche Neutronenzahl,
• ungleiche physikalische Eigenschaften.

2.1.7 Isobare

Isobare sind Elemente mit gleicher Massenzahl, aber unterschiedlicher Protonen- bzw. Neutronenzahl, d. h. bei zunehmender Protonzahl nimmt gleichzeitig die Zahl der Neutronen im Atomkern ab oder umgekehrt.
Isobare eines Elements sind gekennzeichnet durch
• eine gleiche Massenzahl,
• eine ungleiche Protonenzahl,
• eine ungleiche Neutronenzahl.

2.1.8 Isotone

Isotone sind Nuklide mit der gleichen Anzahl von Neutronen. Sie haben keine weitere Bedeutung.

2.1.9 Isomere

Nach der Kernumwandlung kann sich ein Nuklid in einem angeregten Zustand befinden. Unter einem angeregten Zustand versteht man, daß sich ein Kern in einem Energiezustand befindet, der sich vom Grundzustand (kleinster Energiezustand) unterscheidet. Dieser angeregte Zustand wird Isomer genannt. Metastabil nennt man diesen Zustand, wenn er langlebig ist ($>$sec). Beim Übergang vom angeregten Zustand in den Grundzustand wird Energie frei, diese wird meist in Form von γ-Strahlung abgegeben. Diese Eigenschaft macht man sich in der Nuklearmedizin zunutze.

Beispiel: ^{99m}Tc

2.2 Nuklidkarte

Die Nuklidkarte ist ein Verzeichnis der verschiedenen möglichen Nuklide bzw. der verschiedenen Atomkernsorten der jeweiligen Elemente. Die Protonenzahl ist in der Karte des Kernforschungszentrums Karlsruhe senkrecht angeordnet, die Neutronenzahl waagerecht. Stabile Nuklide sind durch schwarze Felder gekennzeichnet, die instabilen, radioaktiven Nuklide durch farbige.

Tabelle 2.3. Nuklide auf der Nuklidkarte (Kernforschungszentrum Karlsruhe)

- blau   Beta$^-$-Strahler
- rot   Beta$^+$- oder EC-Strahler
- gelb   Alpha-Strahler

Protonenzahl

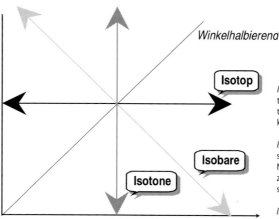

Isotope sind chemische Elemente mit gleicher Anzahl von Protonen, sie sind auf der Nuklidkarte waagerecht angeordnet.

Isobare haben die gleiche Massenzahl, aber unterschiedliche Neutronenzahl bzw. Protonenzahl. Die Isobarenlinie verläuft somit diagonal.

Isotone sind Elemente gleicher Anzahl an Neutronen. Sie sind daher senkrecht angeordnet.

Abb. 2.2. Schematischer Aufbau einer Nuklidkarte.

Neutronenreiche, stabile Kerne halten sich rechts der Winkelhalbierenden auf, protonenreiche, stabile Kerne links. Radioaktive Kerne wandeln sich in Richtung stabile Kerne um.

2.3 Äquivalenz von Masse und Energie

Das Elektronenvolt (eV) ist die Energieeinheit der Kernphysik. Es beschreibt die kinetische Energie eines elektrisch einfach geladenen Teilchens nach Durchlaufen eines Spannungsfeldes von 1 Volt im Vakuum. Die Masse eines Körpers ändert sich mit der Geschwindigkeit. Die Massenänderung kann aber erst dann bemerkt werden, wenn die Geschwindigkeit sich der Lichtgeschwindigkeit nähert. Da die Masse eines Elementarteilchens dadurch keine konstante Größe darstellt, sondern sich mit der Geschwindigkeit ändern kann, gibt man die Ruhemasse als charakteristische Größe an.

2.4 Strahlenarten

2.4.1 Wellen-Teilchen-Dualismus

Mit verschiedenen Experimenten konnte gezeigt werden, daß eine strikte Trennung in Teilchen- bzw. Welleneigenschaften nicht möglich ist. So können sich Teilchen wie eine Welle verhalten.

Elektronenstrahlen z. B. zeigen unter bestimmten Versuchsbedingungen Beugung und Interferenz (= charakteristische Wellenmerkmale). Untersucht man Wechselwirkungsprozesse von elektromagnetischer Strahlung mit Molekülen, so kann man feststellen, daß die Energie nicht, wie anzunehmen, kon-

Tabelle 2.4. Ruhemassen von Elementarteilchen. Zu beachten ist die um den Faktor 1000 größere Ruhemasse von Proton und Neutron gegenüber dem Elektron.

•	Elektron	511 keV
•	Proton	938 MeV
•	Neutron	940 MeV

Tabelle 2.5. Wellen-Teilchen-Dualismus.

Wellenstrahlen	Teilchenstrahlen
• gehören zu den indirekt ionisierenden Strahlen,	• ionisieren direkt,
• bewegen sich mit Lichtgeschwindigkeit,	• bewegen sich langsamer als Lichtgeschwindigkeit,
• erfahren keine Ablenkung im elektrischen Feld, z. B.:	• werden in elektrischen Feldern abgelenkt, z. B.:
▶ Röntgenstrahlen,	▶ α-Strahlung (Heliumkerne),
▶ Photonenstrahlung,	▶ β-Strahlung (Elektronen).
▶ Gammastrahlung.	

Tabelle 2.6. Übersicht über das Spektrum der elektromagnetischen Wellenstrahlung.

Strahlenart	Wellenlänge in cm
Radiowellen	$3 \times 10^5 - 1$
Infrarotlicht	$10^{-2} - 10^{-4}$
Sichtbares Licht	$7 \times 10^{-5} - 4 \times 10^{-5}$
Ultraviolettes Licht	$4 \times 10^{-5} - 10^{-6}$
Weiche Röntgenstrahlen (Mammographie)	$10^{-6} - 10^{-8}$
Konventionelle Röntgenstrahlen	$10^{-8} - 10^{-10}$
Gammastrahlen	$10^{-8} - 10^{-10}$
Ultraharte Röntgenstrahlen	$10^{-10} - 10^{-12}$

tinuierlich auf einer Welle verteilt ist, sondern sich diese an bestimmten Stellen als sogenanntes „Paket" konzentriert. Man nennt diese Energiepakete auch „Quanten". Teilchen- bzw. Wellenstrahlung bezeichnet somit nur verschiedene Erscheinungsformen der Strahlungsenergie.

2.4.2 Wellenstrahlung

Die elektromagnetische Strahlung ist eine Wellenstrahlung, die durch Wellenlänge und Frequenz charakterisiert ist. Diese Strahlung hat eine konstante Fortbewegungsgeschwindigkeit (300000 km/sec) und läßt sich weder von elektrischen noch von magnetischen Feldern ablenken. Das Spektrum reicht von Radio- bis ultraharte Bremsstrahlung. Für die Nuklearmedizin ist nur die Gammastrahlung von Interesse. Gammastrahlung entsteht beim Übergang von einem höheren Energiezustand eines Atoms in den Grundzustand. Röntgenstrahlung und Bremsstrahlung entstehen beim Abbremsen von schnellen Elektronen im Coulomb-Feld in der Nähe des Atomkerns oder als Ionisationsfolge in einer inneren Schale der Atomhülle. Elektromagnetische Strahlen setzen durch Wechselwirkungsprozesse mit der Materie direkt ionisierende Teilchen (Elektronen) frei. Sie gehören somit zur indirekt ionisierenden Strahlung.

2.4.3 Wechselwirkung von Strahlung und Materie

Man unterscheidet zwischen der Streuung und der Absorption. Bei der Streuung wird die Flugrichtung des Photons verändert, bei der Absorption wird das Photon vernichtet.

2.4.3.1 Elastische Streuung (Streuung ohne Energieabgabe)

Das Photon regt ein Atomelektron zu Schwingungen gleicher Frequenz an. Somit strahlt das Elektron die gleiche Photonenenergie in eine andere Richtung ab, wobei das Elektron an seinem Platz in der Schale verbleibt. Es kommt also nicht zur Ionisation, sondern nur zur Richtungsänderung des Photons. Die elastische Streuung tritt nur bei geringen Energien < 10 keV auf. Sie hat somit keine Bedeutung in der Radiologie.

2.4.3.2 Compton-Streuung bzw. Compton-Effekt (Streuung mit Energieübertragung)

Das Photon stößt auf ein Elektron und gibt ihm einen Teil seiner Energie ab. Das gestreute Photon hat eine kleinere Energie und ändert seine Richtung. Das Elektron wird aus dem Atom gelöst (Ionisation), die überschüssige Energie, die vom Photon stammt, wird vom Elektron als kinetische Energie aus dem Atom wegtransportiert. Der Compton-Effekt findet entweder mit locker gebundenen Elektronen der äußeren Schalen oder mit freien Elektronen statt.

2.4.3.3 Photoeffekt (Absorption)

Beim Photoeffekt löst ein einfallendes Photon ein Elektron aus einer inneren Schale (Ionisation). Für dieses Herauslösen benötigt das Photon einen Teil seiner Energie. Die restliche Energie überträgt das Photon vollständig auf das Elektron als Bewegungsenergie.

Beim Photoeffekt werden die Löcher in den Schalen durch Elektronen aus der nächst höheren Schale aufgefüllt. Dabei entsteht die für die jeweiligen Schalen, z. B. die für die K-Schale charakteristische K-(Photonen)-Strahlung.

Alle diese Wechselwirkungsprozesse finden in der Atomhülle statt. Sie werden deshalb manchmal als Wechselwirkungsprozesse von Photonen mit der Hülle bezeichnet.

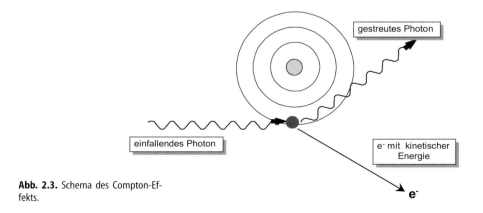

Abb. 2.3. Schema des Compton-Effekts.

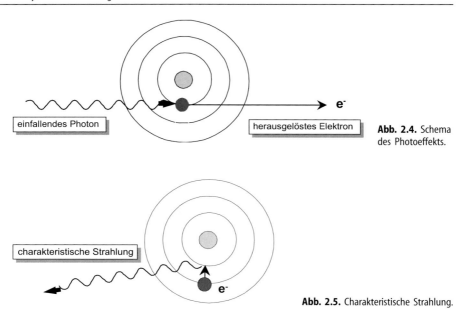

Abb. 2.4. Schema des Photoeffekts.

einfallendes Photon

herausgelöstes Elektron

charakteristische Strahlung

e⁻

Abb. 2.5. Charakteristische Strahlung.

2.4.3.4 Paarbildung (Absorption)

Die Paarbildung findet in der Nähe des Atomkerns statt. Aus der einfallenden Photonenstrahlung entstehen zwei neue Teilchen: ein Elektron und ein Positron. Positronen sind Teilchen mit der Masse eines Elektrons, aber positiver Ladung. Das entstandene Positron vereinigt sich rasch mit einem Umgebungselektron, dabei entsteht Vernichtungsstrahlung mit zwei Quanten von je 511 keV. Die zwei Photonen breiten sich in entgegengesetzter Richtung, in einem Winkel von 180° aus. Die Paarbildung kann nur entstehen, wenn die Energie des einfallenden Photons mindestens doppelt so groß ist wie die Ruheenergie eines Elektrons. Die Paarbildung ist in der Nuklearmedizin ohne Bedeutung.

2.4.4 Abhängigkeit der Wechselwirkungsprozesse

Die Wahrscheinlichkeit, mit der einer der beschriebenen Wechselwirkungsprozesse stattfindet, ist abhängig von der Energie des Photons und der Dichte des durchstrahlten Materials. Die elastische Streuung findet nur bei niedrigen Energien statt. Der Photoeffekt tritt bei niedrigen Energien und hohen Ordnungszahlen auf. Der Compton-Effekt überwiegt bei mittleren Energien (> 150 keV) und geringen Ordnungszahlen. Die Paarbildung zeigt sich bei hohen Energien und hohen Ordnungszahlen.

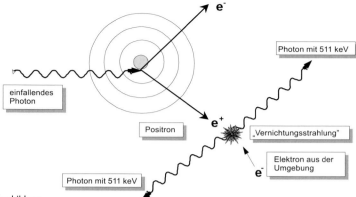

Abb. 2.6. Schema Paarbildung.

2.4.5 Schwächungsgesetz

Beim Durchdringen eines Photonenstrahls durch die Materie wird der Strahl geschwächt. Die Schwächung erfolgt sowohl durch die Photoabsorption als auch durch die Compton-Streuung.

$n = n_0 \times e^{\mu}$

n = Anzahl der Quanten nach Durchdringen der Schichtdicke,
n_0 = Primärintensität,
μ = linearer Schwächungskoeffizient für Photonen (Koeffizient ist abhängig von der Dichte des durchstrahlten Materials, von der Photonenenergie und der Ordnungszahl).

2.4.6 Wechselwirkung mit dem Atomkern (Kernphotoeffekt)

Durch Wechselwirkung mit einem Photon wird der Kern zur Emission eines oder mehrerer Nukleonen angeregt. Für das Herauslösen eines Nukleons aus dem Kern ist eine bestimmte Photonenenergie notwendig. Diese Mindestenergie bezeichnet man als Schwellenenergie, sie liegt bei den meisten Kernen im Bereich von 10 MeV, so daß die Wechselwirkungen mit dem Atomkern nur bei hochenergetischen Beschleunigern eine Rolle spielen.

2.4.7 Wechselwirkungsprozesse von Elektronen

2.4.7.1 Anregung

Durch Energiezufuhr von außen, z. B. durch einen Elektronenstoß, wird ein Elektron aus seinem Grundzustand in eine höher gelegene Schale gehoben. Das Elektron kehrt nach einer gewissen Zeit in seinen Grundzustand zurück. Die Energiedifferenz der Schalen wird meist in Form eines sichtbaren Photons (Lichtblitz) abgegeben.

2.4.7.2 Ionisation

Nach genügend großer Energiezufuhr, z. B. durch ein Elektron, verliert das Atom ein Elektron. Das Atom erscheint nun nach außen positiv geladen (Ion). Nach Einfangen eines freien Elektrons kann das Ion sich wieder zu einem neutralen Atom verwandeln. Durch diese Ionisation können Moleküle zerstört oder verändert werden.

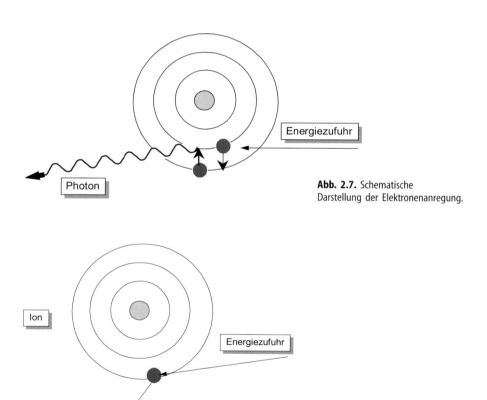

Abb. 2.7. Schematische Darstellung der Elektronenanregung.

Abb. 2.8. Schema der Ionisation.

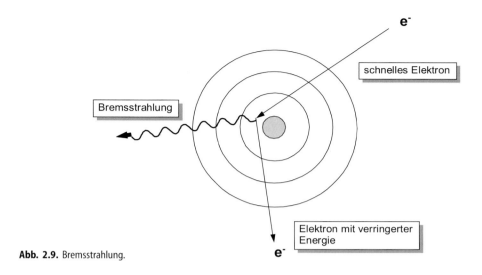

Abb. 2.9. Bremsstrahlung.

2.4.7.3 Bremsstrahlung

Schnell fliegende Elektronen treten am elektrischen Feld des Atomkerns in Wechselwirkung, sie werden abgebremst und abgelenkt. Die durch das Abbremsen abgegebene Energie wird in Photonenenergie umgewandelt. Die so entstandene Photonenstrahlung wird Bremsstrahlung genannt und spielt in der Röntgendiagnostik sowie in der Strahlentherapie eine große Rolle.

2.5 Radioaktivität und radioaktive Kernzerfälle

Radioaktiv sind solche Nuklide, die sich spontan in ein anderes Nuklid umwandeln. Radioaktive Zerfälle finden spontan im Kern statt. Sie können von außen nicht beeinflußt werden.

2.5.1 Alpha-Zerfall

Alpha-Zerfälle sind für die Nuklearmedizin ohne Bedeutung, sie werden in diesem Kapitel nur der Vollständigkeit des Kapitels halber erwähnt. Beim Alpha-Zerfall wird ein Alpha-Teilchen (= Heliumkern) emittiert. Es besteht aus 2 Protonen und 2 Neutronen. Dadurch verringert sich die Massenzahl A um 4 und die Ordnungszahl Z um 2. Die beim Alpha-Zerfall direkt freiwerdende Energie bekommt das Alpha-Teilchen als kinetische Energie mit. Da das Alpha-Teilchen eine relativ große Masse besitzt, wird es schnell in der Umgebung abgebremst und gibt seine gesamte Energie ab. Das Alpha-Teilchen gehört zur direkt ionisierenden Strahlung mit hoher biologischer Wirkung. Die

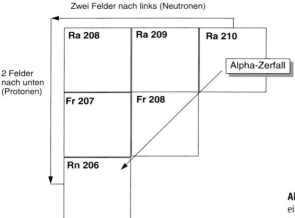

Abb. 2.10. Schematische Darstellung eines Alpha-Zerfalls in der Nuklidkarte.

mittlere Reichweite ist kleiner als 100µm. Dadurch ist eine Abschirmung durch Papier möglich. Alpha-Strahler sind in der Nuklidkarte gelb dargestellt (Grundlage ist die Karlsruher Nuklidkarte). Sie sind bevorzugt bei schweren Elementen des Periodensystems anzutreffen ($Z > 83$) im Bereich der seltenen Erden. Die schweren Elemente sind meistens Zerfallsprodukt des Urans.

Beispiel:

$$^{209}_{84}\text{Po} \rightarrow {}^{205}_{82}\text{Pb} + {}^{4}_{2}\text{He}$$

$$^{A}_{Z}\text{Mutternuklid} \rightarrow {}^{A-4}_{Z-2}\text{Tochternuklid}$$

Da der Tochterkern im Vergleich zum Mutterkern um die Masse 4 und die Ladung 2 verringert ist, steht der Tochterkern in der Nuklidkarte nicht neben dem Mutterkern. Es müssen drei Isobare übersprungen werden. Man kann auch 2 Felder nach links und anschließend 2 Felder nach unten gehen.

2.5.2 Beta⁻-Zerfall

Beim Beta⁻-Zerfall wandelt sich ein Neutron in ein Proton um. Die Umwandlungsenergie wird in Form eines Elektrons und eines Antineutrinos frei. Das austretende Elektron wird auch als Beta⁻-Teilchen bezeichnet. Im Folgekern ist die Kernladungszahl um 1 erhöht, die Neutronenzahl um 1 erniedrigt und die Massenzahl bleibt gleich. Der Beta-Zerfall findet längs der Isobaren statt. Das Tochternuklid steht diagonal zum Mutternuklid. Der Beta⁻-Strahler ist in der Karlsruher Nuklidkarte blau verzeichnet.

$$^{A}_{Z}\text{Mutternuklid} \rightarrow {}^{A}_{Z+1}\text{Tochternuklid} + e^{-} + \Delta E_{kin}$$

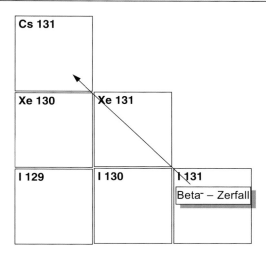

Abb. 2.11. Schema Beta⁻–Zerfall.

2.5.3 Beta⁺-Zerfall

Bei der Umwandlung eines Protons in ein Neutron wird die Umwandlungsenergie in Form eines Positrons und eines Neutrinos frei. Diese Umwand-
lungsform kann nur bei protonenreichen Nukliden vorkommen. Im Folgekern ist die Ordnungszahl Z um 1 erniedrigt, die Neutronenzahl um 1 erhöht
und die Massenzahl bleibt gleich.

$$^A_Z\text{Mutternuklid} \rightarrow ^A_{Z-1}\text{Tochternuklid} + e^- + DE$$

Interessant ist das weitere Verhalten des Positrons. Es reagiert mit einem negativ geladenen Elektron aus der Umgebung. Beide Teilchen wandeln dabei
ihre gesamte Masse in Energie um und es entsteht Vernichtungsstrahlung.
Die beiden entstehenden Gammaquanten haben dieselbe Energie ($2 \times$
511 keV) und werden im Winkel von 180° emittiert. Der Beta⁺-Strahler ist in
der Karlsruher Nuklidkarte rot verzeichnet.

2.5.4 EC-Electroncapture (Elektroneneinfang)

Aus einem Proton entsteht ein Neutron. Das für die Umwandlung notwendige Elektron stammt aus der Atomhülle. Bei dem EC-Zerfall wird ein Hüllen-
elektron eingefangen, am häufigsten aus der K-Schale. Dadurch entsteht auf
der K-Schale eine Lücke, diese wird durch ein Elektron aus der nächsthöhe-
ren Schale aufgefüllt. Die Differenz der Bindungsenergie wird als charakteristische Strahlung ausgestrahlt. EC-Strahler sind in der Karlsruher Nuklidkarte rot verzeichnet.

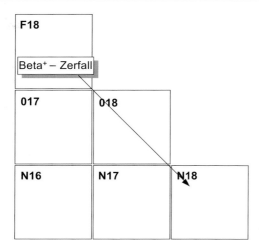

Abb. 2.12. β^+-Zerfallskette.

$$^A_Z\text{Mutternuklid} \rightarrow ^A_{Z-1}\text{Tochternuklid} + \text{Neutrino} + DE_{kin}$$

Der Kernumwandlungsprozeß EC oder Beta$^+$ wird durch die Energiedifferenz zwischen Tochternuklid und Ausgangsnuklid festgelegt. Beim Beta$^+$-Zerfall muß die Energie $>1,022$ MeV sein, da anschließend 1,022 MeV als Vernichtungsstrahlung frei werden. Ist die Energiedifferenz kleiner, findet nur der EC-Prozeß statt.

2.5.5 Gamma-Strahlung

Bei einer Vielzahl von Kernzerfällen wird ein Teil der Zerfallsenergie als Gammastrahlung frei. Dies geschieht dadurch, daß bei der Kernumwandlung der Tochterkern einen angeregten Zustand erreicht. Beim anschließenden Übergang in den Grundzustand wird Energie frei. Solche Zustände bezeichnet man auch als Isomere. Dauert der angeregte Zustand länger an, nennt man diesen metastabil. Charakteristisches Beispiel ist der Zerfall von ^{99}Mo in ^{99m}Tc.

2.5.6 Halbwertszeit

Bei radioaktiven Substanzen versteht man unter Halbwertszeit die Zeit, die benötigt wird, um die ursprüngliche Strahlungsmenge (Ausgangsaktivität) auf die Hälfte zu reduzieren.

Der radioaktive Zerfall ist charakterisiert durch

- die physikalische Halbwertszeit des verwendeten Nuklids und
- den Bruchteil der Kerne, der im Mittel pro Zeiteinheit zerfällt, die *Zerfallskonstante* λ.

$$\text{Halbwertszeit} = \frac{\ln(2)}{\lambda} \quad \lambda = \text{Zerfallskonstante, z. B. in } [\text{s}^{-1}] \text{ oder } [\text{d}^{-1}]$$

Man unterscheidet die physikalische Halbwertszeit von der biologischen Halbwertszeit.

Als *physikalische Halbwertszeit* T_{phys} bezeichnet man die Zeit, in der im Durchschnitt die Hälfte der vorhandenen Kerne zerfällt.

Die *biologische Halbwertszeit* T_{biol} ist die Zeit, die benötigt wird, um eine Substanz in einem Verteilungsraum auf die Hälfte zu reduzieren, z. B. durch Ausscheidung.

Für beide Halbwertszeiten gilt folgender Zusammenhang

$$\frac{1}{T_{eff}} = \frac{1}{T_{biol}} + \frac{1}{T_{phys}} \quad T_{eff} = \text{effektive Halbwertszeit}$$

Die *effektive Halbwertszeit* T_{eff} ist immer kleiner als die kleinere der beiden Halbwertszeiten. Ist die biologische Halbwertszeit sehr groß, gilt näherungsweise $T_{eff} \approx T_{phys}$. Ist die physikalische Halbwertszeit sehr groß, gilt $T_{eff} \approx T_{biol}$.

Zerfallsgesetz

Das Gesetz des radioaktiven Zerfalls dient zur Berechnung der Aktivität zu einem beliebigen Zeitpunkt.

$$N = N_0 \times e^{-\lambda \times t}$$

N = Zahl der aktuell vorhandenen Kerne
N_0 = Ausgangsaktivität
λ = Zerfallskonstante $\lambda = \frac{\ln 2}{HWZ} = \frac{0{,}693}{HWZ}$
t = Zeitdifferenz vom Startzeitpunkt mit N_0

Aktivität

Unter Aktivität versteht man die Zahl der im Durchschnitt pro Zeiteinheit zerfallenden Kerne. Die Einheit der Aktivität ist das Becquerel.

1 Bq = 1 Zerfall pro Sekunde

Die alte Einheit ist das Ci (Curie).

> 1 mCi = 37 MBq

2.6 Kerntechnische Anlagen zur Erzeugung radioaktiver Strahler

Die in der Nuklearmedizin verwendeten Radioisotope sind meist kurzlebig. Die künstliche Herstellung solcher Nuklide geschieht in Teilchenbeschleunigern (Zyklotron, Linearbeschleuniger) oder im Kernreaktor. Im Zyklotron werden Kernreaktionen durch Beschuß von geeigneten Targets mit Protonen, Deuteronen oder Heliumkernen eingeleitet; die Teilchen werden hierbei stufenweise in einer Kreisbahn beschleunigt und mit Hilfe eines Magnetfeldes auf das Target gelenkt (siehe auch Kapitel Radiopharmakologie). Im Kernreaktor werden stabile Elemente mit Neutronen aktiviert. Ein großer Vorteil dieser Methode ist, daß das beschossene stabile Element und das erzeugte Radionuklid das gleiche Element ist, und dadurch eine anschließende Isotopentrennung nicht mehr erforderlich ist. Es handelt sich deshalb um ein sehr kostengünstiges Verfahren.

3 Strahlenmessung

A. Nagel, H. Elser

3.1 Nachweis ionisierender Strahlung

Alle Detektoren arbeiten nach dem Prinzip, Elektronen nachzuweisen, die entweder primär in das Meßgerät eintreten, beispielsweise Beta$^-$-Strahlung, oder die im Gerät durch Wechselwirkung mit Photonen (Compton- und Photoelektronen) erzeugt werden. Bei den meisten Strahlenmeßgeräten wird die im Detektor absorbierte Energie eines Teilchens oder eines Quants in einen elektrischen Impuls umgewandelt, der elektronisch verstärkt wird.

3.1.1 Filmdosimeter/amtliche Dosimeter

Filmdosimeter (amtliche Dosimeter) dienen zum Nachweis ionisierender Strahlung für den Strahlenschutz. Filmdosimeter sind empfindlich für γ-Strahlung, energiereiche Elektronen und Neutronen. Durch γ-Strahlung oder Teilchenstrahlen werden Elektronen aus den Halogenatomen des Films herausgelöst. Diese reduzieren Ag$^+$-Ionen zu metallischem Silber. Dadurch entstehen Angriffspunkte auf der Filmoberfläche für den Entwickler, der eine der Dosis proportionalen weitere Schwärzung des Films bewirkt.

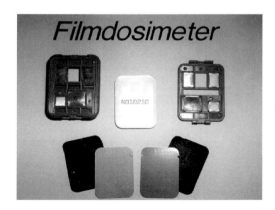

Abb. 3.1. Filmdosimeter.

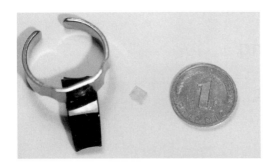

Abb. 3.2. Fingerringdosimeter.

3.1.2 Zählrohre

Gasionisationszähler sind z. B. gasgefüllte Zählrohre. Von außen ankommende Strahlung erzeugt im Gas oder in der Wand Elektronen. Diese wandern durch die angelegte Spannung in Richtung Zähldraht und erzeugen dort einen Strom.

3.1.3 Ionisationskammern

Ionisationskammern sind Zählrohre, die in einem Bereich einer spannungsunabhängigen Empfindlichkeit arbeiten (vgl. Abb. 3.4).

3.1.4 Proportionalzähler

Proportionalzähler arbeiten mit einer höheren Spannung als Ionisationskammern. Die sich bewegenden Elektronen werden so stark beschleunigt, daß sie ihrerseits ionisierend wirken. Durch diese Sekundärionisation werden mehr

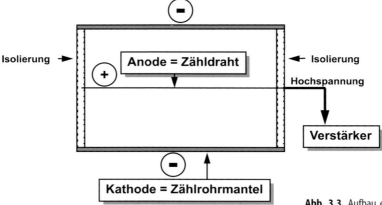

Abb. 3.3. Aufbau eines Zählrohrs.

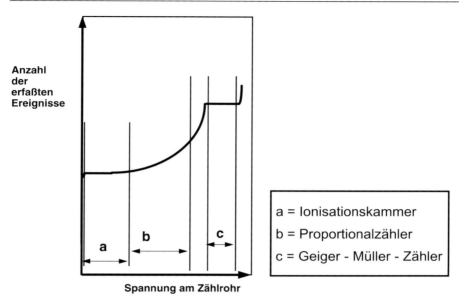

Abb. 3.4. Zählrohrcharakteristik.

Elektronen registriert als ursprünglich durch die Eingangsstrahlung erzeugt wurden. Die Größe des gemessenen Stroms ist proportional der Energie des ionisierenden Teilchens. Es ist eine grobe Diskriminierung zwischen den verschiedenen Teilchenarten und/oder γ-Strahlung und deren Strahlungsenergien möglich.

3.1.5 Geiger-Müller-Zählrohr

Geiger-Müller-Zählrohre dienen als Monitore zum Nachweis radioaktiver Strahlung und zum Nachweis von Kontaminationen. Geiger-Müller-Zähler sind Zählrohre, die unter hoher Spannung arbeiten. Im Auslösebereich kommt es zur Auslösung von Ionen-Elektronen-Lawinen. Während der Stoßionisation von ca. 0,1 ms bleibt das Zählrohr gegen zusätzliche Ionisation unempfindlich (Totzeit). Für die praktische Anwendung von Kontaminationsmeßgeräten ist zu beachten, daß kleinste Materialschichten zwischen Kontamination und Zählrohr die Beta-Strahlung stark absorbieren, so daß vom Meßgerät eine geringere Radioaktivität (Kontamination) vorgetäuscht wird.

3.1.6 Stabdosimeter

Stabdosimeter dienen zur Überwachung bei strahlenexponierten Personen. Stabdosimeter sind aufgebaut wie Ionisationskammern. Gegenüber dem Filmdosimeter haben sie den Vorteil, daß sie jederzeit ablesbar sind. Sie werden heute zunehmend ersetzt durch digital sofort anzeigende Meßgeräte.

3.1.7 Aktivimeter

Aktivimeter dienen zur vereinfachten Messung der Aktivität z. B. vor der Patientenapplikation. Das sich in einer Spritze befindliche Radiopharmakon wird von einer zylindrischen Ionisationskammer umgeben. Der gemessene Strom ist der Aktivität der Probe proportional.

3.1.8 Halbleiterzähler

Halbleiterzähler werden in der Nuklearmedizin zum Nachweis, aber vor allem zur Spektroskopie von β- und γ- Strahlern eingesetzt (z. B. Ganzkörperretentionsmessungen mit Ganzkörperzähler). Gegenüber dem Szintillationszähler (3.1.9) besteht der Vorteil der sehr viel besseren Energieauflösung. Ein Nachteil ist aber die geringere Empfindlichkeit. Halbleiterdetektoren bestehen aus einem Germanium- oder Siliziumkristall, bei dem zwei gegenüberliegende Flächen als Elektroden dienen. Im Kristallinnern entwickelt sich nach Anlage einer Spannung ein elektrisches Feld. Die durch Ionisation erzeugten Ladungsträger wandern im Feld der angelegten Spannung durch das Material und werden als Strom registriert. Gegenüber dem Natriumjodidkristall ist die Zahl der wandernden Elektronen, bezogen auf ein absorbiertes Strahlungsquant gleicher Energie, sehr viel höher, deshalb ist die Energieauflösung beim Halbleiterzähler besser.

3.1.9 Szintillationszähler

Gamma-Kameras nützen das Prinzip des Szintillationszählers zum Nachweis von Gamma-Strahlung. Durch ionisierende Strahlung kommt es im Szintillationskristall zur Anregung von Szintillationen (Lichtblitze). Diese Photonen befreien aus einer lichtempfindlichen Schicht im Photomultiplier, der sogenannten Photokathode Elektronen, welche über einen Sekundärelektronenvervielfacher (Multiplier) in elektrische Spannungsimpulse umgewandelt werden. Die Amplitude des Spannungsabfalls an der Anode ist proportional zur absorbierten einstrahlenden Strahlungsenergie.

Mit Hilfe von Impulshöhenanalysatoren kann über ein Potentiometer ein oberer und ein unterer Schwellenwert (Energiefenster) eingegeben werden, sodaß jeweils nur in einem bestimmten Bereich des gesamten Impulsspektrums Impulse ausgewertet werden.

3.1.9.1 Photopeak

Die Höhe des Photopeaks ist proportional zur Energie der einfallenden Photonen. Das Energieauflösungsvermögen eines Szintillationszählers wird be-

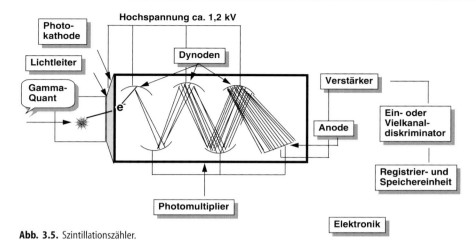

Abb. 3.5. Szintillationszähler.

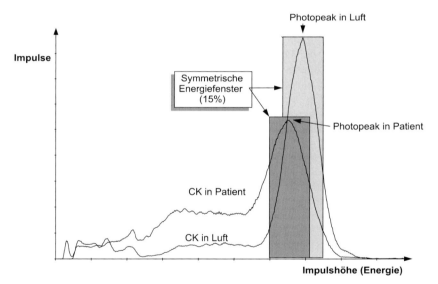

Abb. 3.6. Impulsspektrum eines Szintillationszählers. Die Höhe des Compton-Kontinuums (CK) hängt stark vom Streumedium ab. In einem dichten Streumedium (Patient) ist der Compton-Anteil höher als in Luft. Der Energieschwerpunkt des Photopeaks verschiebt sich dadurch in Richtung kleinerer Energien.

stimmt durch die Halbwertsbreite (Breite des Photopeaks in halber Höhe des Photopeaks), bezogen auf die Energie der Gamma-Linie. Das Energieauflösungsvermögen von Gamma-Kameras beträgt ca. 11% für ^{99m}Tc.

3.1.9.2 Compton-Kontinuum

Es besteht überwiegend aus sekundären Streuquanten aus dem Patienten (dieser Anteil nimmt zu mit der Dicke des Patienten). Streustrahlung wirkt sich negativ auf den Bildkontrast aus und muß deshalb mit Hilfe des Impulshöhendiskriminators eliminiert werden.

3.1.10 Kollimatoren

Kollimatoren dienen der Richtungsanalyse einfallender Photonen an der Gammakamera. Sie bestehen aus Öffnungen, die durch Wände (Septen) voneinander getrennt sind. Die Septen absorbieren quer einfallende Photonen.

3.1.10.1 Energieabhängigkeit

Wegen der unterschiedlichen Strahlungsenergien der in der Nuklearmedizin verwendeten Nuklide und der daraus resultierenden unterschiedlichen Durchdringungsfähigkeit der eingesetzten Gamma-Strahler, muß die Septendicke mit ansteigender Gamma-Energie zunehmen (Tab 3.1.).

Falls ein niederenergetischer Kollimator bei Gamma-Quanten mit hoher Energie angewandt wird, kommt es zur sogenannten *Septenpenetration*, d. h. Punktquellen werden sternförmig abgebildet. Umgekehrt kommt es bei Verwendung eines Hochenergiekollimators bei einem Nuklid mit niedriger Energie zur Abbildung der Kollimatorsepten (Abb. 3.7).

Tabelle 3.1. Septendicke des Kollimators in Abhängigkeit von der Gamma-Energie.

Kollimator	Septendicke
Hochenergiekollimator	3,4 mm
Niederenergiekollimator	0,25 mm

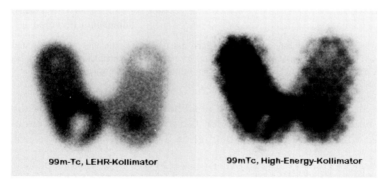

Abb. 3.7. Beispiel für eine falsche Kollimatorwahl: Unschärfe durch Septendarstellung des hochenergetischen Kollimators.

Man teilt die Kollimatoren nach der Energie ein in
- Low-Energy-Kollimatoren   bis 180 keV,
- Medium-Energy-Kollimatoren   bis 300 keV,
- High-Energy-Kollimatoren   bis 400 keV,
- Ultra-High-Energy-Kollimatoren   bis 511 keV.

3.1.10.2 Empfindlichkeit

Die Empfindlichkeit einer Gammakamera hängt ab von
- dem Kollimator,
- dem NaJ-Kristall,
- der Breite des Energiefensters.

Die Empfindlichkeit wird definiert als das Verhältnis der Anzahl der durch-
gelassenen Photonen zu der Anzahl einfallender Photonen.

Beim Kollimator ist die Empfindlichkeit abhängig von
- dem Durchmesser der Einzelbohrung,
- der Anzahl der Bohrungen,
- der Länge der Septen.

Mit Zunahme der Lochzahl und des Lochdurchmessers und abnehmender
Septenlänge steigt die Empfindlichkeit.
   In bestimmten Grenzen ist die Empfindlichkeit des Kollimators unabhängig vom Abstand zur Quelle, dies gilt speziell für Parallellochkollimatoren.
Bei einem geringen Abstand der Quelle projeziert sich diese auf eine kleine
Kollimatoroberfläche. Mit Vergrößerung des Quellenabstands vom Kollimator
vergrößert sich auch die Zahl der durchlässigen Bohrungen, dadurch wird
die Abnahme der Anzahl der Photonen, die durch *eine* Bohrung fliegen,
kompensiert. Erst wenn die Abbildung der Quelle den Kollimatordurchmes-
ser übertrifft, nimmt die Empfindlichkeit wieder ab.

3.1.10.3 Ortsauflösungsvermögen eines Kollimators

Das Ortsauflösungsvermögen ist abhängig von
- dem Lochdurchmesser,
- der Septenlänge.

Tabelle 3.2. Gegensätzliches Verhalten eines Kollimators in bezug auf Empfindlichkeit und Ortsauflösungsvermögen.

	Empfindlichkeit gut	Ortsauflösung gut
Lochdurchmesser	groß	klein
Septenlänge	klein	groß

Je kleiner der Lochdurchmesser und je größer die Septenlänge ist, desto besser ist die Ortsauflösung. Das Verhältnis Lochlänge zu Lochdurchmesser bezeichnet man auch als *Schachtverhältnis*.

3.1.10.4 Kollimatorarten

Nach Öffnungswinkel unterscheidet man Parallelloch-, konvergierende u. divergierende Kollimatoren.

Parallellochkollimatoren
- sind die am häufigsten verwendeten Kollimatoren,
- besitzen parallel ausgerichtete Bohrungen.

Konvergierende Kollimatoren
- vergrößern das abzubildende Objekt,
- verzerren das abgebildete Objekt,
- besitzen eine gute Ortsauflösung,
- wurden früher bei Szintigraphen (Scannern) eingesetzt.

Extrembeispiel eines konvergierenden Kollimators ist der *Pinhole-Kollimator*. Es handelt sich um einen Kollimator mit nur einer Bohrung, er beruht auf dem Prinzip der „Camera obscura". Das Objekt wird umgekehrt und vergrößert abgebildet.

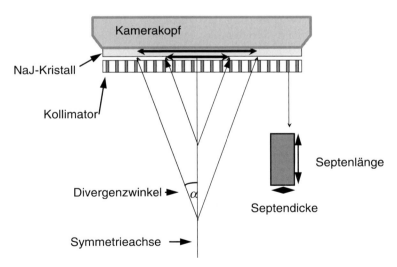

Abb. 3.8. Parallellochkollimator. Mit Zunahme des Abstandes der Punktquelle vom Kollimator wird das abgebildete Objekt größer und die Auflösung schlechter. Durch die Geometrie des Kollimators ist der maximal mögliche Divergenzwinkel α vorgegeben.

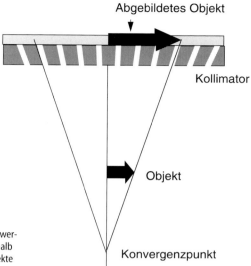

Abb. 3.9. Konvergierender Kollimator. Objekte werden vergrößert abgebildet, falls sie sich außerhalb der Symmetrieachse befinden, werden die Objekte verzerrt abgebildet.

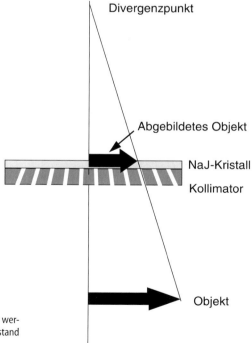

Abb. 3.10. Divergierender Kollimator. Objekte werden verkleinert und abhängig vom Objektabstand auch verzerrt abgebildet.

Divergierende Kollimatoren
- verkleinern das abzubildende Objekt,
- verzerren das abgebildete Objekt,
- werden heute nicht mehr verwendet.

3.1.11 Gamma-Kamera

Eine Gamma-Kamera ist ein Detektorsystem zur Messung der zeitlichen und räumlichen Aktivitätsverteilung im Patienten. Im Unterschied zum Scanner ist es möglich, einen größeren Objektbereich gleichzeitig zu erfassen.

Eine Gamma-Kamera ist nach dem schon 1958 beschriebenen Anger-Prinzip aufgebaut. Der Meßkopf besteht aus einem Kollimator, einem großen Natriumjodidkristall, einem speziellen Lichtleitsystem und einer großen Anzahl von Photomultipliern (z. B. über 60 bei Großfeldkamerasystemen). Die vom Patienten emittierten Gamma-Quanten erzeugen im NaJ-Kristall Lichtblitze, die über die Photomultiplier in elektrische Impulse umgewandelt werden. Die Höhe des Ausgangssignals ist abhängig von der empfangenen Lichtmenge. Die Impulshöhe ist am höchsten am Entstehungsort des Lichtblitzes im Kristall und nimmt mit der Entfernung vom Absorptionsort ab. Über eine Widerstandsmatrix kann der Entstehungsort elektronisch adressiert werden (x- und y-Signal). Die Widerstandsmatrix kodiert den Entstehungsort und wichtet die Signale der beteiligten Photomultiplier. Gleichzeitig werden alle Ausgangssignale der einzelnen Photomultiplier aufsummiert und einem Impulshöhenanalysator zugeführt (Energiesummensignal). Das Energiesummen-

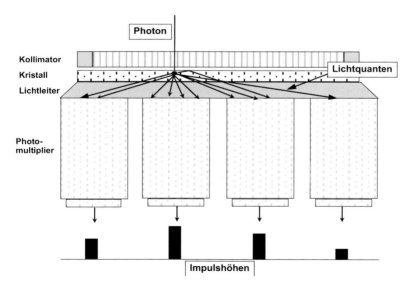

Abb. 3.11. Schematischer Aufbau einer Gamma-Kamera.

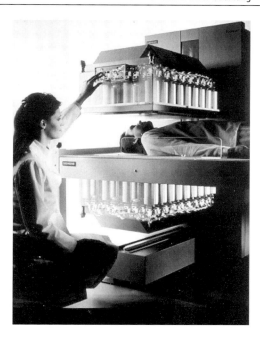

Abb. 3.12. Doppelkopfkamera (mit freundlicher Genehmigung der Fa. Siemens).

signal ist proportional zur Energie der absorbierten Gamma-Quanten. Liegt das Summensignal innerhalb eines zuvor eingestellten Energieintervalls, werden die entsprechenden x- und y- Signale der Widerstandsmatrix übernommen. Die analogen x- und y-Signale aus der Widerstandsmatrix werden durch einen Analog-Digital-Wandler in digitale Zahlenpaare umgeformt, der digitalen Speicheradresse. Der Inhalt der zugeordneten Speicherzelle wird um eins erhöht. Jede Speicherzelle repräsentiert ein quadratisches Bildelement (Pixel). Die Summe der Impulse einer Speicherzelle (Impulszahl) korreliert mit der Aktivitätsmenge im entsprechenden Objektvolumenelement. Die Einzelsignale, die innerhalb einer bestimmten Meßzeit innerhalb des definierten Energieintervalls akquiriert werden, ergeben das Szintigramm. Der Aufbau eines Bildes kann durch ein Persistance-Scope beobachtet werden. Der Impulszahl jedes Pixels wird ein bestimmter Farbwert zugeordnet. Das Bild wird aus den einzelnen Pixeln aufgebaut. Die Bildmatrix kann individuell gewählt werden. Üblich sind 64×64 bzw. 128×128 Pixel bei SPECT-Aufnahmen, 256×256 Pixel für Einzelaufnahmen und 256×1024 Pixel für Ganzkörperaufnahmen. Das vorläufige Bild im Arbeitsspeicher wird zur späteren Bearbeitung in den Massenspeicher (Festplatte, optische Platte) übertragen. Die endgültige Dokumentation geschieht in der Regel über einen Röntgenfilm oder einen Farbausdruck. Für Ganzkörperaufnahmen ist das Gesichtsfeld einer Gamma-Kamera zu klein, deshalb bewegt sich entweder die Kamera über den liegenden Patienten oder der Patient wird über den feststehenden Kamerakopf gefahren. SPECT-fähige Kameras sind mit rotierenden Kameraköpfen ausgestattet. Um den Abstand des Kamerakopfes zum Patienten während der

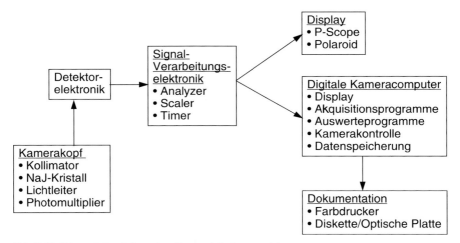

Abb. 3.13. Schematischer Aufbau eines Kamera-Aufnahme- und Auswertesystems.

Aufnahme möglichst gering zu halten, sind moderne Kameras mit Autokonturprogrammen ausgestattet, die es ermöglichen, den Kamerakopf entlang der Patientenkontur zu bewegen.

3.1.12 Asymmetrische Fenster

Bei modernen Kameras ist es möglich, ein asymmetrisches Fenster einzustellen. Dies führt zur Kontrastverbesserung bei statischen Bildern, da weniger Compton-Anteil mitgemessen wird.

Falls man asymmetrische Fenster verwendet, sollte zusätzlich eine Kontrolle auf stabile Homogenität gemacht werden. Dies kann mit Hilfe einer statischen Aufnahme ohne Kollimator bei einer stark asymmetrischen Fensterlage geprüft werden.

3.1.13 Schichtbildverfahren

In der Nuklearmedizin lassen sich die Schichtbildverfahren gliedern in
- Schichtbildverfahren mit konventionellen Gamma-Strahlern
  (SPECT = Single-Photon-Emissionscomputertomographie),
- Schichtbildverfahren mit Positronenstrahlern
  (PET = Positronen-Emissions-Tomographie).

3.1.13.1 Single-Photon-Emissions-Computertomographie (SPECT)

SPECT ist eine spezielle nuklearmedizinische Technik zur Schichtbilddarstellung mittels Gamma-Strahlern. Dazu bewegt sich der Kamerakopf kreisför-

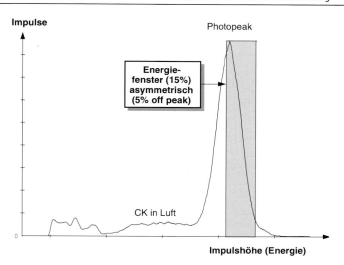

Abb. 3.14. Asymmetrische
Energiefenstereinstellung.

mig oder elliptisch um den Patienten. Es können bis zu 128 Bilder in einem
Vollkreis oder einem Halbkreis akquiriert werden. Aus den Einzelprojektionen werden transversale, sagittale oder koronale Schnittbilder rekonstruiert.

3.1.13.2 Positronen-Emissions-Tomographie (PET)

Die Positronen-Emissions-Tomographie ist ein nuklearmedizinisches Verfahren zur Schichtbilddarstellung mittels Positronenstrahlern.

Zahlreiche biologisch wichtige Stoffwechselprozesse wie der Glukose- oder
der Fettstoffwechsel können nur mit Positronenstrahlern dargestellt und quantifiziert werden. Positronen haben eine geringe Reichweite, deshalb können sie
durch eine externe Messung nicht erfaßt werden. Bei Kontakt mit einem Umgebungselektron wird die gesamte Masse des Positrons und des Elektrons in
Energie umgewandelt. Es entsteht die sogenannte „Vernichtungsstrahlung".
Diese wird im Winkel von $180°$ in Form von 2 Gamma-Quanten mit einer charakteristischen Energie von 2×511 keV emittiert. Der ganze Vorgang von der
Emission des Positrons bis zur Vernichtung dauert ca. 10^{-10} sec. Der Positronenzerfall wird durch Messung der Vernichtungsstrahlung mit Hilfe der Koin-
zidenzdetektoren nachgewiesen. Das gleichzeitige Auftreten zweier entgegenge-
setzt emittierter Gamma-Quanten dient dem Nachweis des Positronenzerfalls.

Für eine externe Messung ist nicht der Ort des Positronenzerfalls, sondern
nur der Ort der Positronenvernichtung zugänglich. Der dadurch entstehende
Fehler für die Zuordnung liegt in der Größenordnung von ca. 1-2 mm für
die Ortsbestimmung.

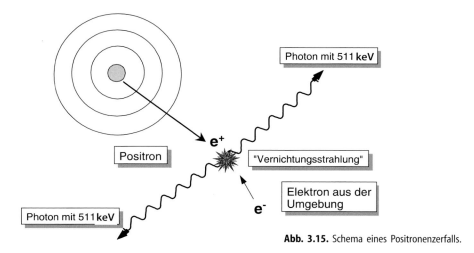

Abb. 3.15. Schema eines Positronenzerfalls.

Grundlagen der Meßtechnik

Für die Positronen-Emissions-Tomographie wird ein Paardetektor eingesetzt. Er besteht aus zwei gegenüberliegenden Gamma-Detektoren, die „in Koinzidenz" geschaltet werden. Das bedeutet, ein Ereignis wird nur dann gewertet, wenn beide Detektoren innerhalb kurzer Zeit (10^{-9} s je ein Quant von jeweils 511 keV registrieren. Da Paardetektoren in Koinzidenz nur empfindlich für zwischen den beiden Detektoren auftretende Vernichtungsstrahlung sind, spricht man auch von elektronischer Kollimierung.

Aufbau eines Positronen-Tomographen

In der Praxis sind zahlreiche kleine Detektoren in einer Ebene ringförmig angeordnet. Jeder einzelne Detektor im Ring ist nicht nur mit dem gegenüberliegenden Detektor, sondern fächerförmig mit vielen Detektoren in Koinzidenz geschaltet. Dadurch sind homogene Abbildungseigenschaften garantiert. Ganzkörpertomographen enthalten z. B. 512 Detektorkristalle von 6 mm Dicke, die ringförmig angeordnet sind. Der Detektorringdurchmesser beträgt ca. 1 m. Jeweils parallele Koinzidenzlinien werden zu Projektionen zusammengefaßt. Aus den Projektionen wird die Aktivitätsverteilung in der Regel über Computer durch iterative Rekonstruktion errechnet. Die räumliche Auflösung von Positronen-Tomographen beträgt ca. 5 mm. Die PET erlaubt eine quantitative Analyse der Aktivitätskonzentrationen sowohl bei Ganzkörperaufnahmen als auch bei Schnittbildern.

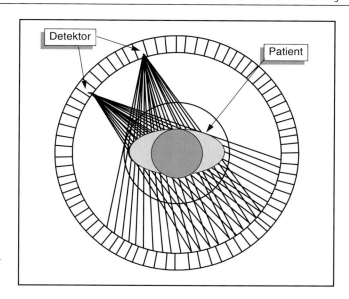

Abb. 3.16. Aufbau eines Ringpositronentomographen. Einringtomograph. Die in Koinzidenz geschalteten Detektoren sind durch Linien verbunden.

Anwendung

Hauptindikation der PET-Anwendung sind derzeit noch klinisch-experimentelle Forschungsvorhaben.

Beispiele für die PET-Anwendung:
- Bestimmung der Gehirnaktivität.
- Messung des Glukosetransports in Tumorzellen mit ^{18}FDG (=2-Deoxy-2-Fluoro-D-Glukose). Die Anreicherung von FDG zeigt die Glukoseaufnahme und indirekt den Glukoseverbrauch der aktiven Tumorzelle.
- FDG dient auch zur Darstellung von vitalem Herzmuskelgewebe. Der Herzmuskel erzeugt seine Energie unter normalen Voraussetzungen durch Verbrennung von Fettsäuren. Bei einer Mangeldurchblutung des Myokards schaltet es um auf Glukose. Die Glukoseaufnahme weist somit noch vitales Herzgewebe nach.

Durchführung

Voraussetzung für jede quantitative PET-Untersuchung ist die Leermessung der Ausgangaktivität einer langlebigen Quelle (^{68}Ge/^{68}Ga). Mit der gleichen Quelle wird anschließend die Schwächung der Strahlung durch den Patienten gemessen (Transmissionsmessung). Zuletzt erfolgt nach der Injektion des Radiopharmakons die Emissionsmessung.

Die Meßzeiten betragen 5–10 min jeweils für Trans- und Emissionsmessungen. Appliziert werden Aktivitätsmengen zwischen ca. 200 MBq bei

Tabelle 3.3. Übersicht über die wichtigsten verwendeten Radionuklide bei der PET-Szintigraphie.

Radionuklid	HWZ des Positronenzerfalls [min]	E_{max} des β^+ [keV]
^{18}F	110	633
^{15}O	2	1732
^{11}C	20	960
^{13}N	10	1199

^{18}FDG und ca. 2 GBq bei H_2^{15}O. Bei der Transmissionsmessung erhält man ca. 20 Mio Impulse, bei der Emissionsmessung ca. 1 Mio Ereignisse. Zwischen Transmissionsmessung und Emissionsmessung darf der Patient sich nicht mehr bewegen.

Strahlenexposition

Die Strahlenexposition ist bei ^{18}FDG wegen der langen HWZ von ^{18}F am höchsten. Bei einer applizierten Dosis von 185 MBq beträgt die effektive Ganzkörperdosis 5 mSv. Im Vergleich dazu liegt die natürliche Strahlenbelastung in Deutschland bei ca. 2,2 mSv/Jahr.

3.1.13.3 Schichtbild-Rekonstruktionsverfahren

Gefilterte Rückprojektion

Das am meisten verwendete Verfahren zur Rekonstruktion eines Objekts aus seinen Projektionen ist die gefilterte Rückprojektion. Dabei werden die einzelnen Projektionen gleichmäßig auf die rekonstruierte Bildebene rückprojeziert (Abb. 3.17). Die Intensität einer Rückprojektionslinie ist proportional zur gemessenen Impulszahl des Meßpunktes, d. h. der gemessene Pixelinhalt wird gleichmäßig auf alle Pixel in der rekonstruierten Bildebene, die in Richtung des Projektionsstrahls liegen, verteilt. Aus der additiven Überlagerung der Einzelprojektionen ergibt sich die Bildverteilung. Ein Maximum entsteht am Ort des Objekts. Am Objektrand kommt es durch die Rückprojektionslinien zu Artefakten, da fälschlicherweise durch die Rückprojektion Pixel in der rekonstruierten Matrix mit Impulsen belegt werden, die keinem Objekt entsprechen. Um diese Artefakte zu vermeiden, benötigt man eine Filterung, die die an den Objekträndern liegenden erhöhten Impulswerte aufhebt.

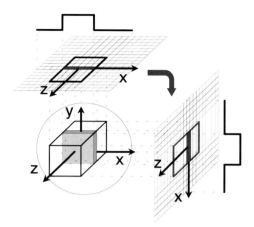

a) Projektion einer dreidimensionalen Aktivitätsquelle in eine Projektionsmatrix abhängig vom Rotationswinkel der rotierenden Gamma-Kamera.

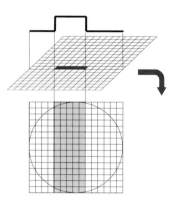

b) Gleichmäßige Rückprojektion der gemessenen Pixelinhalte auf die rekonstruierte Bildmatrix.

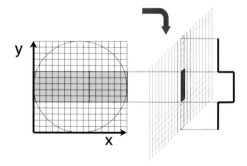

c) Aus allen Winkelpositionen entsteht jeweils ein Projektionsstrahl.

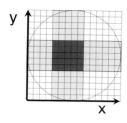

d)   Rekonstruiertes Objekt ohne Filterung.

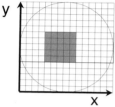

Abb. 3.17. Schema der gefilterten Rückprojektion.

e)   Rekonstruiertes Bild nach Filterung.

Rückprojektionsfilter

Im Vergleich zur planaren Szintigraphie ist bei der SPECT-Szintigraphie die statistische Genauigkeit pro Pixel deutlich schlechter. Ein Maß dafür ist der Signal-Rausch-Abstand. Zum Beispiel ist bei einer 64×64 Matrix das Signal zu Rausch-Verhältnis pro Pixel 1/8 dessen einer planaren Szintigraphie gleicher Zählrate. Hauptursache ist das Rauschen. Darunter versteht man die statistischen Schwankungen der gemessenen Pixelinhalte wie sie durch den radioaktiven Zerfall entstehen. Bei der Rekonstruktion der SPECT-Bilder werden zusätzlich kontinuierliche Werte durch den Abtastprozeß in diskrete Werte umgewandelt (quantifiziert). Dies führt zur Entstehung von sogenanntem „Quantifizierungsrauschen". Das Rauschen würde ohne Filterung die Bilder teilweise uninterpretierbar machen. Der Anteil des Rauschens ist abhängig von der verwendeten Rekonstruktionsmatrix und den registrierten Zählraten. Bei Verringerung der Zählrate pro Pixel nimmt das Rauschen exponentiell zu.

Bei der SPECT-Rekonstruktion wird das gemessene eindimensionale Aktivitätsprofil in eine Summe verschiedener Einzelfrequenzen zerlegt. Das Vorgehen entspricht der Analyse von Klängen in der Akustik in Grund- und Obertöne. Stark vereinfacht gilt, daß große Objekte durch niedrige Frequenzen, kleine Objekte durch hohe Frequenzen repräsentiert werden. Somit enthalten bei der Rekonstruktion niedrige Frequenzen die wesentliche Bildinformation, die hohen Frequenzen repräsentieren vor allem Rauschen. Ein Rekonstruktionsfilter ist dadurch gekennzeichnet, daß er im Bereich niedriger Frequenzen linear ansteigt und im Bereich hoher Frequenzen im Bild die hohen Frequenzen unterdrückt bzw. dämpft. Die höchste, ohne Informations-

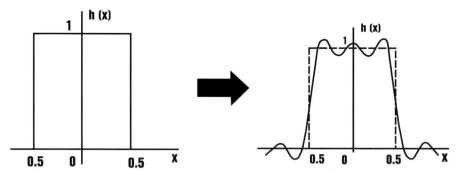

Abb. 3.18. Schematische Zerlegung eines eindimensionalen Aktivitätsprofils in eine Summe aus 7 Cosinus-Schwingungen.

verlust darstellbare Frequenz wird *Nyquist-Frequenz* genannt. Ein Nachteil des Rekonstruktionsverfahrens ist, daß durch das Abschwächen der hohen Frequenzen gleichzeitig auch das Auflösungsvermögen und der Bildkontrast für kleine Objekte abnimmt. Die Wahl des Rekonstruktionsfilters geschieht bei der Auswertung. Grundsätzlich gibt es keinen idealen Filter, sondern die Wahl der Filterung ist abhängig von

- der Aktivitätsverteilung im rekonstruierten Bild,
- vom untersuchten Organ,
- von der verwendeten Matrix,
- von der akquirierten Zählrate.

Zur Rekonstruktion von Herzmuskel und Gehirn werden glättende Filter empfohlen. Bei der Rekonstruktion von Knochenstrukturen sind weniger glättende Filter für die Bildrekonstruktion vorteilhafter, um eine höhere Detailauflösung zu bekommen. Um Rekonstruktionsartefakte zu verringern, ist es außerdem ratsam, die Anzahl der Aufnahmewinkelschritte bei Organen in Randlagen z. B. bei der Leber von 64 auf 128 zu erhöhen.

Iterative Rekonstruktion

Bei der iterativen Rekonstruktion wird aus den gemessenen Aktivitätsprofilen die räumliche Aktivitätsverteilung geschätzt. Die einzelnen Projektionszeilen werden aus der Schätzung rückwärts berechnet. Das berechnete Bild wird immer wieder neu mit den gemessenen Aktivitätsprofilen verglichen, bis die Abweichungen zwischen gemessenen und errechneten Profilen minimal ist. Die Bildqualität ist bei den iterativen Verfahren besser als bei der gefilterten Rückprojektion. Ein Nachteil ist der hohe Rechenaufwand, der eine hohe Rechnerkapazität erfordert.

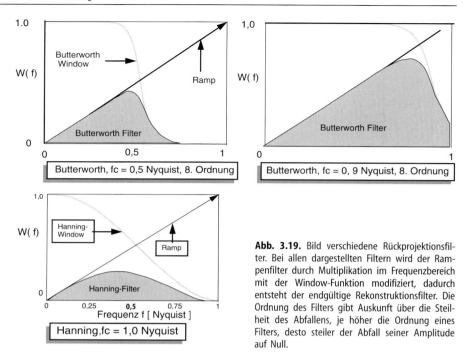

Abb. 3.19. Bild verschiedene Rückprojektionsfilter. Bei allen dargestellten Filtern wird der Rampenfilter durch Multiplikation im Frequenzbereich mit der Window-Funktion modifiziert, dadurch entsteht der endgültige Rekonstruktionsfilter. Die Ordnung des Filters gibt Auskunft über die Steilheit des Abfallens, je höher die Ordnung eines Filters, desto steiler der Abfall seiner Amplitude auf Null.

3.2 Grundlagen der Datenverarbeitung

Der Einsatz von Computern in der Medizin hat im Laufe der Zeit zunehmend an Bedeutung gewonnen. Das Anwendungsspektrum reicht von der Steuerung einfacher Meßgeräte bis zur Berechnung von tomographischen Bildern aus komplexen Meßdaten. Im Mittelpunkt der nuklearmedizinischen Computeranwendung steht die Aufnahme und Bearbeitung von szintigraphischen Bildern. Computer erlauben einen hohen Grad an Flexibilität bei der Auswahl von Methoden zur Bildaufnahme, -bearbeitung und -darstellung. Es ist darum notwendig, zu verstehen in welchem Sinne die Meßdaten (Bilder) von diesen Techniken beeinflußt werden.

3.2.1 Hardware

Ein typisches Rechnersystem umfaßt neben der Zentraleinheit (CPU = Central Processing Unit) mit Arbeitsspeicher auch Gerätegruppen für die Dateneingabe (Tastatur, Maus usw.), für die Datenausgabe (Bildschirm, Drucker) sowie für die Datenspeicherung (z. B. Festplatten, optische Platten). Alle diese Gerätekomponenten werden unter dem Begriff Hardware zusammengefaßt.

Useful Field of View

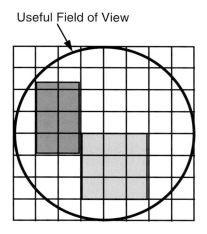
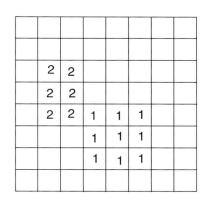

Abb. 3.20. Schema der Digitalisierung zweier Objekte.

3.2.1.1 Zentraleinheit

Der Kern eines Computers ist die Zentraleinheit oder CPU. Die CPU für nuklearmedizinische Rechner und andere Kleinrechner besteht aus einem Mikroprozessor. Die Leistungsfähigkeit eines Computers wird im wesentlichen von der Art des Mikroprozessors bestimmt. Der Mikroprozessor steuert Eingabe/Ausgabe-Operationen, liest und speichert Daten im Arbeitsspeicher und führt arithmetische Berechnungen durch.

3.2.1.2 Arbeitsspeicher

Eng verbunden mit der Zentraleinheit ist der Arbeitsspeicher. Der Arbeitsspeicher heißt auch Hauptspeicher oder RAM (von random access memory = Speicher mit wahlfreiem Zugriff). Der Arbeitsspeicher ist in diskrete Speicherplätze aufgeteilt, in die numerische Daten geschrieben und von dort wieder abgerufen werden können. Im Arbeitsspeicher können digitalisierte Bilder, Programme oder andere Daten temporär gespeichert werden. Beim Ausschalten des Rechners gehen alle Daten, die sich momentan im Arbeitsspeicher befinden, allerdings verloren.

3.2.1.3 Massenspeicher

Die Festplatte (Harddisk) ist das gängige Speichermedium zum dauerhaften Aufbewahren großer Datenmengen. Festplatten lassen sich nach dem Löschen wieder beschreiben.

3.2.1.4 Interface

Der Anschluß der Kamera an den Digitalrechner erfolgt über ein Interface. Das ist eine elektronische Schnittstelle, die die Kameradaten in computergerechter Form aufbereitet. Zentraler Baustein des Interface ist der Analog/Digital-Wandler (A/D-Wandler), der die Aufgabe hat, die analogen Adressensignale der Kamera in numerische Daten zu konvertieren. Zusätzliche Schnittstellen dienen bei modernen Systemen der Kommunikation zwischen Kamera und Rechner, wie sie zum Beispiel für die Steuerung der Detektorbewegung bei SPECT-Untersuchungen erforderlich ist oder zur Vernetzung von Rechnern untereinander.

Gamma-Kameras der neuesten Generation arbeiten echt digital, das heißt jedes Signal der Photomultiplier wird digitalisiert und danach ausschließlich digital weiterverarbeitet.

Waren die Rechner bisher mehr oder weniger Eigenentwicklungen der Kamerahersteller, so ist in neuerer Zeit ein Trend dahingehend festzustellen, daß immer häufiger leistungsfähige Rechner die auf Industriestandards, wie zum Beispiel Apple Macintosh, IBM-PC oder UNIX-Workstation basieren, Verwendung finden.

3.2.2 Software

Ein Programm ist eine Liste von Anweisungen, die der Computer selbständig schrittweise abarbeiten kann. Die Programme, die auf einem Computer ablaufen können, werden auch als Software bezeichnet. Man kann die Software in zwei Gruppen einteilen. Die Systemsoftware (Betriebssystem) besteht aus Programmen, die für den Betrieb des Computers notwendig sind und die unmittelbar nach Einschalten des Computers gestartet werden. Unter Anwendungssoftware versteht man alle Programme für nutzerspezifische Aufgaben.

Nuklearmedizinische Anwendungssoftware zur Akquisitionssteuerung und Bildbearbeitung wird in der Regel von den Kameraherstellern geliefert. Darüberhinaus besteht für den Anwender auch die Möglichkeit, eigene Programme zu entwickeln. Voraussetzung hierfür ist jedoch die Kenntnis einer Programmiersprache (BASIC, Fortran, Pascal usw). Um auch „Nicht-Programmierer" in die Lage zu versetzen, immerwiederkehrende Arbeitsabläufe etwas zu automatisieren, enthalten die Softwarepakete der Hersteller auch sogenannte Makrosprachen. Mit Hilfe dieser Makrosprachen können zum Beispiel mehrere Arbeitsschritte in kleinen Routinen zusammengefaßt werden, die dann auf Tastendruck ablaufen.

3.2.3 Datenerfassung/Akquisition

3.2.3.1 Digitalisierung/Bildmatrix

Ein digitales Bild setzt sich aus einem Gitter von rechteckigen oder quadratischen Rasterflächenstücken zusammen, wobei jeder Rasterfläche eindeutig eine Zahl zugeordnet ist. Das digitale Bild kann somit als ein zweidimensionales Zahlenmuster interpretiert werden. Diese rechteckige Anordnung der Bildelemente wird auch als Bildmatrix bezeichnet. Die Bildelemente selbst nennt man Pixel, ein aus den englischen Begriffen picture und element gebildetes Kunstwort. Die Position eines Pixels wird durch Angabe von Spalte und Zeile bestimmt.

Im digitalen nuklearmedizinischen Bild korrespondiert jedes Pixel der Bildmatrix mit einem entsprechenden Flächenstück aus dem Sichtfeld der Kamera. Die Anzahl der in diesem Bereich registrierten Gamma-Quanten wird als Zahlenwert im zugehörigen Pixel gespeichert. Die Umwandlung der analogen Ortsinformation in ein Zahlenpaar zur Adressierung eines Pixels in der Bildmatrix heißt Digitalisierung.

Im Arbeitsspeicher des Computers ist für jedes Pixel eine Speicherstelle reserviert, die den Pixelinhalt aufnehmen kann. Je nach Breite des Speicherplatzes – man spricht auch von Speichertiefe – können unterschiedlich große Zahlen abgelegt werden. In einer Speicherzelle, die acht Bit oder ein Byte breit ist, können die Zahlen von 0 bis 255 gespeichert werden. Eine doppelt so große Speicherzelle, die auch als Word bezeichnet wird und 2 Byte umfaßt, kann maximal die Zahl 65535 enthalten. Daraus folgt, daß die größte Impulszahl, die in einem einzelnen Pixel eingezählt werden kann, durch diesen Wert begrenzt ist. Entsprechend der Aufteilung der Speichertiefe in Byte und Word gibt es bei der Aufnahme zwei Modi: Bytemode und Wordmode. Da im Bytemode der maximale Pixelinhalt 255 nicht überschreiten kann, kann es bei der Abbildung von kleinen Objekten, die hohe Konzentrationen von Aktivität enthalten, zu Problemen kommen. In diesem Fall werden nämlich in einem kleinen Bereich, der nur relativ wenige Pixel enthält, viele Impulse registriert, und die Speichergrenze von 255 Impulsen ist dann schnell erreicht. Man spricht dann von Überlauf oder Overflow. Die Aufnahmeparameter sind vor Beginn der Untersuchung so einzustellen, daß kein Überlauf auftreten kann.

3.2.3.2 Digitale Auflösung

Bevor die Aufnahme eines digitalen Bildes gestartet werden kann, muß der Anwender eine geeignete Matrixgröße auswählen. Die Matrixgröße und die Größe des Sichtfeldes der Gamma-Kamera bestimmen zusammen die digitale Auflösung. Ein Bild, das zum Beispiel aus einer Matrix mit 64×64 Pixeln besteht, repräsentiert unterschiedliche digitale Auflösungen für Kameras mit unterschiedlich großem Sichtfeld. Die digitale Auflösung wird für beide Koordinatenrichtungen in Pixel pro cm gemessen.

Ein 64×64 Bild besteht aus 4096 Pixeln und belegt daher im Bytemode 4096 Byte oder 4 KByte. Ein 128×128 Bild, das sich aus 16384 Pixeln zusammensetzt, benötigt den vierfachen Speicherplatz, nämlich 16 KByte. Um Speicherplatz zu sparen, sollte die Aufnahmematrix daher nicht größer gewählt werden als unbedingt notwendig. Oft muß ein Kompromiß zwischen guter räumlicher Auflösung und hoher Zählstatistik eingegangen werden. Für eine gegebene integrale Impulszahl führt eine Vergrößerung der digitalen Auflösung zu einer Verminderung der Impulse für jedes einzelne Pixel.

Bei der Bestimmung der Akquisitionsmatrix muß das räumliche Auflösungsvermögen der Kamera-Kollimator-Kombination beachtet werden. Die Auflösung gibt den minimalen Abstand an, den zwei Punktquellen voneinander haben können, um noch getrennt dargestellt zu werden. Um einen Verlust an Auflösung durch den Digitalisierungsprozeß zu vermeiden, muß dieser Abstand (nach dem Abtasttheorem) von mindestens 2 Pixeln überdeckt werden. Für eine Gamma-Kamera mit einer räumlichen Auflösung von 1,2 cm (unter Einbeziehung von Streuung und Objektabstand) bedeutet dies eine digitale Auflösung von 1,6 Pixel/cm. Beträgt das Sichtfeld 38 cm im Durchmesser, folgt hieraus als adäquate Akquisitionsmatrix eine 64×64 Matrix. Eine größere Matrix liefert in diesem Fall keinen Informationsgewinn, belegt aber mehr Arbeitsspeicher und Speicherplatz bei der Langzeitarchivierung und führt zu einer Verschlechterung der Zählstatistik für jedes Pixel.

3.2.3.3 Analoger Zoom

Eine Verbesserung der digitalen Auflösung ohne Veränderung der Matrixgröße wird durch die Funktion Analogzoom erreicht. Der Analogzoom wird vor Beginn der Aufnahme eingestellt und bewirkt eine Vergrößerung eines kleinen Teils des Bildes. Dadurch wird allerdings das effektive Sichtfeld der Kamera verkleinert, was bei kleinen Organen aber akzeptabel ist. Der Analogzoom wird normalerweise als Faktor angegeben, mit dem die beiden Achsen des Bildes multipliziert werden. Ein Zoomfaktor von 2 und eine 64×64 Matrix ergeben die gleiche digitale Auflösung wie eine 128×128 Matrix.

3.2.3.4 Statische Aufnahmen

Bei nuklearmedizinischen Untersuchungen, bei denen die zeitliche Änderung der Aktivitätsverteilung keine große Rolle spielt, werden statische Aufnahmen (Einzelbilder) gemacht. Nachdem der Anwender eine geeignete digitale Auflösung (Matrixgröße und Analogzoom) gewählt hat, stellt der Rechner im Arbeitsspeicher Platz für diese Matrix zur Verfügung. Nach Start der Akquisition werden die Pixelinhalte entsprechend den registrierten Ereignissen

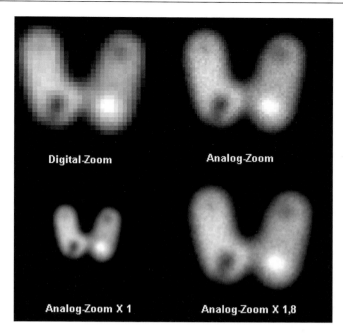

Abb. 3.21. Vergleich von analogem und digitalem Zoom.

hochgezählt. Der Computer oder die Kamera beenden die Akquisition, wenn die voreingestellte Zeit oder die gewählte Gesamtimpulszahl erreicht wird.

Das Sortieren der Kameradaten in eine Bildmatrix (frame) wird als framing der Daten bezeichnet.

3.2.3.5 Dynamische Aufnahmen

Um den zeitlichen Verlauf einer Organaktivität zu erfassen, ist es erforderlich, eine Folge von Bildern nacheinander aufzunehmen. Dazu muß man die Aufnahmedauer für die einzelnen Bilder und die Anzahl der Bilder angeben.

3.2.4 Bildbearbeitung und -darstellung

Der Vorteil digitalisierter Bilder liegt in der Möglichkeit der nachträglichen Bildbearbeitung. Die Bildbearbeitung dient der Verbesserung des visuellen Erscheinungsbildes und damit der klinischen Beurteilbarkeit. Zusätzlich können quantitative Informationen aus den Bildern gewonnen werden. Es besteht aber auch die Gefahr, daß durch das Erzeugen von vielen unterschiedlichen Bildern aus ein und derselben Grunddatenmenge, die Interpretation des Untersuchungsergebnisses eher wieder erschwert wird.

3.2.4.1 Skalierung (Scaling)

Bei der Darstellung digitaler Bilder auf einem Computerbildschirm besteht ein definierter Zusammenhang zwischen Pixelinhalt und Intensität der Helligkeit. Im einfachsten Fall einer linearen Beziehung ist die Helligkeit eines angezeigten Pixels direkt proportional zu der Anzahl der Zählimpulse im Pixel. Das Pixel mit dem größten Impulsinhalt wird mit der maximalen Helligkeit (z. B. weiß) und das Pixel mit dem kleinsten Impulsinhalt mit der minimalen Helligkeit (z. B. schwarz) dargestellt. Pixel mit dazwischen liegenden Werten, werden mit entsprechenden Grauabstufungen angezeigt. Die Zuordnung von Pixelinhalten zu den darstellbaren Grauwerten wird als Skalierung bezeichnet. Für die Darstellung nuklearmedizinischer Bilder werden 256 unterschiedliche Grauwerte als ausreichend erachtet. Neben der monochromen Abbildung von Pixelinhalten ist auch eine farbige Darstellung möglich. Die Farbe auf dem Bildschirm wird durch eine Mischung der drei Farbsignale für Rot, Grün und Blau (RGB-Signale) erzeugt.

3.2.4.2 Schwellwert (Threshold)

Um die Bereiche eines Bildes, die von diagnostischem Interesse sind, hervorzuheben, kann man alle Pixel mit Inhalten kleiner als einem gewählten Wert auf Null setzen. Das Setzen eines Schwellwertes verbessert den Bildkontrast nicht.

Oft ist es bei der Betrachtung eines Organs wünschenswert, den Beitrag an Impulsen, der vom umliegenden Gewebe herrührt, zu vermindern. Unter der Annahme, daß der Untergrund überall im Bild konstant ist, wird dieser Wert von allen Pixeln im Bild abgezogen. Die Untergrundsubtraktion verstärkt den Bildkontrast und bringt die Organkonturen besser zu Darstellung.

Manchmal enthält ein Bild sowohl Bereiche mit hohen Impulszahlen, die klinisch bedeutsame Informationen enthalten, als auch Bereiche mit geringen Impulszahlen, die aber ebenfalls klinisch bedeutsame Informationen enthalten. Bei der üblichen linearen Zuordnung von Pixelinhalt zu Helligkeit kann es vorkommen, daß Details in einem der beiden oder in beiden Bereichen verloren gehen. Um klinische Strukturen in beiden Bereichen in einem Bild simultan darzustellen, wählt man eine logarithmische Grauwertskala.

3.2.4.3 Glättung (Smoothing)

Jedes nuklearmedizinische Bild enthält neben der eigentlichen Information auch Rauschen, das auf statistische Schwankungen der einzelnen Pixelinhalte zurückzuführen ist. Sind diese Fluktuationen groß, wie z. B. bei Bildern mit wenig Impulsen pro Pixel, dann kann die klinische Auswertbarkeit eines Bildes beeinträchtigt sein. Die beste Methode zur Verminderung der Bildunruhe besteht darin, mehr Impulse einzuzählen. Ist dies nicht möglich, so kann mit einer Bildbearbeitungsoperation, die als Glättung bezeichnet wird, versucht werden, eine Verbesserung der Bilddarstellung zu erreichen. Durch die Glättung des Bildes wird das statistische Rauschen durch Mittelwertbildung zwischen benachbarten Pixel reduziert, allerdings auf Kosten der räumlichen Auflösung. Das Glätten eines Bildes dient im Wesentlichen der qualitativen visuellen Beurteilung. Quantitative Auswertungen sollten daher nur mit Originaldaten durchgeführt werden. Das Glätten von Bildern mit einer großen Zahl von Impulsen pro Pixel führt kaum zu einer Verbesserung der visuellen Darstellung, aber zu der erwähnten Verschlechterung der Ortsauflösung. Die Ränder von Organen werden verschmiert.

3.2.4.4 Region of Interest-Technik

Die quantitative Auswertung von Szintigrammen erfolgt mit der „region of interest"-Technik. Die „region of interest" (ROI) ist ein am Bildschirm markierter Bildbereich. Die ROI kann in beliebiger Form im Bild eingezeichnet werden (Maus, Tastatur). Bei statischen Szintigrammen können die Impulsinhalte verschiedener ROI miteinander verglichen werden. Die Impulsinhalte innerhalb der ROI entsprechen der Aktivitätsanreicherung zum Zeitpunkt der Aufnahme.

Bei dynamischen Studien ist die zeitliche Änderung der Impulszahlen in einem Organ (z. B. Niere) von Interesse. Wird das betreffende Organ als ROI markiert, dann kann der Rechner die ROI-Inhalte für jedes Bild gegen die Bildnummer auftragen. Jede Bildnummer repräsentiert ein bestimmtes Zeitintervall und man erhält eine Funktionskurve. Auf diese Funktionskurven können im Rahmen der weiteren Auswertung (wie bei Bildern) alle arithmetischen Operationen, wie Addition, Subtraktion, Multiplikation, (Glättung) usw. angewendet werden.

4 Radiopharmakologie

U. Reinel

4.1 Radionuklide

- Natürliche Radionuklide,
- Reaktorradionuklide,
- Zyklotronradionuklide,
- Generatorradionuklide.

4.1.1 Natürliche Radionuklide

Die natürliche Strahlenexposition entstammt dem Weltall (kosmische Strahlung) andererseits terrestrischer Strahlung aus den Zerfallsvorgängen der in der Erde natürlich vorkommenden Radionuklide. Diese sind meistens Spaltprodukte aus 3 Zerfallsreihen: ^{238}Uran,^{235}Uran und ^{232}Thorium. Aus ^{238}Uran entsteht unter anderem das von Frau Curie entdeckte ^{226}Radium. Den größten Anteil an der natürlichen Strahlenexposition haben ^{40}Kalium, ^{226}Radium, ^{222}Radon und ^{220}Radon, welche aus zahlreichen natürlichen Gesteinen entstehen. Sie kommen u.a. auch in Baumaterialien vor. Die Toxizität auf den Organismus beruht bei ^{40}Kalium durch Einbau in die Muskelzellen, bei ^{226}Radium, ^{222}Radon und ^{220}Radon wird die Toxizität durch Zerfallsprodukte z. B. ^{218}Pulonium und ^{214}Wismut hervorgerufen, die sich im broncho-alveolären System der Lunge anreichern können und ihrerseits durch Alpha-Strahlung die benachbarten Zellen schädigen können.

4.1.2 Reaktorradionuklide

Der Kernreaktor ist eine Neutronenquelle. Viele künstliche Radionuklide werden durch Beschuß von langsamen Neutronen erzeugt, z. B.

^{50}Cr (n, γ) ^{51}Cr
^{98}Mo(n, γ) ^{99}Mo

Radionuklide können auch durch Verwendung von schnellen Neutronen entstehen. Dieser (n,p) Prozeß ist mit einer Änderung der Ordnungszahl verbunden. Die Neutronenzahl wird bei beiden Kernreaktionen größer. Bei dieser Kernreaktion entstehen Beta⁻-Strahler (Neutronenüberschuß), z. B.

$$^{32}S\ (n,\ p)\ ^{32}P$$
$$^{59}Co\ (n,\ p)\ ^{59}Fe$$

Außerdem können durch Bestrahlung mit Neutronen auch künstliche Spaltprodukte einer Kernreaktion gewonnen werden, z. B.

$$^{235}U\ (n,\ f)\ ^{131}I$$
$$^{235}U\ (n,\ f)\ ^{99}Mo$$

4.1.3 Zyklotronradionuklide

Das Zyklotron ist ein Teilchenbeschleuniger, in dem geladene Teilchen immer wieder ein elektrisches Beschleunigungsfeld durchlaufen, während sie sich spiralenförmig von der Quelle im Zentrum nach außen bewegen. Die Teilchen werden dabei von einem starken Magneten in der Spiralebene gehalten. Im Zyklotron werden Teilchen beschleunigt. Die Protonen, Deutronen und α-Teilchen werden auf die erforderliche Energie gebracht, die notwendig ist, um eine Kernreaktion auszulösen. Hierbei kommt es zur Änderung der Ordnungszahl. Es entstehen Kerne mit Protonenüberschuß, die durch Positronenzerfall oder durch Elektroneneinfang zerfallen. Die Zyklotronradionuklide besitzen den Vorteil der kurzen Halbwertszeit. Die Strahlenbelastung der Patienten ist niedrig und außerdem kann man die Untersuchungen schnell wiederholen.

4.1.4 Generatorradionuklide

Beim Generatorsystem werden kurzlebige Radionuklide erhalten. Die geringe Halbwertszeit hat den Vorteil, daß die Strahlenbelastung für den Patienten und das Personal gering ist. Die Radionuklide sind kostengünstig und immer verfügbar.

Tabelle 4.1. Beispiele für Zyklotronradionuklide.

Produktion	Phys. HWZ	Strahlung
$^{10}B\ (d,n)\ ^{11}C$	20,3 min	β^+
$^{12}C\ (d,n)\ ^{13}C$	9,9 min	β^+
$^{121}Sb\ (d,n)\ ^{123}I$	13,3 min	γ, EC

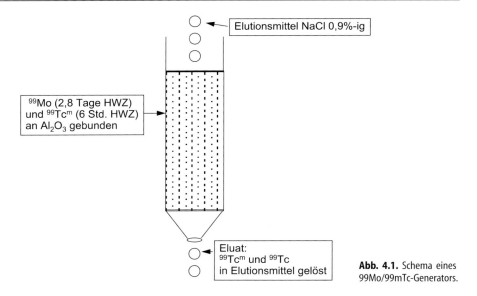

Abb. 4.1. Schema eines 99Mo/99mTc-Generators.

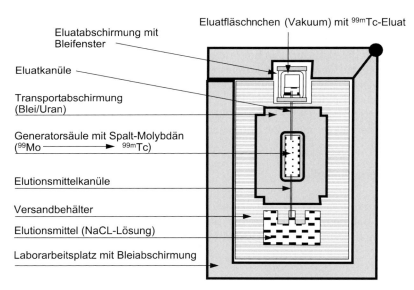

Abb. 4.2. Aufbau eines Molybdän-Technetium-Generators. Prinzip: Das Mutternuklid ist fest an das Ionenaustauschermaterial adsorbiert. Durch den Zerfall des Mutternuklids entsteht das Tochternuklid. Dieses wird mit einem geeigneten Lösungsmittel abgetrennt. Am unteren Ende der Generatorsäule befindet sich ein Filter, der das Mitreißen des Adsorbens verhindert. Von einem Durchbruch spricht man, wenn das Mutternuklid ins Eluat gelangt. Gleichzeitig ist dies verbunden mit einer erhöhten Strahlenbelastung für den Patienten. Um dies auszuschließen, muß regelmäßig eine Qualitätskontrolle vorgenommen werden (siehe Kapitel 4.2.4, Qualitätskontrolle).

Tabelle 4.2. Beispiele für Generatorradionuklide.

Mutter-Nuklid	HWZ	Tochter-Nuklid	HWZ
^{99}Mo	2,8 Tage	^{99m}Tc	6,0 Std.
^{81}Rb	4,7 Tage	^{81m}Kr	13,0 Sek.

4.1.4.1 Elutionsausbeute, radioaktives Gleichgewicht

Der Generator kann theoretisch immer eluiert werden. Zwischen den einzelnen Elutionen benötigt der Generator jedoch Zeit, um neues Tochternuklid zu bilden. Vom radioaktiven Gleichgewicht spricht man, wenn das Verhältnis der Zahl der Atomkerne des Tochternuklids zur Zahl der Atomkerne des Mutternuklids konstant ist. Die Zeit bis zum Erreichen des radioaktiven Gleichgewichts hängt vom Verhältnis der beiden Halbwertzeiten ab. Beim ^{99}Mo/^{99m}Tc-Generator ist die Halbwertzeit des Mutternuklids größer als die des Tochternuklids, der Zerfall der Mutter muß deshalb berücksichtigt werden. Es handelt sich um ein sogenanntes transientes oder fortschreitendes Gleichgewicht. Aus Abb. 4.3 geht hervor, daß die maximale Aktivität des Tochternuklids nach 23 Stunden erreicht wird (optimaler Zeitpunkt zur Elution). Im Bedarfsfall sollte frühestens ein erneutes Eluieren nach 3-4 Stunden erfolgen. Die Aktivität des Mutternuklids nimmt mit der Halbwertszeit des Mutternuklids ab.

4.1.4.2 Aktivitätskonzentration

Unter Aktivitätskonzentration C_A versteht man die in einer Volumeneinheit V enthaltene Aktivität A.

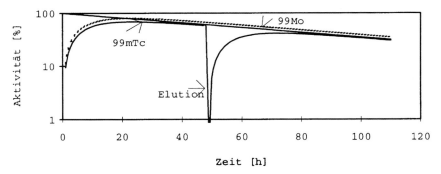

Abb. 4.3. Zeitaktivitätskurve eines ^{99}Mo/^{99m}Tc-Generators ($\lambda_{99Mo} > \lambda_{99mTc}$). Die Abbildung zeigt den Aufbau und das transiente Gleichgewicht von ^{99m}Tc und ^{99}Mo. Die gepunktete Linie entspricht der hypothetischen ^{99m}Tc-Aktivität bei einem 100%-igen Zerfall, dann könnte die Tochteraktivität die Aktivität der Muttersubstanz um ca. 11% übersteigen, anstatt des 87% Übergangs in Realität. Die maximale Aktivität des Tochternuklids wird nach 23 Std. erreicht, bei fehlender Elution kann die Aktivität der Muttersubstanz nahezu erreicht werden.

$$C_A = \frac{A}{V}$$

4.1.4.3 Spezifische Aktivität

Die spezifische Aktivität a eines Radionuklids ist der Quotient aus der in einer Menge der Masse m enthaltenen Aktivität A und der Masse m.

$$a = \frac{A}{m}$$

4.2 Radiopharmazeutika

Radiopharmazeutika sind radioaktive Arzneimittel. Es sind Zubereitungen, die ein Radionuklid enthalten.

4.2.1 Herstellung von Radiopharmazeutika

Markierungsprinzipien:
- Austauschmarkierungen,
- Chemische Synthese,
- Biosynthese,
- Fremdmarkierung.

4.2.1.1 Austauschmarkierung

Bei der Austauschmarkierung wird ein Atom einer fertigen Verbindung durch ein radioaktives Isotop ausgetauscht.

Die Markierung hängt von folgenden Reaktionsbedingungen ab:
- Temperatur,
- Katalysator,
- Lösungsmittel,
- pH-Wert.

Das Radionuklid wird trägerfrei und die inaktive Verbindung in meßbaren Mengen eingesetzt. So können viele markierte Iod-Verbindungen hergestellt werden.

z. B. ^{123}I − OIH

4.2.1.2 Chemische Synthese

Bei der chemischen Synthese werden die Verbindungen aus kleinen radioaktiven Molekülen hergestellt.

4.2.1.3 Biosynthese

Das Radionuklid wird einem Kulturmedium zugesetzt. Über den Stoffwechselprozeß des Mikroorganismus gelangt die radioaktive Substanz in die Metabolite, die dann chemisch isoliert werden.
- ^{57}Co-Vitamin B$_{12}$ kann mittels Bakterienkulturen und
- ^{75}Se-Selen-Methionin aus Hefekulturen gewonnen werden.

4.2.1.4 Fremdmarkierung

Ein Radionuklid wird in eine Verbindung eingebaut. Hierbei entstehen Komplexverbindungen. In der Nuklearmedizin werden viele ^{99m}Tc-markierte Radiopharmazeutika als Komplexverbindungen verwendet. Die meisten Tc-Markierungskits beruhen auf dem Prinzip der Reduzierung von 7-wertigen Technetium auf 4-wertiges Technetium durch Zinn(II)-Verbindungen.

$$2TcO^{4-} + 3Sn_{2+} + 16H + 2Tc^{4+} + 3Sn_{4+} + 8H_2O$$

$$\text{Reduziertes}^{99m}\text{Tc} + \text{Ligand} \rightarrow{}^{99m}\text{Tc} - \text{Radiopharmakon}$$

4.2.2 Bestecke (Kits)

Unter Bestecken, sogenannten „Kits", versteht man zwei oder mehrere vorgefertigte und geprüfte Substanzen, die vor Ort, durch Zusatz eines entsprechenden Radionuklids, zum fertigen Radiopharmakon synthetisiert werden. Die vorgefertigten Einzelsubstanzen eines Kits liegen als sterile, pyrogenfreie Lösungen vor, z. B. in Form von Ampullen oder Fläschchen. Der Inhalt kann in der Regel mit geringem Aufwand (pharmakaspezifisch) mit dem Generatoreluat vereinigt werden.

4.2.3 Eigenschaften von Radiopharmaka

Für den parenteralen Einsatz sind Radiopharmazeutika in sterilen Lösungen erhältlich. Sie sind durch folgende chemische und physikalische Eigenschaften charakterisiert:
- Strukturformel,
- Stabilität,
- Sterilität,
- Pyrogenfreiheit,
- radioaktiven Zerfall,
- Strahlenart- und Energie,
- Halbwertszeit des Radionuklids,
- Radionuklidreinheit,
- Radiotoxizität.

4.2.4 Qualitätskontrolle

Folgende Prüfungen sind durchzuführen:
- radionuklidische Reinheit,
- radiochemische Reinheit,
- Stabilität,
- pharmazeutische Reinheit (Sterilität, Pyrogenfreiheit).

4.2.4.1 Radionuklid-Reinheit

Bei der Herstellung können außer dem gewünschten Radionuklid noch andere Radionuklide entstehen. Dies kann zu einer Verschlechterung der Bildqualität und zu einer Erhöhung der Strahlenbelastung für den Patienten führen. Die Radionuklidreinheit wird geprüft, indem man das Energiespektrum der emittierten Strahlung bestimmt.

4.2.4.2 Radiochemische Reinheit

Die radiochemische Reinheit bezieht sich auf die gewünschte chemische Verbindung des Markierungsisotops. Bei der Markierung können auch Nebenprodukte entstehen, die als radiochemische Verunreinigung bezeichnet werden. So können beispielsweise bei der Reduktion von Pertechnetat verschiedene Oxidationsstufen des Technetiums auftreten. Hierbei können unterschiedlichste Komplexe mit den einzelnen Liganden entstehen. Die chemische Reinheit kann durch chromatographische Methoden geprüft werden.

Dünnschichtchromatographie (DC)

Die DC ist im wesentlichen eine analytische Methode, d. h. die getrennten Substanzen werden in der Regel nicht isoliert, sondern Substanzgemische werden auf ihre Zusammensetzung hin untersucht. In der DC befindet sich das Absorbens als dünne Schicht auf einer Trägerfolie. Mit einer feinen Kapillare wird das Substanzgemisch 15 mm vom unteren Rand der DC-Karte punktförmig aufgetragen. Nach der Herstellung des Laufmittels wird die DC-Karte so in die Kammer gestellt, daß der Substanzfleck nicht vom Laufmittel benetzt wird. Nach Verschließen der Kammer wird das Chromatogramm solange entwickelt, bis die Laufmittelfront noch ca. 5 mm von der Oberkante der DC-Karte entfernt ist. Der Zeitbedarf für die DC ist gering und beträgt durchschnittlich ca. 10–60 min. Nach der Entwicklung werden die Chromato-

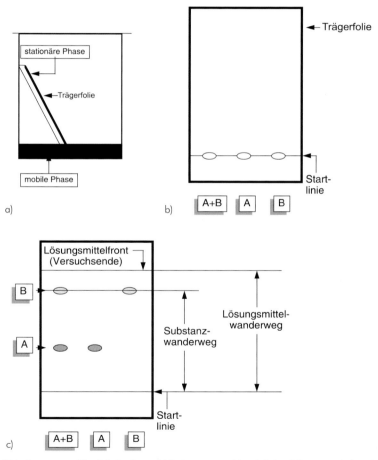

Abb. 4.4. Dünnschichtchromatographie. Bei der Dünnschichtchromatographie wird das Substanzgemisch auf der Dünnschichtchromatographiekarte (Trägerfolie) aufgetragen und durch unterschiedliche Bindung an das Laufmittel getrennt.

gramme getrocknet, gewöhnlich bei 60–80 °C, empfindliche Substanzen im kalten Luftstrom. Danach werden die Chromatogramme ausgewertet.

High Performance Liquid Chromatography (HPLC)
Die HPLC (Hochleistungs-Flüssigkeits-Chromatographie) hat sich neben den bewährten chromatographischen Methoden wie konventionelle Säulenchromatographie (SC), Dünnschichtchromatographie und Gaschromatographie in wenigen Jahren zu einem leistungsfähigen Standardverfahren der modernen Analytik entwickelt. Im Unterschied zur konventionellen SC, wird bei der HPLC die mobile Phase unter hohem Druck durch die Säule mit der stationären Phase gepumpt. Hierbei wird das Substanzgemisch getrennt und isoliert. Im Anschluß daran muß dann die Qualitätskontrolle durchgeführt werden.

4.2.4.3 Stabilität

Bei Radiopharmazeutika, die sowohl in fester Form als auch in Lösung vorkommen, nimmt die chemische und die radiochemische Reinheit durch Radiolyse ab. Darunter versteht man die Abtrennung des Markierungsnuklids vom Molekül.

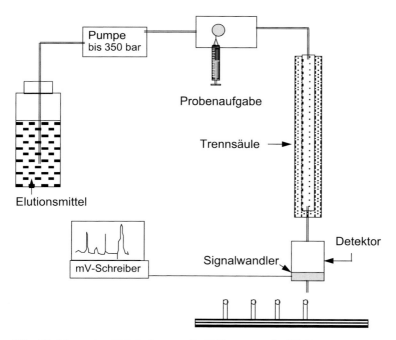

Abb. 4.5. Schema einer High Performance Liquid Chromatography (HPLC).

Dies beruht auf physikochemischen Faktoren:
- pH-Wert,
- Temperaturen,
- Sauerstoffzufuhr,
- Strahlenart und -energie,
- spezifische Radioaktivität,
- physikalische Halbwertszeit,
- Molekülzerstörung durch Strahlung, Ionisation.

4.2.4.4 Pharmazeutische Reinheit (Sterilität und Pyrogenfreiheit)

Pyrogene sind chemisch nicht definierte Stoffe, die beim Menschen oder bei Tieren nach der Injektion Fieber erzeugen. Bei der parenteralen Anwendung von Radiopharmazeutika am Menschen wird Sterilität und Pyrogenfreiheit gefordert. Um sicher zu gehen, daß die Herstellung von Radiopharmaka steril erfolgt, müssen Sterilitätstests durchgeführt werden. Manche Radiophar-

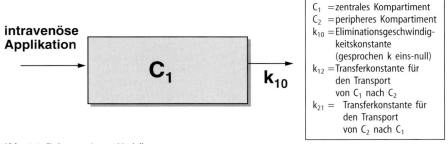

C_1 = zentrales Kompartiment
C_2 = peripheres Kompartiment
k_{10} = Eliminationsgeschwindigkeitskonstante (gesprochen k eins-null)
k_{12} = Transferkonstante für den Transport von C_1 nach C_2
k_{21} = Transferkonstante für den Transport von C_2 nach C_1

Abb. 4.6. Einkompartiment-Modell.

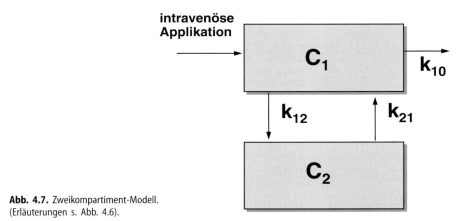

Abb. 4.7. Zweikompartiment-Modell.
(Erläuterungen s. Abb. 4.6).

Tabelle 4.3. Übersicht über Radiopharmazeutika.

Radio-nuklid	Verbindung	Klinische Anwendung	Pharmakologie
^{99m}Tc	Pertechnetat	Schilddrüsen, Speicheldrüsen	Rasche Verteilung und Anreicherung in der Schilddrüse und in den Speicheldrüsen. Exkretion: ca. 30% über den Urin, Rest mit den Fäzes
^{99m}Tc	Albuminmakro-aggregate (MAA) oder Mikrosphären	Lungenperfusion	Embolisierung in der Lunge; Exkretion über Phagozytosezellen der Lunge
^{99m}Tc	Chlorodi-methylacetat (HIDA)	Gallenwege, hepatobiliäre Funktion	Rasche Anreicherung in der Leber, rasche Blut- und Leberclearance über Gallenwege
^{99m}Tc	Diäthylen-triamin-pentaessigsäure (DTPA)	Nierenfunktion	Glomeruläre Filtration, Urinexkretion 90%
^{99m}Tc	Mercaptoacetyltriglycin (MAG3)	Nierenperfusion und -funktion, Transplantatabstoßung	Hohe tubuläre Sekretion, geringe glomeruläre Filtration
^{99m}Tc	Hexakis-methoxy-iso-butyl-iso-nitril (MIBI)	Myokardperfusion, Metastasensuche bei Schilddrüsentumoren	Anreicherung in Mitochondrienmembranen und Plasmamembranen, Ausscheidung überwiegend über die Leber
^{99m}Tc	Hexamethyl-propylen-aminooxim (HMPAO)	Hirnperfusion	Passiert intakte Blut-Hirn-Schranke
^{99m}Tc	Methylen-diphos-phonat (MDP)	Knochenszintigraphie	Rasche Blutclearance, nahezu ausschließliche Anreicherung im Skelett, Ausscheidung über den Urin
^{123}I	I-Orthojod-hippurat	Nierenfunktion und Clearance	Tubuläre Sekretion, geringe glomeruläre Filtration
^{131}I	I-Orthojod-hippurat	Nierenfunktion und Clearance	Tubuläre Sekretion, geringe glomeruläre Filtration
^{123}I	Natriumjodid	Schilddrüsenfunktion, Nachweis von atopem Schilddrüsengewebe, jodspeichernde Metastasen	Orale oder intravenöse Applikation, maximaler SD-Uptake innerhalb von 24h
^{131}I	Metajodbenzyl-guanidin (MIBG)	Neuroblastom- und Phäochromo-zytomdiagnostik und Therapie	Anreicherung in Nebennierenmarktumoren, daneben in sympathikotonen Geweben wie Myokard und Speicheldrüsen
^{131}I	Iodmethyl-norcholesterol	Morbus Cushing Hyperaldosteronismus	Anreicherung in Nebennierenrinde
^{67}Ga	Citrat	Hodgkin und Non-Hodgkintumoren, Entzündungs-szintigraphie	Neben der Speicherung in befallenen Lymphknoten auch starke Osteotropie, Ausscheidung über den Darm
^{111}In	DTPA	Liquorszintigraphie	Intrathekale Applikation
^{111}In	Blutzellen	Thrombozyten- oder Erythrozytenüber-lebenszeit und Hauptabbauort	Markierung von Blutzellen
^{111}In	Octreotide	Neuroendokrine Tumoren	Rezeptorszintigraphie, Bindung an Somatostatinrezeptoren
^{201}Tl	Chlorid	Myokardperfusion	K-Analog, max. Uptake im Myokard 2–4%, Redistribution in der Ruhephase

mazeutika können nicht hitzesterilisiert werden, diese werden dann steril filtriert. Ist auch dies nicht möglich, muß die Synthese aus sterilen und pyrogenfreien Ausgangsstoffen erfolgen. Es gibt zwei Methoden zur Prüfung auf Pyrogenfreiheit:
- Kaninchentest,
- Limulus-Test.

4.2.5 Radionuklidkinetik

Die Verteilung eines Pharmakons im Körper kann mit dem „LADME-Modell" dargestellt werden:
- Liberation (Freisetzung),
- Absorption (Aufnahme),
- Distribution (Verteilung),
- Metabolismus (Stoffwechsel),
- Exkretion (Ausscheidung).

Unter der Liberation versteht man die Freigabe des Wirkstoffs. Die Absorption ist die folgende Aufnahme des Wirkstoffs durch biologische Membranen, wie Magendarmschleimhaut, Muskelgewebe in die Blutbahn oder in das Lymphgefäßsystem. Die Distribution beschreibt die Wirkstoffverteilung zwischen Blutkreislauf und anderen Körperbereichen oder Räumen wie Geweben und Organen. Die Verteilung erfolgt vorwiegend durch Diffusion. Bei der Überführung lipophiler Moleküle in wasserlösliche Stoffe, bzw. dem Ab- und Aufbau von Molekülen (z. B. Fettsäuren, Glukose), spricht man von Metabolismus. Ein wesentliches Organ hierfür ist die Leber. Unter der Exkretion versteht man die Ausscheidung von unverändertem Wirkstoff und von Metaboliten. Dies kann über die Nieren, die Leber, den Darm, die Lunge oder die Haut erfolgen.

4.2.6 Kompartimenten-Modelle

Das pharmakokinetische Verhalten von Wirkstoffen wird mit Modellen beschrieben. Diese setzen die Verteilung des Wirkstoffs in Kompartimenten voraus, die miteinander in Verbindung stehen. Kompartimente sind reale oder virtuelle Verteilungsräume, in denen sich das Radiopharmakon homogen verteilt. Bei den Kompartimenten des Organismus handelt es sich um offene Modelle, da der Wirkstoff normalerweise in irgendeiner Form den Körper verläßt. Bei dem einfachsten Modell, dem offenen Einkompartiment-Modell, verteilt sich der Wirkstoff nach der Verabreichung sehr schnell im Blutkompartiment und im Gewebe und wird über die Nieren ausgeschieden. Bei den Zwei- und Mehrkompartiment-Modellen erfolgt eine Distribution zwischen dem Blutkompartiment C1 und den zugänglichen Geweben C2 mit unterschiedlichen Geschwindigkeiten.

5 Dosisbegriffe, Dosiseinheiten und Strahlenschutz

Th. Knoch

5.1 Biologische Strahlenwirkung

Der Einsatz von radioaktiven Isotopen ist in der Medizin von großer Bedeutung. Die Anwendung führt sowohl beim Patienten als auch beim Personal zu einer direkten oder indirekten zusätzlichen Strahlenbelastung. Die Wirkung einer energiereichen Strahlung auf den Organismus ist von der Dosis, der Art und Intensität abhängig, sowie von der räumlichen und zeitlichen Verteilung der Strahlenenergie im Körper. Aufgrund der geringen Eindringtiefe bestimmter Radionuklide in die Körperoberfläche z. B. von Alpha-Strahlern, kann im allgemeinen deren Einwirkung vernachlässigt werden. Die mittlere Reichweite beträgt bei 5 MeV nur 35 μm im biologischen Gewebe. Eine Schädigung der Haut und der oberflächlich gelegenen Organen durch energiereichere Beta-Strahlung ist durch die Reichweite von 22 mm bei 4 MeV im Gewebe höher. Dadurch, daß die Röntgen- bzw. energiereiche Gamma-Strahlung den ganzen Organismus durchdringen können, ist hierbei jedoch die Wahrscheinlichkeit einer strahleninduzierten Schädigung der Zelle größer. Durch die Absorption der energiereichen Strahlung im Körper tritt diese in Wechselwirkung mit den Atomen und Molekülen, die zunächst zu einer physikalischen Primärreaktion (Anregung und Ionisation) führt. Bei direkter Strahlenwirkung treten die organischen Moleküle in einer Zelle direkt in Wechselwirkung und bilden sofort Radikale. Es besteht jedoch auch die Möglichkeit, daß durch chemische Veränderungen der Wassermoleküle chemische Sekundärprozesse mit dem Zellplasma und dem Zellwasser stattfinden und dadurch die Desoxyribonucleinsäure (DNS) und andere Biomoleküle beeinflußt werden. Aufgrund des hohen Wasseranteils in einer Zelle stehen hauptsächlich diese Moleküle in Wechselwirkung mit der ionisierenden Strahlung (Radiolyse). Der sich anschließende thermodynamische Ausgleich (lokale Verteilung der absorbierten Energie) führt zur molekularen Veränderung der in der Zelle vorhandenen Biomoleküle. Diese Veränderungen beeinflussen den Stoffwechsel der Zelle und die Proteinsynthese. Können die Chromosomenbrüche und die veränderten Basesequenzen der Desoxyribonucleinsäure nicht durch die möglichen Repairmechanismen behoben werden, kann dies zu folgenden Reaktionen führen:

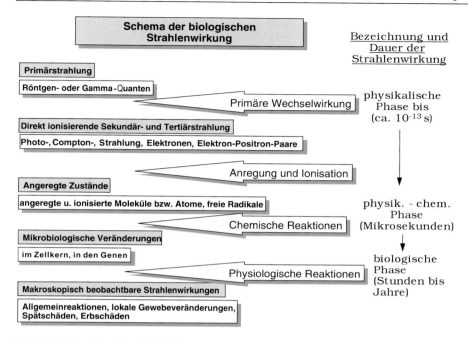

Abb. 5.1. Strahlenbiologische Reaktionskette.

- Erbgut- und Chromosomenveränderungen,
- Mitosehemmung,
- Stoffwechselveränderungen in der Zelle,
- Zerstörung oder Veränderungen von Membranen,
- Zelltod.

5.1.1 Repairmechanismus

Im Gegensatz zu Doppelstrangbrüchen gegenüberliegender Strangabschnitte oder Doppelbasenschäden sind Einzelstrangbrüche bzw. -schäden an den DNS-Molekülen viel häufiger und reparabel. Dabei trennt das Zellenzym Endonuklease die geschädigte Base mit deren Randbereichen heraus und eliminiert die defekte Stelle. Die DNS-Polymerase *verbindet anschließend den komplementären Gegenstrang an den geöffneten Strang.* Durch die Ligase wird der Stang verbunden. Es gibt drei verschiedene biologische Repair-Mechanismen:

- Photorepair (hauptsächlich bei UV-Schäden).
  Lichtabhängige enzymatische Zerlegung des DNS-Moleküls.
- Exzisionsreparatur (Ausschnittsreparatur).
  Behebung des Schadens durch Herausschneiden der beschädigten Teile mit anschließender Neusynthetisierung.

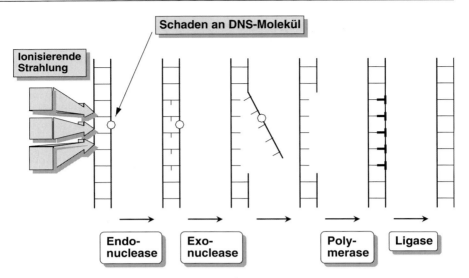

Abb. 5.2. Darstellung der biologischen Reparationsmechanismen.

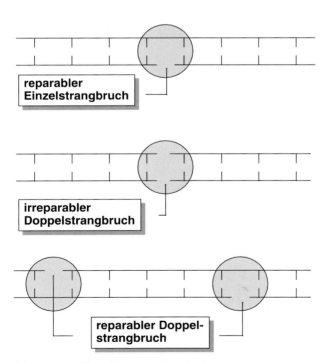

Abb. 5.3. Reparable und irreparable Strangbrüche.

- Postreplikationsrepair.
  Beschädigte Teile werden durch ein verwandtes System ausgetauscht.

5.1.2 Mutationen

Durch Bestrahlungen der Fortpflanzungsorgane können Mutationen ausgelöst werden. Die Folge der bleibenden Veränderungen des Erbgutes einzelner Körper- oder Keimzellen können genetische Schäden, Tumorbildung oder Leukämie sein. Sie entstehen spontan oder werden durch chemische oder physikalische Reaktionen ausgelöst. Allgemein unterscheidet man zwei Arten von Strahlenschäden:

- somatische Effekte.
  Diese Mutation vererbt sich nur auf die Tochterzellen und dadurch bleiben die folgenden Generationen unbeeinflußt.
- genetische Effekte.
  Diese Erbänderungen an den weiblichen bzw. männlichen Geschlechtszellen (Eizelle/Spermien) werden auf die Nachkommen übertragen.

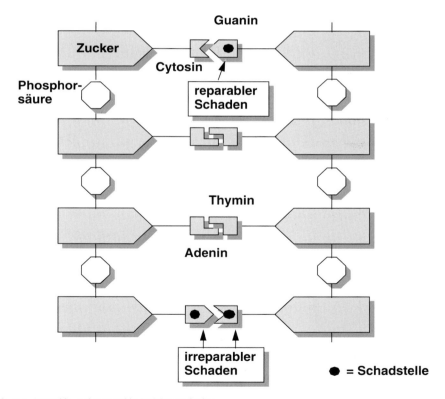

Abb. 5.4. Reparable und irreparable DNS-Basenschäden.

5.1.2.1 Mutationstypen

Genommutationen
Darunter versteht man die numerische Änderung des Chromosomensatzes (Polyploidisierung).

Numerische Chromosomenmutationen
Dieser irreversible Mutationstyp entsteht durch eine verminderte bzw. erhöhte Chromosomenzahl in der Zelle (Aberration; Beispiel: Mongolismus).

Strukturelle Chromosomenmutationen
Durch Doppelstrangbrüche bzw. Vernetzungen von Chromosomen entsteht dieser Mutationstyp, bei dem Chromosomenstücke:

- ausfallen (*Deletion*),
- durch ungleichen Austausch verdoppelt werden (*Duplikation*),
- zwischen nicht homologen Chromosomen ausgetauscht werden (*Translokation*),
- innerhalb eines Chromosoms umgedreht werden (*Inversion*).

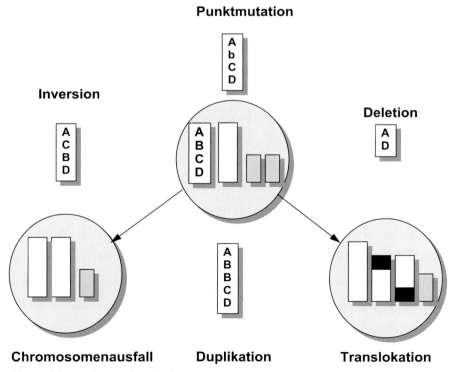

Abb. 5.5. Schematische Darstellung der Mutationsarten.

Genmutation
Darunter versteht man punktuelle Änderung in der Basensequenz der DNA
eines einzelnen Gens (z. B. Punktmutation).

5.1.3 Strahlenschäden beim Menschen

Im allgemeinen werden die Strahleneffekte beim Menschen in akute und
chronische Schäden eingeteilt:

5.1.3.1 Strahlenkater

Dies ist die klinisch leichteste Form der Strahlenkrankheit nach Ganz- oder
Teilkörperbestrahlungen. Die uncharakteristischen Allgemeinbeschwerden
klingen nach kurzer Zeit wieder ab.

Krankheitssymptome:
- Kopfschmerzen,
- Übelkeit,
- Durchfall,
- Kreislaufschwäche.

5.1.3.2 Akute Strahlenkrankheit

Die Schwellenwertdosis liegt bei etwa 200 mSv. Das akute Strahlensyndrom
beginnt mit den Symptomen des Strahlenkaters, wobei die Länge der Latenz-
zeit bis zum Auftreten der ersten Anzeichen der Krankheit der Dosis umgekehrt und die Schwere aller nachfolgenden Symptome direkt proportional
sind. Die Schwellenwertdosis von mehr als 5000 mSv ist für die Hälfte der
bestrahlten Individuen tödlich.

Krankheitssymptome
- Kopfschmerzen,
- Übelkeit,
- Durchfall,
- Kreislaufschwäche,   •

Symptome nach ca. zwei Wochen der Bestrahlung
- Haarausfall,
- Fieber,
- innere Blutungen,
- Abnahme der Zahl aller Blutzellen,
- Abwehrschwäche gegenüber Infektionen.

5.1.3.3 Strahlenspätschäden

- aplastische Anämie,
- charakteristische Abnahme der Zahl der Erythrozyten,
- Trübung der Augenlinse,
- grauer Star,
- Sterilität,
- Tumorbildung der Haut und inneren Organen,
- vorzeitiges Altern,
- Verkürzung der Lebenserwartung ohne Krankheitssymptome,
- Schädigung des Erbgutes,
- Verkürzung der normalen Lebenserwartung.

5.2 Dosisbegriffe im Strahlenschutz

Im Strahlenschutz werden physikalische Meßgrößen verwendet, die auf der Basis von Risikoüberlegungen (Grenzwerte für Strahlenexpositionen) zur Bestimmung der Orts- bzw. Personendosis geeignet sind. Dabei lassen sich die Größen im Strahlenschutz in drei Gruppen einteilen:

- Strahlungsfeldgröße
  Charakterisierung eines Strahlungsfeldes durch Neutronen oder Photonen. Bei externer Strahlung dienen sie als Bezugsgröße für die anderen Kategorien unter der Angabe von theoretischen Luftkerma zu Äquivalentdosiskonversionsfaktoren.
- Körperdosisgröße
  Die im Körper einer strahlenexponierten Person enthaltene Energiedosis D bildet die Grundlage einer Risikoabschätzung. Hierbei wird u.a. die Art der Strahlung und der Typ des bestrahlten Gewebes berücksichtigt. In der Regel läßt sich die Körperdosis nicht messen und muß rechnerisch ermittelt werden.
- Strahlenschutzmeßgröße
  ▶ Ortsdosis:
    Äquivalentdosis an einem Punkt eines Strahlenfeldes. Sie dient u.a. zur Festlegung und Kontrolle von Überwachungs-, Kontroll- und Sperrbereichen. Sie ermöglicht eine konservative Abschätzung der effektiven Dosis, die an diesem Meßort eine Person erhalten kann.
  ▶ Personendosis:
    Diese Äquivalentdosis in Weichteilgewebe ist ein individuelles Maß für die Exposition einer einzelnen Person durch externe Strahlung, die an einer repräsentativen Stelle der Körperoberfläche gemessen wird.
- Kerma
  Tritt die Strahlung in Wechselwirkung mit der durchstrahlten Materie, dann gibt sie ihre Energie zunächst teilweise oder ganz an geladene Sekundärteilchen ab, bevor diese wiederum ihre übertragene Energie bei

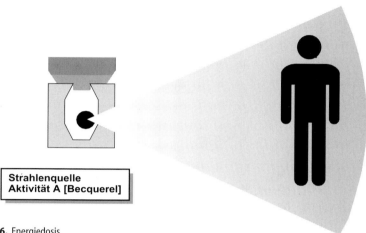

$$\text{Energiedosis D (Gray):} \frac{\text{absorbierte Energie W (Joule)}}{\text{Masse m (Kilogramm)}}$$

**Strahlenquelle
Aktivität A [Becquerel]**

Abb. 5.6. Energiedosis.

weiteren Wechselwirkungen an die Materie übertragen. Die Summe der beim ersten Stoß übertragenen Bewegungsenergie in der Materie entspricht der Kerma K (kinetic energy released in matter; Einheit: 1 J/kg = 1 Gray [Gy]).

- Energiedosis
Eine Strahlenexposition regt in einem durchstrahlten Stoff Ionen an. Die dabei abgegebene Energie im betroffenen Material, nennt man Energiedosis D. Die Einheit lautet: 1 J/kg = 1 Gray [Gy].
Die Energiedosis läßt sich nur rechnerisch erfassen und nicht direkt messen. Bei allen Angaben einer Energiedosis muß das Bezugsmaterial bekannt sein, da die Energieabgabe von der Art des durchstrahlten Stoffes abhängig ist.

- Ionendosis
Es ist meßtechnisch einfacher, die durch ionisierende Strahlung erzeugten elektrischen Ladungen in einem definierten Volumen eines Mediums (z. B. Gase) zu messen. Daher wurde eine der Energiedosis entsprechende, auf die Ionisation in Luft bezogene Meßgröße, die Ionendosis J eingeführt. Darunter versteht man die in Luft gebildeten Ionenpaare pro Masseeinheit, wenn Röntgen- oder Gamma-Strahlen absorbiert werden. Die Einheit lautet: [C/kg]= Röntgen [R].
Ein Röntgen ist jene Dosis einer Röntgen- oder Gamma-Strahlung, bei der pro 0,001293 g Luft (entspricht 1 cm^3 Luft unter Normalbedingungen) $1,61 \times 1012$ Ionenpaare/g Luft bzw. $2,082 \times 109$ Ionenpaare/cm^3 Luft gebil-

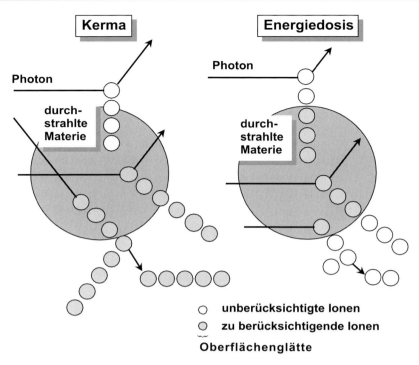

Abb. 5.7. Zur grafischen Erläuterung der Dosisbegriffe Kerma und Energiedosis.

det werden. Die notwendige Energie zur Erzeugung eines Ionenpaares beträgt in Luft 34 eV. Daraus folgt, daß die Ionendosis J von 1 R in Luft einer Energiedosis D von 8,77 mGy entspricht.

- Äquivalentdosis
  Zur Beurteilung der biologischen Wirkung durch ionisierende Strahlung im Körpergewebe, wird die Energiedosis mit einem Qualitäts- bzw. Wichtungsfaktor wR multipliziert. Dieser Faktor berücksichtigt die unterschiedliche Ionisierungsdichte, das lineare Energieübertragungsvermögen und die relative biologische Wirksamkeit der jeweiligen Strahlenart. Somit läßt sich die Strahlenwirkung, die durch unterschiedliche Energien und Strahlenarten eine bestimmte Energiedosis verursacht, vergleichen und gegebenenfalls aufsummieren. Diese Dosis bezeichnet man als Äquivalentdosis H mit der Einheit Sievert [Sv].
- Effektive Dosis
  Um das Risiko einer Strahlenwirkung in den Organen und im Körpergewebe zu berücksichtigen, wird ein weiterer Faktor – Wichtungsfaktor wT – zur Berechnung der effektiven Dosis HE eingeführt. Dieser Faktor berücksichtigt die unterschiedliche stochastische Wirkung und deren Eintrittswahrscheinlichkeit in den unterschiedlichen Organen und Körpergeweben.

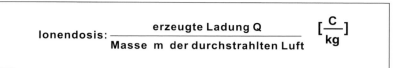

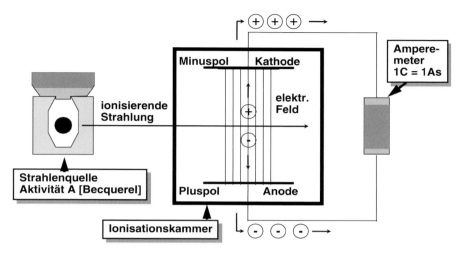

Abb. 5.8. Ionendosis.

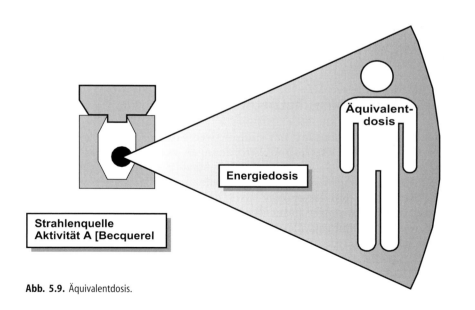

Abb. 5.9. Äquivalentdosis.

Tabelle 5.1. Qualitätsfaktoren wR nach ICRP 90.

Elektronen	1
Alphastrahlung	20
Neutronen	
Energie < 10 keV	5
10 keV − 100 keV	10
> 100 keV − 2 MeV	20
> 2 MeV − 20 MeV	10
> 20 MeV	5
Protonen, Energie > 2 MeV	5
Spaltprodukte	20

Tabelle 5.2. Wichtungsfaktoren wT nach ICRP 90 (Auszug).

Keimdrüsen	0,20
Brust	0,05
rotes Knochenmark	0,12
Lunge	0,12
Schilddrüse	0,05
Knochenoberfläche	0,01

Die effektive Dosis HE läßt sich wie folgt bestimmen:

$$H = \sum wR * D \quad [\text{Sievert(Sv)}]$$

$$HE = \sum wT * wR * H \quad [\text{Sievert(Sv)}]$$

H = Äquivalentdosis
wR = Strahlungswichtungsfaktoren der unterschiedlichen Wirksamkeit
     verschiedener Strahlung
wT = Gewebewichtungsfaktor der unterschiedlichen Organe

5.3 Deutsches Strahlenschutzrecht

Der stetig wachsende Umgang mit radioaktiven Stoffen veranlaßte die Bundesrepublik, spezielle Gesetze und Verordnungen zum Schutz vor Gefahren der ionisierenden Strahlen zu erlassen. Diese staatlichen Regelungen basieren auf den Empfehlungen der internationalen Strahlenschutzkommission (ICRP), die für die Bundesrepublik als Mitgliedsland bindend sind. Durch die Umsetzung in nationales Recht werden die strahlenschutzrechtlichen Vereinheitlichungsbemühungen aller staatlichen Organisationen verstärkt.

▶ Grundgesetz
   Artikel 74 Abs. a
   Dieses Sachgebiet der Gesetzgebung erstreckt sich auf die Erzeugung und
   Nutzung der Kernenergie zu friedlichen Zwecken, die Errichtung und

den Betrieb von Anlagen, die diesen Zwecken dienen, den Schutz vor Gefahren, die beim Freiwerden von Kernenergie oder durch ionisierende Strahlen entstehen, und die Beseitigung radioaktiver Stoffe.

▶ Bundesgesetz

Atomgesetz

Auf der Grundlage der Gesetzgebungskompetenz des Bundes nach dem Grundgesetz Artikel 74 Abs. a regelt es die Verwendung und Nutzung der Atomenergie zu friedlichen Zwecken. Zweck des Atomgesetzes (AtG) ist neben der Förderung der Erforschung, Entwicklung und Nutzung der Kernenergie, das Leben, die Gesundheit und Sachgüter vor den Gefahren der Kernenergie oder ionisierender Strahlen zu schützen und die dadurch verursachten Schäden auszugleichen. Ebenso soll verhindert werden, daß durch die Anwendung oder durch das Freiwerden der Kernenergie die innere und äußere Sicherheit der Bundesrepublik gefährdet wird. Durch das Atomgesetz werden die internationalen Verpflichtungen der Bundesrepublik und des Strahlenschutzes gewährleistet. Für den praktischen Strahlenschutz ist das Atomgesetz jedoch nicht von Bedeutung.

▶ Bundesverordnung
- Strahlenschutzverordnung (StrlSchV),
- Röntgenverordnung (RöV),
- Medizingeräteverordnung (MedGV),
- Gefahrgutverordnung/Straße (GGVS),
- Gefahrgutverordnung/Eisenbahn (GGVE),
- Postordnung (PostO),
- Eichordnung (EO).

▶ Durchführungsbestimmungen des Bundes

Richtlinie
- für die physikalische Strahlenschutzkontrolle zur Emittlung der Körperdosen für den Strahlenschutz bei Verwendung radioaktiver Stoffe und beim Betrieb von Anlagen zur Erzeugung ionisierender Strahlen und Bestrahlungseinrichtungen mit radioaktiven Quellen in der Medizin (Richtlinie Strahlenschutz in der Medizin),
- über die Fachkunde und Kenntnisse im Strahlenschutz für den Betrieb von Röntgeneinrichtungen in der Medizin, Zahnmedizin und bei der Anwendung von Röntgenstrahlen auf Tiere,
- über Prüffristen bei Dichtheitsprüfungen an umschlossenen radioaktiven Stoffen,
- für Sachverständigenprüfungen nach Röntgenverordnung.

▶ Empfehlungen und Publikationen
- Deutsches Institut für Normung (DIN),
- Berufgenossenschaft Chemie (BG Chemie),
- Gemeindeunfallversicherungsverband (GUV),
- Fachverbände,
- Verein Deutscher Ingenieure (VDI),
- Verband Deutscher Elektrotechniker (VDE),
- Fachverband für Strahlenschutz (FS).

5.3.1 Strahlenschutzverordnung

1. Teil   einleitende Vorschriften
2. Teil   Überwachungsvorschriften
3. Teil   Schutzvorschriften
4. Teil   Ablieferung von radioaktiven Abfällen
5. Teil   Bußgeldvorschriften
6. Teil   Übergangs- und Schlußvorschriften.

5.3.1.1 Überwachungsvorschriften

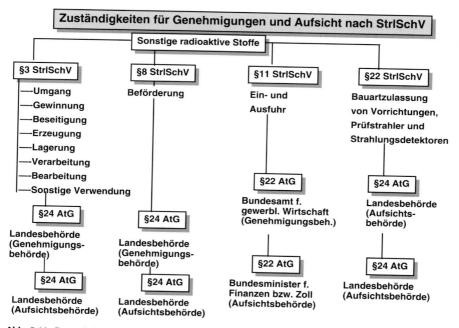

Abb. 5.10. Zuständigkeiten für Genehmigung und Aufsicht nach StrlSchV.

5.3.1.2 Schutzvorschriften

- Strahlenschutzgrundsätze,
- verantwortliche Personen,
- Strahlenschutzbereiche,
- Exposition beruflich strahlenexponierter Personen,
- Inkorporation,
- Umgang mit offenen radioaktiven Stoffen,
- Freigrenzen,
- Kontaminationen,
- ärztliche Überwachung,
- physikalische Überwachung,
- Strahlennachweisbuch,
- Arbeitsplatzüberwachung,
- Strahlenmeßgeräte,
- Aufzeichnungs- und Anzeigepflicht,
- radioaktive Abfälle.

5.3.1.2.1 Grundsätze (§ 28 StrlSchV)

Im gesamten Anwendungsgebiet der Strahlenschutzverordnung ist jede unnötige Strahlenexposition oder Kontamination von Personen, Sachgütern oder der Umwelt zu vermeiden. Jede Strahlenexposition oder Kontamination von Personen, Sachgütern oder der Umwelt ist unter Beachtung des Standes von Wissenschaft und Technik und unter Berücksichtigung aller Umstände des Einzelfalles auch unterhalb der in der Strahlenschutzverordnung festgesetzten Grenzwerte so gering wie möglich zu halten.

5.3.1.2.2 Verantwortliche Personen

- *Strahlenschutzverantwortlicher* ist, wer Tätigkeiten ausführt, die gemäß Atomgesetz oder Strahlenschutzverordnung einer Genehmigung oder Anzeige bedürfen oder wer radioaktive Mineralien aufsucht, gewinnt oder aufbereitet. Überwiegend handelt es sich hierbei um juristische Personen des öffentlichen oder privaten Rechts (z. B. Vorstand einer AG, Geschäftsführer einer GmbH, Leiter einer öffentlichen Einrichtung). Diese Person muß keine Kenntnisse oder Möglichkeiten besitzen, um sich um die Einzelheiten des Strahlenschutzes zu kümmern.
- *Strahlenschutzbeauftragter* ist die Person, die vom Strahlenschutzverantwortlichen zur Leitung oder Beaufsichtigung der genehmigungs- bzw. anzeigepflichtigen Tätigkeiten schriftlich bestellt ist. Es dürfen ihm nur solche Aufgaben übertragen werden, die er infolge seiner Stellung im Betrieb und dessen Befugnisse auch erfüllen kann. Seine Stellung gegen-

chen ähnelt der von Betriebs- oder Personalrats-
in der Erfüllung seiner Pflichten nicht behindert
lätigkeit nicht benachteiligt werden. Ein verstärkter
∟ wie bei Betriebs- bzw. Personalratsmitgliedern besteht

Pe............ Voraussetzungen:

► Zuverlässigkeit:
Überprüfung erfolgt nur im Hinblick auf die genehmigungspflichtige Tä-
tigkeit.
Kriterien:
  • persönliche Eigenschaften,
  • Verhalten,
  • Fähigkeit,
  • politische Gesinnung,
  • Fachkunde.

Die Fachkunde muß bei dem für die Leitung oder Beaufsichtigung des beab-
sichtigten Umgangs mit radioaktiven Stoffen Betrauten vorhanden sein.

► Kenntnisse über:
  • die physikalischen Eigenschaften,
  • Messungen und Abschirmung ionisierender Strahlen,
  • die praktische Handhabung radioaktiver Strahlung,
  • Strahlenschäden und Schutzmaßnahmen,
  • gesetzliche Vorschriften.

Umfang der Verantwortung als Strahlenschutzverantwortlicher und -beauf-
tragter

► *Strahlenschutzverantwortlicher*
  • Einhaltung der Strahlenschutzgrundsätze,
  • Zusammenarbeit mit Betriebs- bzw. Personalrat und Fachkräften der
    Arbeitssicherheit,
  • Kennzeichnungspflicht,
  • Belehrungen,
  • Einhaltung der Dosisgrenzwerte,
  • Einhaltung der Vorschriften zum Schutz von Luft, Wasser und Boden,
  • Ablieferungspflicht der radioaktiven Abfälle,
  • Beachtung der Tätigkeitsverbote und Tätigkeitsbeschränkungen,
  • Einhaltung der Vorschriften über ärztliche Überwachung, Lagerung
    und Sicherung radioaktiver Stoffe, Buchführung und Anzeige.

► *Strahlenschutzbeauftragter*
  Diese Person muß in ihrem innerbetrieblichen Entscheidungsbereich die
  Aufgaben und Pflichten des Strahlenschutzverantwortlichen übernehmen.

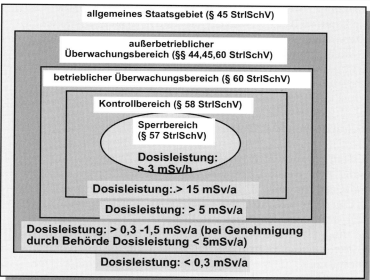

Abb. 5.11. Strahlenschutzbereiche mit deren zulässigen Dosisgrenzwerten.

Konflikte zwischen Strahlenschutzbeauftragten und Strahlenschutzverantwortlichen:

Bei Meinungsverschiedenheiten über zu treffende Maßnahmen, sieht die Verordnung folgendes Verfahren vor:
- eine Ablehnung der beantragten Maßnahme muß schriftlich vom Strahlenschutzverantwortlichen begründet werden,
- eine Kopie der Ablehnung muß an die zuständige Aufsichtsbehörde und an den Betriebs- bzw. Personalrat gesandt werden.

Schutz der Bevölkerung und der Umwelt (0,3 mSv -Konzept)
Der Anteil an der höchstzulässigen Gesamtkörperdosis durch Ableitung radioaktiver Stoffe über die Luft oder das Wasser an der ungünstigsten Einwirkungsstelle in der Umgebung der Anlage unter Berücksichtigung sämtlicher Belastungspfade einschließlich der Ernährungskette darf höchstens 0,3 mSv/Jahr betragen. Für einzelne Organe sind höhere Teilkörperdosen zugelassen.

5.3.1.2.3 Strahlenschutzbereiche

▶ Überwachungsbereich:
   der Zutritt ist den darin tätigen Personen unter Einhaltung der entsprechenden Grenzwerte erlaubt.

▶ Kontrollbereich:
der Zutritt ist nur zur Durchführung oder Aufrechterhaltung von Betriebsabläufen bzw. Ausbildungszwecken erlaubt. Mit behördlicher Erlaubnis kann auch dem Besucher der Zutritt ermöglicht werden.

▶ Sperrbereich:
Der Aufenthalt ist grundsätzlich verboten und nur ausnahmsweise für notwendige Betriebsvorgänge oder aus anderen zwingenden Gründen unter besonderen Vorsichtsmaßnahmen erlaubt.

5.3.1.2.4 Schutz besonderer Personengruppen

Beruflich strahlenexponierte Personen sind alle Personen, die bei ihrer Berufsausübung eine Ganzkörperdosis von mehr als 5 mSv erhalten können. Die Dreimonatsdosis darf die Hälfte des Jahreswertes nicht überschreiten. Personen, die nach § 20 StrlSchV in fremden Einrichtungen arbeiten, sind zur Führung eines Strahlenpasses verpflichtet.

Alle beruflich strahlenexponierten Personen werden in verschiedene Kategorien unterteilt. Diese Eingruppierung nimmt der zuständige örtliche Strahlenschutzbeauftragte unter Abschätzung der zu erwartenden Ortsdosis vor. Personen der Kategorie A müssen jährlich ärztlich untersucht werden. Dies gilt auch für die Personengruppe der Kategorie B, die mit offenen radioaktiven Stoffen umgehen müssen. Von der zuständigen Aufsichtsbehörde können allerdings auch noch kürzere Untersuchungsintervalle angeordnet werden. Für die ärztlichen Untersuchungen im Strahlenschutz gilt eine Duldungspflicht des Beschäftigten. Es besteht bei einem Arbeitsplatzwechsel jedoch die Möglichkeit, daß die Gesundheitsakte des zuständigen ermächtigten Arztes vor der Untersuchung ersatzweise angefordert werden kann.

Tabelle 5.3. Grenzwerte der Körperdosen für beruflich strahlenexponierte Personen (nach Anlage X StrlSchV).

Körperdosis	Werte der Körperdosis im Kalenderjahr		
	Kategorie A	Kategorie B	1/10 Kategorie A
Effektive Dosis 1. Teilkörperdosis: Keimdrüsen, Gebärmutter, rotes Knochenmark	50 mSv	15 mSv	5 mSv
2. Teilkörperdosis: alle Organe und Gewebe, soweit nicht unter 1., 3., und 4. genannt	150 mSv	45 mSv	15 mSv
3. Teilkörperdosis: Schilddrüse, Knochenoberfläche, Haut, soweit nicht unter 4. genannt	300 mSv	90 mSv	30 mSv
4. Teilkörperdosis: Hände, Unterarme, Füße, Unterschenkel, Knöchel, einschl. der dazugeh. Haut	500 mSv	150 mSv	50 mSv

5.3.2 Anwendung radioaktiver Stoffe in der Medizin

Regelung der Anwendungsgebiete:
- Verwendung radioaktiver Stoffe in der medizinischen Forschung,
- Verwendung radioaktiver Stoffe unmittelbar zum Zwecke der Behandlung von Patienten.

Es gilt der Grundsatz der Strahlenminimierung, jedoch werden keine Grenzwerte festgelegt. Das Ausmaß der Anwendung radioaktiver Stoffe muß sich daran orientieren, was ärztlich zur Behandlung und zur Diagnose geboten ist. Für die medizinische Forschung (klinische Arzneimittelprüfungen u.a.) muß die Zustimmung einer vom Bundesgesundheitsamt eingesetzten Gutachtergruppe vorliegen.

5.3.3 Richtlinie Strahlenschutz in der Medizin

Diese novellierte Richtlinie ist seit dem 01. Juni 1993 anzuwenden. Sie faßt alle Anwendungsgebiete mit radioaktiven Stoffen und ionisierender Strahlen in der Medizin, mit Ausnahme der Röntgenstrahlen, in einem einheitlichen Regelwerk zusammen und dient zur Harmonisierung und Vereinheitlichung von Genehmigungsverfahren bzw. -praxis. Die Richtlinie soll dem betroffenen Arzt oder sonstigem Personal zur Unterstützung seiner Planungen im Umgang mit radioaktiven Stoffen dienen. (Anforderungen beim Erwerb der Fachkunde, Genehmigungsvoraussetzungen u.a.). Als Rechtsgrundlage gilt die Strahlenschutzverordnung (hier: § 42), die die Minimierung bzw. Optimierung der Strahlenexposition bei der Untersuchung und Behandlung fordert.

Wesentliche Bestandteile der Richtlinie Strahlenschutz in der Medizin sind:
- zwingende Indikationsstellung für die Anwendung radioaktiver Stoffe,
- Strahlenschutz bei der Anwendung von Afterloadingapparaturen,
- Optimierung der Strahlenanwendung bei Behandlungen in der Strahlentherapie,
- Qualitätssicherung in allen Bereichen der medizinischen Anwendung radioaktiver Stoffe und ionisierender Strahlen,
- Regelung zum Erwerb der Fachkunde im Strahlenschutz.

5.3.3.1 Aufzeichnungspflicht

Gemäß § 66 Abs.1 StrlSchV müssen alle personenspezifischen Unterlagen (Protokolle der physikalischen Strahlenschutzkontrolle, Aufzeichnungen über die Untersuchung bzw. Behandlung von Patienten, u.a.) mindestens 30 Jahre aufbewahrt werden. Dabei sollten aus dieser Dokumentation folgende Anga-

ben zur Untersuchung mit offenen bzw. umschlossenen radioaktiven Stoffen hervorgehen:
- Isotop,
- Aktivität,
- chemische Zusammensetzung,
- Applikationsart.

Bei Behandlungen sind noch zusätzlich folgende Angaben zu dokumentieren:
- Organdosis bzw. Dosis im Zielvolumen,
- Dauer und Zeitfolge der Bestrahlungen,
- Lokalisation und Abgrenzung der Bestrahlungsfelder,
- Einstellparameter.

Sollte die Protokollierung nach DIN 6827 Teil 1 und 3 erfolgen, müssen diese Angaben nicht gesondert angegeben werden.

5.3.3.2 Aufbewahrungsfristen

- Qualitätskontrollen der Anwendungsgeräte (2 Jahre),
- Abnahmeprüfungen des Herstellers und Sachverständigen (10 Jahre),
- Dokumente der Personendosimetrie (30 Jahre).

5.3.4 Richtlinie für die physikalische Strahlenschutzkontrolle

Die länderübergreifende Richtlinie – Novellierung gültig seit dem 01. Januar 1994 – beschreibt allgemein anwendbare Grundsätze und Verfahren für die Strahlenschutzüberwachung bei äußerer und innerer Strahlenexposition. Sie ist Grundlage für die einheitliche Gestaltung der Anforderung an die physikalische Strahlenschutzkontrolle zur Ermittlung der Körperdosis gemäß StrlSchV und RöV. Je nach den Arbeitsbedingungen kann die Aufsichtsbehörde das Meßverfahren bestimmen.
Im Regelfall wird die Personendosis gemessen. Es kann jedoch die zuständige Aufsichtsbehörde unter der Berücksichtigung der Expositionsbedingungen ein abweichendes bzw. zusätzliches Meßverfahren bestimmen.

Zur physikalischen Strahlenschutzkontrolle werden folgende Verfahren angewandt:
▶ *Messung der Personendosis*
  Art der verwendeten Dosimeter zur Bestimmung der Ganz- und Teilkörperdosis:
  - Filmdosimeter (amtliches Dosimeter),
  - Flachglasdosimeter (amtliches Dosimeter),
  - Fingerringdosimeter,
  - Stabdosimeter,
  - Warngeräte u.a.

▶ *Messung der Ortsdosis oder der Ortsdosisleistung*
Abschätzung der Körperdosis aus den Eigenschaften der Strahlenquelle oder des Strahlenfeldes.

5.4 Umgang mit radioaktiven Stoffen

Die Arbeitsverfahren sind so zu wählen, daß die Inkorporation radioaktiver Stoffe und die Kontamination der betroffenen Personen möglichst gering bleiben. Zu den vorbeugenden Maßnahmen gehören neben den halbjährlichen Strahlenschutzbelehrungen über das Verhalten im Kontrollbereich auch die regelmäßige Überprüfung des Gesundheitszustandes der Haut sowie die ständige Hautpflege. Diese Maßnahmen stellen den wirkungsvollsten Schutz zur Vermeidung bzw. Einschränkung von Kontaminationen dar. Es ist im Kontrollbereich erforderlich, daß das Personal Schutzkleidung trägt und im Umgang mit offenen radioaktiven Stoffen Handschuhe verwendet. Ebenso sind spezielle Hautschutzpasten zu empfehlen, da diese die eventuelle Dekontamination erleichtern.

5.4.1 Verhalten im Kontrollbereich

- Nicht essen und trinken,
- nicht rauchen,
- nichts unbedacht anfassen,
- nicht unnötig umhergehen,
- keinen Staub aufwirbeln,
- keine Flüssigkeiten verschleppen.

5.4.2 Methoden zur Überwachung von

▶ *Räumen, Arbeitsplätzen und Geräten*
  - Wischtest,
  - Direktmessungen.
▶ *Raumluft*
  - Filtration,
  - elektrostatische Abscheidung.
▶ *Abwasser und wässrige Lösungen*
  - Direktmessungen,
  - Destillation,
  - Eindampfverfahren.

5.5 Personendekontamination

Bei der Personendekontamination sind folgende Prinzipien zu beachten:
- keine Schädigung der Haut,
- keine zusätzliche Inkorporation durch die Haut,
- Dosisgrenzwerte in Anlage X StrlSchV dürfen nicht überschritten werden.

5.5.1 Administrative Kriterien

Kontaminierte Kleidungsstücke ablegen und in ein geeignetes Behältnis verpacken, sammeln und kennzeichnen. Die Helfer müssen ebenfalls Schutzkleidung tragen.

5.5.2 Meßtechnische Kriterien

Erst ab einer Aktivitätskonzentration größer 10 Bq/cm^2 sind Maßnahmen für Hautdekontaminationen zu ergreifen (Empfehlung des Fachverbandes für Strahlenschutz).

▶ Kontaminationswert *kleiner 10 Bq/cm^2*:
- Betroffene Stelle mit spezieller Waschlotion und lauwarmem Wasser waschen. Dieser Vorgang kann eventuell nochmals wiederholt werden.
- Bei einem Dekontaminationsfaktor von kleiner 0,1 (Impulse nach Waschen/Impulse vor dem Waschen) können die Maßnahmen beendet werden.
▶ Kontaminationswert *größer 10 Bq/cm^2*:
- Mehrmaliges Waschen mit kaltem Wasser und Waschlotion (maximal 3mal). Bei Hautrötungen ist die Dekontaminierung umgehend abzubrechen. Nach dem Waschen soll die gereinigte Stelle immer mit einem Hautpflegemittel eingefettet werden.

5.5.3 Spezielle Maßnahmen zur Dekontamination

▶ Haare
- Kopf nach hinten neigen und vom Helfer waschen lassen,
- mit reichlich Wasser nachspülen,
- vor dem Trocknen Kontrollmessung durchführen,
- Haare kürzen (*Zustimmung erforderlich*).
▶ Augen
- mit einer Augendusche ausspülen,
- Durchführung nur von einem Sanitäter oder unter ärztlicher Aufsicht.
▶ Mund/Nase/Ohren

- Mund mit reichlich Wasser ausspülen,
- Nase durch Schneuzen dekontaminieren,
- die Durchführung der Dekontamination erfolgt nur von einem ermächtigten Arzt. Sofern notwendig, ist ein HNO-Arzt hinzuzuziehen.
  Weitergehende Maßnahmen sind der ärztlichen Entscheidung vorbe-
  halten. Bei Verdacht einer Inkorporation ist eine Kontrollmessung der
  Sekrete und Spülflüssigkeit durchzuführen.

▶ Hautfalten/Fingernägel
  - mittels nichtmetallischer Nagelfeile die Kontamination entfernen,
  - weiche Bürste verwenden,
  - Tesafilm- oder Heftpflasterabriß,
  - waschen mit Waschlotion.

▶ Hände
  - waschen mit Waschlotion,
  - Gummihandschuhe anziehen und Kontamination ausschwitzen.

5.6 Strahlenschutz gegen äußere Bestrahlung des menschlichen Körpers

5.6.1 Vorbeugende Maßnahmen

- Kontrolle der Haut auf Verletzungen, Schädigung oder Erkrankungen als
  prophylaktische Maßnahme,

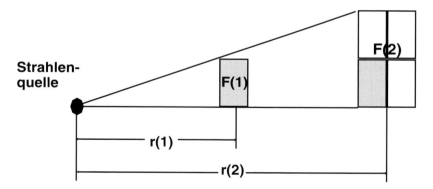

Abb. 5.12. Abstandsquadratgesetz.

- vor der Arbeitsaufnahme die Hände waschen und einsalben,
- Arbeitsflächen großzügig abdecken (Zellstoff, Folien u.a.),
- Schutzkleidung tragen (Kittel, Handschuhe u.a.),
- Verwendung von Strahlern geringer Quellstärke,
- Aufenthaltsdauer begrenzen,
- großer Quellabstand,
- Abschirmung.

5.6.1.1 Abstandsquadratgesetz

Um die Ortsdosisleistung in der Umgebung einer Strahlenquelle für den Strahlenexponierten zu verringern, muß der Abstand vergrößert werden. Es gilt die Gesetzmäßigkeit, daß die Dosisleistung umgekehrt proportional zum Quadrat des Abstandes ist.

5.7 Abfallbeseitigung

Generell gilt nach § 47 StrlSchV, daß radioaktive Reststoffe und Abfälle an eine nach Landesrecht zu bestimmende Sammelstelle oder an eine zur Beseitigung radioaktiver Abfälle behördlich zugelassene Einrichtung abzuliefern sind.

Der überwiegende Teil der radioaktiven Abfälle aus der Medizin und Forschung haben eine sehr geringe spezifische Aktivität. *Abklingabfälle* (^{99m}Tc, ^{125}I, ^{131}I u.a.) können auch als nicht radioaktive Stoffe im Sinne von § 2 Abs. 2 Atomgesetz behandelt werden. Die zuständige Aufsichtsbehörde muß allerdings dafür eine Genehmigung erteilen, wenn der Nutzer sicherstellt, daß die Abfälle mindestens zehn Halbwertszeiten gelagert wurden und ihre spezifische Aktivität zum Zeitpunkt der Entsorgung das 10-4-fache der Freigrenze in Anlage IV Tabelle IV Spalte 4 StrlSchV nicht überschreitet. Ansonsten gelten die allgemein üblichen Trennungskriterien für die entsprechenden Abfall- und Transportbehälter.

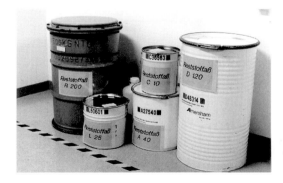

Abb. 5.13. Abfallbehälter für flüssige und feste radioaktive Stoffe.

5.7.1 Trennungskriterien zum Entsorgen von radioaktiven Abfällen

Tabelle 5.4. Isotope mit einer Halbwertszeit von weniger als 100 Tagen.

Abfallart	Material	Verpackung	Transportbehälter
Feststoffe		10 l-Rundbodensack	R-200-Faß
• nicht brennbar	Glas, Nadeln, Alu	ggf. zweifach	
• brennbar	Papier, Plastik		
Flüssigkeiten	lösungsmittelhaltig u.a.	10 l/50 l-Kautex-Kanister	R-200-Faß
• brennbar			
Flüssigkeiten	gefüllte PE-Vials	10 l-Rundbodensack	L-25-Behälter
• Szintillator			
Flüssigkeiten	wässrige Lösungen	10 l/50 l-Kautex-Kanister	R-200-Faß
• nicht brennbar			

Tabelle 5.5. Isotope mit einer Halbwertszeit von mehr als 100 Tagen.

Abfallart	Material	Verpackung	Transport-behälter
Feststoffe	Glas, Nadeln, Alu	10 l-Rundbodensack	D-120-Faß
• nicht brennbar	Papier, Plastik	ggf. zweifach	
• brennbar			
Flüssigkeiten	lösungsmittelhaltig u.a.	N-5 l-Kautex-Kanister	Gebinde dienen
• brennbar		oder P-60 l-Behälter	als Transportbehälter
Flüssigkeiten	gefüllte PE-Vials	10 l-Rundbodensack	L-25-Behälter
• Szintillator		ggf. zweifach	
Flüssigkeiten	wässrige Lösungen	C-10 l-Behälter	Gebinde dienen
• nicht brennbar		oder A-40 l-Behälter	als Transportbehälter

5.7.2 Kommerzielle Verfahren zur Dekontamination von flüssigen radioaktiven Abfällen

- Ionenaustausch: hauptsächlich flüssige Abfälle mit geringer Leitfähigkeit;
- Filtration: alle Abfälle außer Tritium;
- Chemische Fällung: aufgrund des geringen Dekontaminationsfaktors wird dieses Verfahren nur bei schwach kontaminierten Abfällen angewendet;
- Zentrifugieren: anfallende feste Rückstände (Schlamm) können direkt in Zement eingegossen werden;
- Abklingverfahren: Anwendung nur bei Nukliden mit kurzen Halbwertszeiten sinnvoll;
- Eindampfung: universelles Verfahren zur Reinigung von flüssigen, radioaktiven Abfällen mit hohem Dekontaminationsfaktor.

5.7.3 Behandlung von festen radioaktiven Abfällen

Ca. 50–60% der anfallenden festen radioaktiven Abfälle sind brennbar. Dabei bilden Gummihandschuhe, Verpackungs- und Filtermaterialien den Hauptanteil, die aus der Medizin zur Verbrennung gelangen. Die anfallenden Rückstände (Schlämme, Asche o.ä.) der verschiedenen Dekontaminationsverfahren müssen in einen endlagerfähigen Zustand – *Konditionierung* – gebracht werden. Überlicherweise geschieht dies durch Trocknung oder durch Verfestigung mit Bitumen oder Zement.

Die verschiedenen Abfallprodukte lassen sich in folgende Abfallproduktgruppen zusammenfassen:
• Zementierte bzw. betonierte Abfälle,
• Bitumen- und Kunststoffprodukte,
• Feststoffe,
• metallische Feststoffe,
• Preßlinge,
• Konzentrate.

Dabei müssen alle Abfallprodukte den folgenden Anforderungen genügen:
• müssen in fester oder verfestigter Form vorliegen,
• dürfen keine Gase enthalten,
• dürfen keine freien Flüssigkeiten enthalten,
• dürfen nicht gären oder faulen,
• dürfen keine leicht entzündliche, explosive oder selbstentzündliche Stoffe enthalten,
• Fixierungsmittel müssen erstarrt sein,
• Grenzwerte dürfen nicht überschritten werden,
• Aufbewahrung darf nur in standardisierten Behältern erfolgen.

5.8 Strahlenexpositionen

5.8.1 Mittlere effektive Dosis der Bevölkerung in Deutschland

Die natürliche Strahlenexposition setzt sich aus äußerer und innerer Exposition zusammen.

Dabei besteht die äußere Strahlenexposition zum überwiegenden Teil aus kosmischer und terrestrischer Strahlung, die sehr stark ortsabhängig ist. In der Bundesrepublik Deutschland wird zum Beispiel in Meereshöhe eine Dosisleistung von ca. 0,3 mSv/a durch kosmische Strahlung gemessen, während dieser Wert in 3000m Höhe bis auf 1,0 mSv/a ansteigen kann.

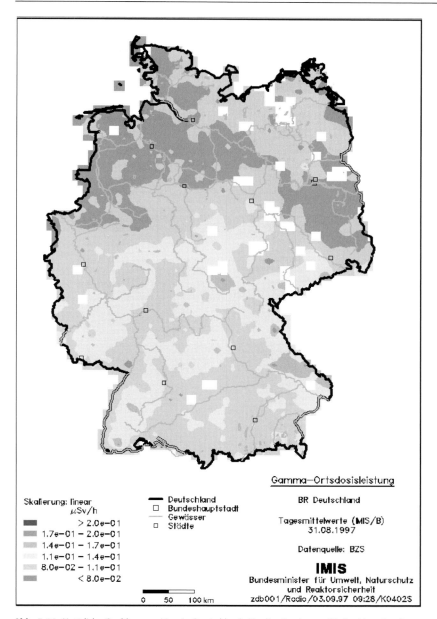

Abb. 5.14. Natürliche Strahlenexposition in Deutschland. (Quelle: Bundesamt für Strahlenschutz).

In der folgenden Tabelle ist die Äquivalentdosis in einzelne *Strahlenquellen* aufgegliedert:

Tabelle 5.6. Natürliche und radioaktive Strahlenquellen (Bundesamt für Strahlenschutz BfS-ISH-162/93).

Medizin	ca. 1,50 mSv
Tschernobyl	ca. 0,02 mSv
kerntechnische Anlagen	<0,01 mSv
berufliche Strahlenexposition	<0,01 mSv
Fallout von Kernwaffen	<0,01 mSv
Anwendung in Forschung und Technik	<0,01 mSv
Inhalation von Radon-Folgeprodukten	ca. 1,35 mSv
kosmische Strahlung	ca. 0,35 mSv
terrestrische Strahlung	ca. 0,42 mSv
Ingestion natürlicher Stoffe	ca. 0,42 mSv
mittlere Äquivalentdosis (1991)	ca. 4,00 mSv

6 Qualitätssicherung in der Nuklearmedizin

J. Hafner-Grab, A. Nagel, H. Elser

Die nuklearmedizinische Qualitätskontrolle betrifft
- die für die Diagnostik notwendigen Meßgeräte- und systeme,
- den Bereich der In-vitro-Diagnostik,
- die verwendeten Radiopharmazeutika,
- die Durchführung der In-vivo-Untersuchungen,
- die Dokumentation und die Befundung der Ergebnisse.

Die Neufassung der Richtlinie Strahlenschutz in der Medizin, die seit 1. 6. 1993 in Kraft ist, bindet alle Anwender von radioaktiven Stoffen bußgeldpflichtig (§ 42 Absatz 5 StrlSchV) ihre verwendeten Meßgeräte durch regelmäßige Kontrollen auf ihre Sicherheit und Zuverlässigkeit zu überprüfen. Das Ziel dieser Richtlinien ist allgemein die Harmonisierung von Genehmigungsverfahren, zur Gewährleistung einer einheitlichen Genehmigungspraxis und zur Erleichterung der staatlichen Aufsicht bei der Anwendung radioaktiver Stoffe in der Medizin. Das Ziel der Qualitätssicherung bei der nuklearmedizinischen Untersuchung besteht darin, ein Höchstmaß an diagnostischer Treffsicherheit bei einem Minimum an Strahlenexposition für Patienten, Personal und Umwelt zu erreichen.

Für die Qualitätskontrolle nuklearmedizinischer In-vitro-Untersuchungen bestehen derzeit nur wenige gesetzlich vorgeschriebene Regelungen. Als Orientierungshilfe für die Qualitätskontrolle werden daher die Empfehlungen vom Ausschuß „Klinische Qualitätskontrolle nuklearmedizinischer In-vitro-Untersuchungen[1]“ dargestellt.

Die für die Durchführung und Befundung notwendige Qualitätskontrolle wird im Kapitel nuklearmedizinische Untersuchungen erläutert.

Die notwendigen Prüfungen werden eingeteilt in:
▶ Abnahmeprüfung der nuklearmedizinischen Geräte.
Die Abnahmeprüfung wird durch den Hersteller nach der Inbetriebnahme sowie nach größeren Reparaturen eines Gerätes durchgeführt. Ein wesentliches Ziel der Abnahmeprüfung ist die Ermittlung von „Referenz-Daten" für spätere Konstanzprüfungen.

---

[1] Publiziert im Sonderheft 4, NuklearMedizin (1989).

Bei der Abnahmeprüfung werden die Geräte vom Hersteller auf optimale Leistungsdaten eingestellt.

▶ Konstanzprüfung.
Bei der Konstanzprüfung, die vom Betreiber regelmäßig durchzuführen ist, werden die „Ist-Daten" mit den „Referenz-Daten" verglichen, um Abweichungen rechtzeitig zu erkennen. Die Ergebnisse werden aufgezeichnet und müssen 10 Jahre lang aufbewahrt werden.

▶ Zustandsprüfung.[2]
Die Zustandsprüfung ist eine zusätzliche Überprüfung der Leistungsfähigkeit des Gerätes und dient gegebenenfalls zur Erkennung von Fehlerursachen. Bei der Zustandsprüfung sollten alle Prüfverfahren angewandt werden, die auch bei der Abnahmeprüfung angewandt wurden. Diese Prüfung erfolgt meist durch den Hersteller.

6.1 Qualitätskontrolle an der Gamma-Kamera

6.1.1 Begriffserläuterung

▶ UFOV
Die *Useful Field of View* beschreibt das nutzbare Sichtfeld des Kristalls, das zum szintigraphischen Bild beiträgt (ca. 95% des empfindlichen Bereichs).

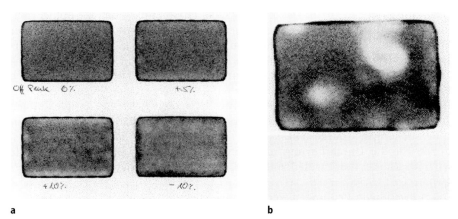

a   b

Abb. 6.1. Intrinsic-Homogenitätstest. a) unauffällig, b) mit multiplen Photomultiplierausfällen. Das Gesichtsfeld der Kamera ist im Idealfall vollständig homogen. Dies wird zunächst mit einem symmetrischen Photopeak, anschließend nach Verschiebung des Energiefensters um +5%, +10% und −10% geprüft. Eine Inhomogenität durch Ausfall mehrerer Photomultiplier (b) ist bei asymmetrischer Fenstereinstellung früher erkennbar.

---

[2] Nach Richtlinie Strahlenschutz in der Medizin, 2. Auflage 1992, Verlag Hoffmann GmbH, Berlin. In den DIN-Normen existiert der Begriff Zustandsprüfung nicht!

▶ CFOV
  Die Central Field of View bezeichnet das zentrale Sichtfeld des Kristalls.
  Es beträgt 75 % der linearen Abmessungen des nutzbaren Sichtfeldes
  (UFOV).
▶ Extrinsic
  Als Extrinsic-Messungen werden Messungen *mit* Kollimator bezeichnet,
  d. h. mit dem gesamten betriebsfähigen System.
▶ Intrinsic
  Intrinsic-Messungen werden *ohne* Kollimator durchgeführt.

6.1.2 Nulleffekt

Der Nulleffekt erzeugt eine Untergrundzählrate. Es handelt sich um die Zähl-
rate, die von der Gamma-Kamera ohne radioaktive Quelle gemessen wird.
Diese kann durch Kontaminationen innerhalb des Untersuchungsraums, z. B.
Fußboden, Patientenliege, Kollimator, etc. erheblich beeinflußt werden.

Tabelle 6.1. Zeitplan vorgeschriebener Qualitätskontrollen für Gamma-Kameras und SPECT-Kameras (nach Richtlinie Strahlenschutz in der Medizin und nach DIN 6855, Teil 1, 2, 3).

	täglich	wöchentlich	monatlich	halbjährlich	Prüfungsdauer
Nulleffekt	X				5 min.
Fensterlage	X				2–5 min.
Ausbeute		X			2 min.
Inhomogenitätstest		X			2–5 min.
Linearität u. Ortsauflösung				X	10 min.
Abbildungsmaßstab				X	5–10 min.
Rotationszentrum COR		X			30–40 min.
Tomographische Inhomogeni-tät = Flood-Korrektur				X	2–7 h
Kontrast				X	1 h
Dokumentationseinrichtung				X	je nach Hersteller
Energiekalibrierung				X	je nach Hersteller
Energieauflösung				X	je nach Hersteller

Tabelle 6.2. Prüfungsdurchführung Nulleffekt bei der Gamma-Kamera.

Energiefenster	Kollimator	Zeit
Einstellung auf das meist benutzte Nuklid täglich	mit	jeweils Messung über ein Zeitintervall von ca. 5 min.
laut DIN-Norm in allen Energiefenstern, aber seltener	mit	jeweils Messung über ein Zeitintervall von ca. 5 min.

6.1.3 Kontrolle der Energiefensterlage

Die Fensterlage sollte täglich *und* vor jedem Wechsel des Nuklids überprüft werden. Diese Überprüfung dient zur Kontrolle für die optimale Lage des Fensters auf dem Photopeak. Die Überprüfung erfolgt mit Hilfe eines Oszilloskops oder über eine Darstellung des Spektrums auf dem Bildschirm der Gamma-Kamera.

6.1.4 Autopeaking

Autopeaking bezeichnet die automatische Fenstereinstellung. Die Einstellung erfolgt nach der „Zwei-Fenster-Methode". Dabei wird jeweils ein Fenster an jeder Flanke des Photopeaks angelegt. Die Lage beider Fenster wird solange variiert, bis der Flächeninhalt (gleiche Impulszahl) unter dem Photopeak für beide Fenster gleich groß ist.

Tabelle 6.3. Prüfung des eingestellten Energiefensters.

Fenster	Quelle	MBq	Kollimator	Autopeaking
verwendete Nuklide	Spritze	70	mit	geeignet
verwendete Nuklide	Patient	70	mit	*nicht geeignet*
verwendete Nuklide	Flächenphantom	70	mit	geeignet
verwendete Nuklide	Spritze	< 8, in ca. 2m Abstand	ohne	geeignet

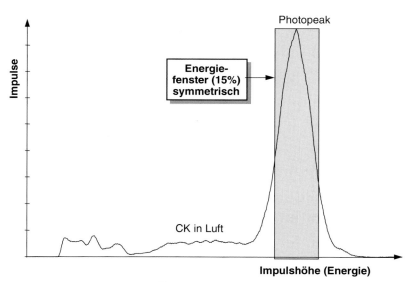

Abb. 6.2. Impulshöhenspektrum von ^{99m}Tc in Luft gemessen mit einem NaJ-Kristall.

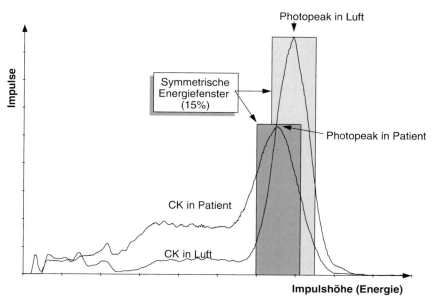

Abb. 6.3. Impulshöhenspektrum in Luft und bei Streuung durch den Patienten. Mit der Streuung steigt der Compton-Anteil (CK) und der Photopeak wandert in Richtung geringerer Energien (gemessen an einem NaJ-Kristall).

Für die Praxis ist bedeutsam, daß das Autopeaking immer mit einer Quelle in Luft und nicht am Patienten durchgeführt wird, denn in einem dicken Streumedium (Patient) entsteht ein größerer Comptonanteil und der Photopeak wird dadurch nach links in Richtung kleinerer Energien verschoben. Demzufolge wird das Energiefenster falsch eingestellt; es enthält einen unnötig hohen Streuanteil.

6.1.5 Asymmetrische Fenster

Bei modernen Kameras ist es möglich, ein asymmetrisches Fenster[3] einzustellen; dies führt zur Kontrastverbesserung bei allen Bildern, da weniger Compton-Anteil auftritt.

Falls man asymmetrische Fenster verwendet, sollte zusätzlich eine Kontrolle auf stabile Homogenität gemacht werden. Dies kann mit Hilfe einer statischen Aufnahme ohne Kollimator bei einer stark asymmetrischen Fensterlage geprüft werden.

---

[3] Die Einstellung eines asymmetrischen Energiefensters zur Kontrastverbesserung wird von den Buchautoren empfohlen, ist aber nicht Bestandteil der Richtlinie Strahlenschutz in der Medizin oder der DIN-Normen.

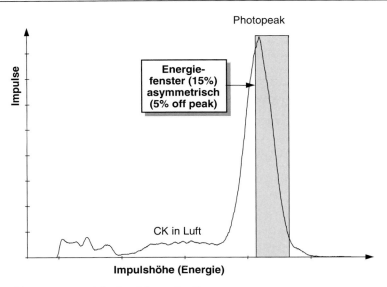

Abb. 6.4. Asymmetrische Energiefenstereinstellung.

6.1.6 Ausbeute

Die Ausbeute einer Gamma-Kamera ist das Verhältnis der gemessenen Zählrate zur Aktivität einer Flächenquelle. Die Ausbeute gilt nur für ein bestimmtes Nuklid, einen bestimmten Kollimator, eine bestimmte Fensterwahl und für die gleiche Meßgeometrie.

▶ Prüfungsdurchführung:
Ein Flächenphantom, das größer ist als das Sichtfeld der Gamma-Kamera (soll allseitig 2 cm das Sichtfeld überragen) wird mit einer bekannten Aktivität über einen definierten Zeitraum gemessen und die Impulsrate notiert. Danach errechnet sich die Ausbeute nach:

$$\text{Ausbeute} = \frac{\text{Impulse}}{\text{Zeit} \times \text{Aktivität}} \, [\text{Imp/min/MBq}]$$

Tabelle 6.4. Auswertung der Ergebnisse bei Prüfung auf Ausbeute bei einer Gamma-Kamera.

Quelle	MBq	Kollimator	Abstand	Auswertung
Flächenphantom	< 200	mit	klein	ROI [Imp./Min]

6.1.7 Prüfungen auf Homogenität der Kamera (Inhomogenitätstests)

Die geforderten Prüfungen lassen sich gliedern in:
▶ Prüfungen für planaren Kamerabetrieb
  • ohne Kollimator (Bestimmung der intrinsic oder inhärenten Inhomogenität),
  • mit Kollimator (Bestimmung der extrinsic oder Systeminhomogenität).
▶ Prüfungen für SPECT-Betrieb
  • mit Kollimator (Flood-Korrektur = Erstellen einer Homogenitätsmatrix für mathematische Korrekturverfahren).

Im Rahmen der Konstanzprüfung kann entweder die inhärente Inhomogenität oder die Systeminhomogenität geprüft werden. Ausschlaggebend ist das bei der Erstellung der Referenzaufnahme angewandte Verfahren. Die Prüfung der Systeminhomogenität ist der Prüfung der inhärenten Inhomogenität vorzuziehen, da gleichzeitig Veränderungen des Kollimators erfaßt werden. Ferner läßt sich die Aufnahme auch als Korrekturmatrix für die SPECT-Rekonstruktion verwenden. Bei Doppelkopfkameras, bei denen die Köpfe nicht einzeln in der y-Richtung gedreht werden können, kann nur die Systeminhomogenität geprüft werden.

6.1.7.1 Kontrolle der intrinsic oder inhärenten Inhomogenität

Mit der Kontrolle der intrinsic oder inhärenten Inhomogenität wird eine Aussage über das Abbildungssystem der Kamera *ohne* Kollimator gemacht.
▶ Prüfungsdurchführung:
  Eine Punktquelle wird zentrisch in einem großen Abstand (mindestens dem 5-fachen der Diagonalen des Kamerasichtfeldes) in der Symme-

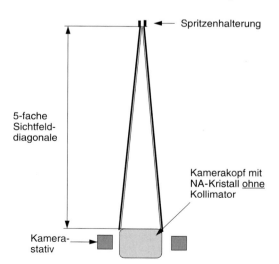

Abb. 6.5. Anordnung der Punktquelle bei der intrinsic oder inhärenten Inhomogenitätsprüfung.

Tabelle 6.5. Kontrolle der intrinsic-Aktivität.

Quelle	MBq	Kollimator	Abstand	Nuklid	Besonderheiten
Spritze	< 20	ohne	5x D* groß	^{99m}Tc	Dreibeinstativ

D* = Diagonale des Kamerasichtfeldes.

trieachse des Detektors von dem Kamerakopf positioniert. Eine statische Aufnahme mit mindestens 30 Mio Counts bei Verwendung einer 64-er Matrix und 120 Mio Impulsen bei einer 120-er Matrix wird akquiriert und später mit dem Referenzbild verglichen (visueller Vergleich oder Vergleich mit Rechner z. B. über eine Subtraktion des Referenzbildes). Mit dem Auge lassen sich Inhomogenitäten erst erkennen, wenn die Photomultiplier-Verstärkung um mehr als 15% abweicht.

6.1.7.2 Kontrolle der Systeminhomogenität

Wahlweise kann anstatt der intrinsic oder inhärenten Inhomogenität auch die Inhomogenität des Gesamtsystems geprüft werden, also *mit* Kollimator gemessen werden (= Systeminhomogenität).
▶ Prüfungsdurchführung:
  Die Prüfung erfolgt mit einem ^{57}Co-Flachphantom dicht vor dem Kollimator. Alternativ kann auch eine mit Wasser gefüllte Flächenquelle eingesetzt werden. Diese sollte mindestens 2 cm größer als das Kamerasichtfeld sein, um Randphänomene zu vermeiden. Da die Homogenität von der Energieverteilung abhängt, sollte das Phantom ausreichend dick sein (mindestens 10 cm). Dadurch entsteht ein Streustrahlenanteil, der dem eines Patienten ähnlich ist. Als Korrekturmatrix muß die Homogenitätsaufnahme für jeden Kollimator wöchentlich durchgeführt werden. Für die Flächenimpulsdichte des Phantoms werden mehr als 5000 Impulse pro cm^2 gefordert (pro Pixel mindestens 10.000 Counts).

Zur visuellen Beurteilung eignet sich besonders die Prüfung in einem asymmetrischen Fenster, da hier schon mit ca. 100 Counts/Pixel Unregelmäßigkeiten der Photomultiplier-Verstärkung erkannt werden können. Bei sichtbaren Abweichungen von der Referenzaufnahme ist die Messung in einem symme-

Tabelle 6.6. Prüfung der Systeminhomogenität.

Quelle	MBq	Kollimator	Abstand	Nuklid	Besonderheiten
^{57}Co-Flachphantom		mit	klein	^{57}Co	
Flächenphantom	ca. 200	mit	klein	^{99m}Tc	Gesamtdicke der Quelle mindestens 8 cm, mindestens 10 000 Impulse/Pixel

trischen Fenster durchzuführen. Falls es zu sichtbaren Unregelmäßigkeiten kommt, sind weitergehende Maßnahmen einzuleiten. Bei digitalen Kameras muß die integrale Inhomogenität quantitativ bestimmt werden[4].

6.1.7.3 Integrale Inhomogenität

Der maximale und minimale Pixelinhalt wird ermittelt und anschließend die Inhomogenität sowohl für UFOV als auch für CFOV errechnet.

$$H_i = \frac{N_{max} - N_{min}}{N_{max} + N_{min}} \times 100\%$$

Hi   = integrale inhärente Inhomogenität
N_{max} = maximaler Pixelinhalt innerhalb von UFOV bzw. CFOV
N_{min} = minimaler Pixelinhalt

6.1.7.4 Erstellen einer Homogenitätsmatrix zur Korrektur der Inhomogenität, Korrekturmatrix (Floodkorrektur)

Die Anfertigung einer Homogenitätsmatrix umfaßt die Abbildung und Ausmessung eines homogenen Strahlungsfeldes (Impulse pro cm^2-Bildfläche) und die Erstellung einer Korrekturmatrix. Die Korrekturmatrix berechnet die Abweichung vom homogenen Mittelwert. Sie wird benötigt für alle rechnerischen Auswertungen, z. B. bei Seitenvergleichen von planaren Szintigraphien, aber vor allem bei der Rückprojektion von SPECT-Daten.

▶ Prüfungsdurchführung:
  Mit Hilfe eines mit radioaktiver Flüssigkeit gefüllten Flächenphantoms oder einer [57]Co-Flächenquelle. Die Homogenitätsaufnahme muß mindestens 10.000 Impulse Pixel enthalten. Die Impulsrate darf aber nicht grö-

Tabelle 6.7. Erstellen einer Floodkorrektur bei einer Gamma-Kamera.

Quelle	Kollimator	erforderliche Aktivität [MBq]	Zeitaufwand	zu messende Zählraten
[57]Co-Flächenquelle	mit	185	bei 64-er Matrix ca. 1h	ca. 30 Mio Counts
			bei 128-er Matrix ca. 4h	ca. 120 Mio Counts
Flüssigkeitsgefüllte Flächenquelle z. B. mit [99m]Tc	mit	200	bei 64-er Matrix ca. 1h	ca. 30 Mio Counts
			bei 128-er Matrix ca. 4h	ca. 120 Mio Counts

[4] Dafür sind in der Regel vom Kamerahersteller Programmroutinen vorgegeben.

ßer als 20.000 s^{-1} sein (Vorsicht: Bei der Prüfung mittels einer ^{57}Co-Flächenquelle ist die Zählrate ggf. zu hoch). Die Gesamtimpulszahl ist einerseits von der Matrixauflösung z. B. (64 × 64-er oder 128 × 128-er Matrix) abhängig und andererseits von der Energieauflösung. Sie muß daher für jeden Kollimator, jede verwendete Matrix und jedes verwendete Nuklid durchgeführt werden. Mit der Höhe der Matrixauflösung wächst die aufzuwendende Meßzeit.

Die Korrekturmatrixaufnahme läßt sich gleichzeitig für die Bestimmung der Systeminhomogenität verwenden.

6.1.8 Ortsauflösungsvermögen

Die Ortsauflösung[5] zweier Punkt- oder Linienquellen ist der Abstand, den diese mindestens haben müssen, um im Meßsystem getrennte Bilder zu erzeugen. Ein Maß für die räumliche Auflösung ist die Linienbildfunktion und die daraus abgeleitete Halbwertsbreite.
▶ Prüfungsdurchführung:
   Die Messung erfolgt mit einem oder zwei Linienquellen in unterschiedlichen Abständen zum Kollimator.

Laut DIN-Normen werden Transmissionsphantome empfohlen (Bleistreifenoder orthogonale Lochfeldphantome). Diese werden homogen von einer

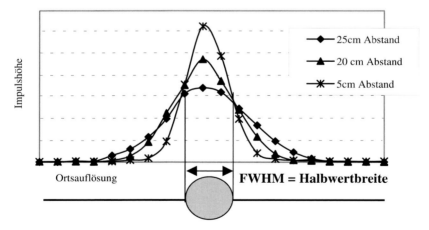

Abb. 6.6. Messung der Ortsauflösung mit einer Linienquelle (Linienbildfunktion). Es ist besonders auf die starke Abhängigkeit der Ortsauflösung vom Abstand zum Kollimator zu achten. FWHM = Full With at Half Maximum = Halbwertsbreite. Je kleiner die FWHM ist, desto besser ist die Ortsauflösung. Eingezeichnet ist die Halbwertsbreite für 5 cm Abstand zum Kollimator.

---

[5] Steht nur in der DIN-Norm 6855 und nicht in der Richtlinie Strahlenschutz in der Medizin.

Quelle durchstrahlt. Dazu wird entweder eine Punktquelle (Spritze) in einem großen Abstand zum Phantom und zur Kamera gebracht (mindestens dem 5-fachen der Diagonalen des Kamerasichtsfeldes), oder eine Flächenquelle dicht an das Phantom angelegt. Als Maß für die Ortsauflösung wird die

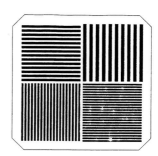

Abb. 6.7. Bleistreifenphantom.

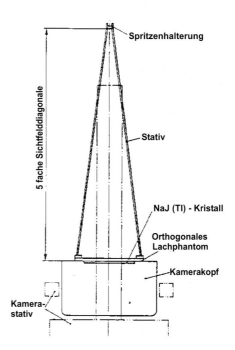

Abb. 6.8. Dreibeinstativ mit Lochphantom.

Tabelle 6.8. Prüfung der Ortsauflösung und der Systemauflösung.

	Quelle	Transmissions-phantom	Kollimator	Abstand
Inhärentes Ortsauflösungsvermögen	Spritze	ja	ohne	groß
Systemortsauflösungsvermögen	^{57}Co-Flachphantom	ja	mit	anliegend

Halbwertsbreite bestimmt (FWHM=Full With at Half Maximum). Je kleiner die Halbwertsbreite, umso besser ist die Auflösung. Da die Auflösung sehr abstandsabhängig ist, muß eine exakte Meßgeometrie eingehalten werden. Bei digitaler Darstellung ist der größtmögliche Rastermaßstab zu wählen.

6.1.9 Linearität

Die Linearität prüft die Geradheit der Linienabbildung im Gesichtsfeld der Kamera.
▶ Prüfungsdurchführung:
   Entsprechend der Überprüfung der Ortsauflösung mit Hilfe eines Bleistreifenphantoms oder eines Lochphantoms.

6.1.10 Abbildungsmaßstab

Unter Abbildungsmaßstab versteht man das Verhältnis des Abstandes von zwei Punktquellen im Bild zum Abstand der Punktquellen im Objekt. Voraussetzung ist dieselbe Meßgeometrie (Quellen-Kollimator-Abstand).
▶ Prüfungsdurchführung:
   Es werden zwei Punkt- oder Linienquellen in einem gleichen Quellen-Kollimator-Abstand abgebildet. Der Abstand im Bild und im Objekt wird gemessen und ein Umrechnungsfaktor errechnet. Notwendig ist ein korrekter Abbildungsmaßstab zur numerischen Berechnung der Größe und Lage von Organen oder Organteilen, z. B. autonome Adenome in der Schilddrüse.

6.1.11 COR = Center of Rotation (Systemjustierung)

Bei der SPECT-Untersuchung werden Bilder aus verschiedenen Winkelpositionen aufgenommen, d. h. die Kamera bewegt sich um die Rotationsachse oder Systemachse. Die Rekonstruktionssoftware setzt voraus, daß die physikalische Rotationsachse in der Mitte der Bildmatrizen abgebildet wird.

Bei einer Aufnahme mit einer 64×64-Matrix, sollte das Bild der physikalischen Drehachse zwischen Pixelspalte 32 und 33 lokalisiert sein. Die Überprüfung der Systemjustierung (Center of Rotation) liefert die Abweichungen der tatsächlichen Abbildung der Drehachse von der Mitte der errechneten Bildmatrizen. Kleinste Abweichungen führen zu einem Verlust an Auflösungsvermögen und Kontrast und zu Ringartefakten (ringförmige Verwischungsartefakte bei der Abbildung einer Punktquelle) im rekonstruierten Bild.
▶ Prüfungsdurchführung:
   Eine Punkt-, bzw. Linienquelle wird tomographiert. Die Quellen sind dabei ca. 15 cm von der mechanischen Systemachse entfernt. Die Tomogra-

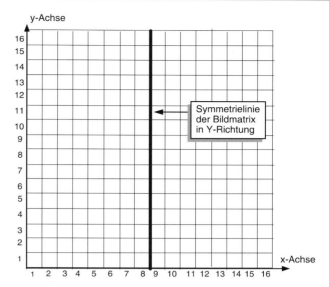

Abb. 6.9. Schema einer
16 × 16 Bildmatrix.

phie erfolgt mit mindestens 32 Winkelschritten über 360 °. Von jedem
Aufnahmewinkelschritt wird der Schwerpunkt des Bildes der Quellen in
x-Richtung ermittelt. In der y-Richtung ist der Ort der Quelle bei idealer
Abbildung in allen Projektionen gleich. In der x-Achse ergibt sich für jede Projektion ein anderer Abbildungsort. Trägt man die Schwerpunkte
der Bilder gegen den Rotationswinkel auf, resultiert eine Sinuskurve (ein
Sinogramm pro Schicht). Aus dem Sinogramm läßt sich die Abweichung
des Bildes der Rotationsachse vom Zentrum der Bildmatrix berechnen.
Dieser Verschiebungswert wird *Cor-Shift (= X-Offset)* genannt (Angabe in
mm oder Pixel). Die Meßunsicherheit beträgt ca. 1,5 mm. Als maximal
tolerierbare Offset-Korrektur gelten 6 mm. Die Systemjustierung muß für
jedes verwendete Nuklid, jeden Zoomfaktor und für jeden Kollimator
durchgeführt werden. Die Korrektur erfolgt automatisch über eine Pro-
grammroutine.

6.1.12 Kontrastauflösung [6]

Nach der DIN-Norm versteht man unter Kontrastauflösung den Durchmesser
einer inaktiven Kugel in einer homogenen Umgebung, die unter genormten
Meßbedingungen nachweisbar ist.

---

[6] Prüfung wird von den Autoren empfohlen, ist jedoch in der Richtlinie Strahlenschutz in
der Medizin nicht vorgeschrieben.

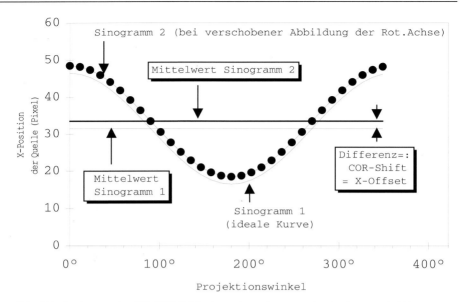

Abb. 6.10. Bestimmung der COR-SHIFT (X-Offset) aus einem Sinogramm für eine Transversalschicht.

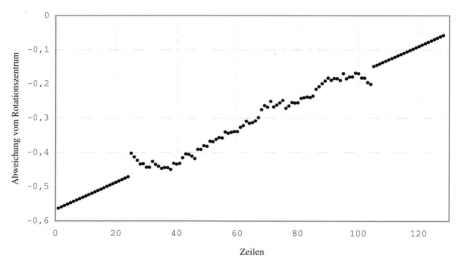

Abb. 6.11. Übersicht über die X-Offsets in allen Transversalschichten einer 128-er Matrix (gemessen mit einer ^{99m}Tc-gefüllten Linienquelle, Abweichung von der Symmetrielinie der errechneten Bildmatrizen in Pixel).

Gemessen wird daher das Kontrastauflösungsvermögen an einem homogen gefüllten Phantom, z. B. einem Kugelphantom, in das nicht gefüllte Kugeln in unterschiedlicher Größe eingelagert sind.

Tabelle 6.9. Prüfung der Systemjustierung.

Quelle	Aktivität [MBq]	Aufnahmezeit pro Bild*	Zeitaufwand	Positionierung
Punktquelle	ca. 20	ca. 100.000 Counts pro Bild	30 min.	ca. 5–10 cm außerhalb der Systemachse
Linienquelle	ca. 100–200	ca. 20–25 sec.	30 min.	ca. 5–10 cm außerhalb der Systemachse

*Aufnahmezeit ist abhängig von der Empfindlichkeit des Kollimators.

Tabelle 6.10. Prüfung der Kontrastauflösung bei einer Gamma-Kamera.

Quelle	Aktivität	Zeitaufwand	Aufnahmemodus
Phantom	200-400 MBq	ca. 30 min	planare oder SPECT-Aufnahmen

6.2 Qualitätskontrolle im Bereich der In-vitro-Diagnostik

Die Qualitätskontrolle bezieht sich auf:
• Bohrlochmeßplatz,
• Gamma-Probenwechsler,
• Multidetektorzähler,
• Flüssig-Szintillations-Zähler.

6.2.1 Bohrlochzähler

Meßsystem mit einem Bohrlochdetektor (NaJ-Detektor) und einer dicken Bleiabschirmung, bei dem die Probe in eine Bohrung des NaJ-Kristalls manuell eingebracht wird.

6.2.2 Gamma-Probenwechsler

Meßeinrichtung mit einem NaJ-Detektor, bei dem die Proben mittels eines automatischen Probenwechslers, z. B. einer Förderkette, nacheinander in die Bohrung des NaJ-Kristalls eingebracht werden.

6.2.3 Multidetektorzähler

Meßgerät, bestehend aus mehreren Bohrlochdetektoren zur gleichzeitigen Ermittlung der Aktivität einer größeren Anzahl von Proben.

6.2.4 Flüssigszintillations-Zähler

Meßgerät, bei dem die Probe in einen Flüssigszintillator eingebracht wird. Dient vor allem zur Messung von Beta-Strahlern niedriger Energie.

6.3 Prüfverfahren im Bereich der In-vitro-Diagnostik

Die Qualitätskontrolle beinhaltet Prüfungen mit und ohne Prüfstrahler. Falls Prüfstrahler notwendig sind, ist deren Aktivität so zu wählen, daß ein Zählverlust (Totzeit) von 1% nicht überschritten wird (Ausnahme Zählratencharakteristik).

Die Qualitätskontrolle umfaßt die Überprüfung:
- der Zählausbeute unter Berücksichtigung der Untergrundaktivität,
- der Energieauflösung,
- der Funktion der Nuklidvorwahltasten,
- der Impulszählung,
- der Zählstatistik,
- der Zählratencharakteristik (Linearität),
- auf Übersprechen bei Multidetektorzählern.

6.3.1 Prüfung der Zählausbeute und des Nulleffektes

Unter Ausbeute versteht man das Verhältnis der Aktivitätsanzeige eines Aktivimeters zur tatsächlichen Aktivität. Die Prüfung wird mit einem langlebigen Prüfstrahler, z. B. ^{137}Cs, täglich im entsprechenden Energiefenster durchgeführt. Wegen der großen Empfindlichkeit von NaJ-Detektoren dieser Art muß unbedingt auf die Untergrundzählrate (Nulleffekt) geachtet werden. Kontaminationen oder andere Strahlenquellen im Raum (z. B. Abfallbehälter) können die Untergrundzählrate stark beeinflussen. Es werden deshalb dicke Bleiabschirmungen (bis 15 cm) benötigt. Die Untergrundfreiheit ist täglich zu überprüfen. Der Untergrund sollte sicherheitshalber nicht nur in dem am meisten benutzten Nuklidkanal, sondern auch integral über das gesamte Impulsspektrum (oberhalb von 100 keV) gemessen werden. Die Untergrundzählraten in den einzelnen Energieeinstellungen und Fensterbreiten sind als Referenzwerte zu dokumentieren.

6.3.2 Prüfung der Energieauflösung

Das Impulshöhenspektrum des verwendeten Nuklids wird durch Registrierung der Zählrate in Abhängigkeit von der Kanallage bestimmt.

Dies kann mit einem Einkanal-Impulshöhenanalysator durch Änderung der Kanallage bei enger Energiefenstereinstellung oder mit einem Vielkanalanalysator durchgeführt werden. Das Energiefenster ist so zu wählen, daß es nicht breiter als 1/5 der Halbwertsbreite ist. Die Energieauflösung ist im Rahmen der Konstanzprüfungen halbjährlich oder bei einer Veränderung der Gesamtverstärkung von mehr als ±20% zu bestimmen.

6.3.3 Kontrolle der Impulszählung

Die Durchführung geschieht in der Regel mit Hilfe eines geräteinternen Frequenzstandards, mit dem die Funktion des Zählers und Zeitgebers überprüft werden kann. Alternativ kann ein externer Impulsgenerator bekannter Frequenz verwendet werden. Impulszähler und Zeitgeber sind getrennt zu überprüfen.

6.3.4 Funktion der Nuklidvorwahltasten

Zu diesem Zweck werden bei zwei Radionukliden mit unterschiedlicher Photonenenergie, z. B. ^{99m}Tc und ^{131}I, die Zählraten
- bei Festtasteneinstellung und
- bei variabler Einstellung von Kanallage und Fenster bestimmt.

Der Quotient der beiden Zählraten wird für das jeweilige Nuklid als Referenzwert festgelegt.

6.3.5 Prüfung der Zählstatistik

Diese kann z. B. mit Hilfe des „Chi-Quadrat-Tests nach Pearson" erfolgen. Eine Probe mit Aktivität wird mit konstanter Meßzeit 10- mal gemessen. Die Meßzeit und die Aktivität sind so zu wählen, daß pro Messung annähernd 10 000 Impulse registriert werden und eine Totzeit von 10% nicht überschritten wird.

Der Wert für χ^2 ergibt sich dann aus folgender Formel:

$$\chi^2 = \frac{\sum_{i=1}^{n}(N_i\bar{N})^2}{\bar{N}}$$

N_i = Anzahl der Impulse in der Meßzeit bei der i-ten Messung.
$\bar{N}$ = Mittelwert der Meßwerte N_i.
Der Wert für χ^2 sollte zwischen 4,2 und 14,7 liegen.

6.3.6 Kontrolle der Zählratencharakteristik (Linearität)[7]

Jeder Detektor benötigt eine endliche Zeit, um ein absorbiertes Photon in einen elektrischen Impuls umzuwandeln. Während dieser Zeit, der sog. Totzeit, können keine weiteren Photonen nachgewiesen werden, so entstehen Zählverluste. Dadurch ist die gemessene Impulsrate nicht mehr proportional zur tatsächlichen Aktivität. Totzeitphänomene treten schon ab einer Impulsrate von $5000\ s^{-1}$ ein. Mit steigender Aktivität nimmt die Abweichung zu. Unter Zählratencharakteristik versteht man die Abhängigkeit der gemessenen Impulsrate von der Aktivität bzw. der wahren Impulsrate. Die Zählratencharakteristik ist abhängig vom Radionuklid, von der Meßgeometrie, der Energieeinstellung und vom Streustrahlungsanteil. Im unteren Meßbereich muß für die Meßwerte eine Untergrundkorrektur durchgeführt werden. Die benötigten Aktivitäten erhält man entweder durch eine Verdünnungsreihe oder über die Abnahme der Aktivität durch den radioaktiven Zerfall. Bei Multidetektorzählern ist die Zählratencharakteristik für jeden Detektor sowie für die Gesamtheit aller Detektoren aufzunehmen.

Um schon kleinste Abweichungen (‰) vom Idealwert zu erkennen, ist es vorteilhaft, den Quotienten aus der Aktivität und Impulsrate gegen die Aktivität aufzutragen. Im Idealfall bei einer konstanten Empfindlichkeit ohne Totzeitverlusten ergibt sich eine Gerade. Schon Abweichungen im ‰-Bereich lassen sich darstellen.

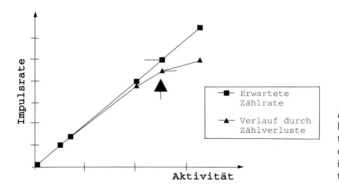

Abb. 6.12. Linearität. Darstellung der gemessenen Zählrate in Abhängigkeit von der erwarteten Zählrate. Markiert ist der Wert für einen Zählratenverlust von 10%.

---

[7] In den DIN-Normen ist diese Prüfung im Rahmen der Konstanzprüfung aufgeführt. Die Häufigkeit der Prüfung ist jedoch nicht festgelegt.

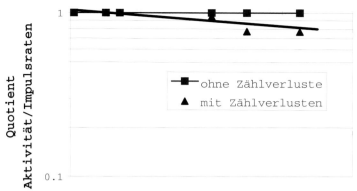

Abb. 6.13. Prüfung auf Zählverluste mit der Quotientenmethode.

Tabelle 6.11. Zeitplan vorgeschriebener Konstanzprüfungen bei nuklearmedizinischen In-vitro-Meßsystemen.

Prüfung	täglich	wöchentlich	halbjährlich
Nulleffekt und Zählausbeute	X		
Funktion von Zähler und Zeitgeber		X	
Funktion der Nuklidvorwahltasten			X
Energiekalibrierung			X
Energieauflösung			X; oder bei einer Veränderung der Gesamtverstärkung von mehr als ±20%
Zählstatistik			X

6.3.7 Prüfung auf Übersprechen bei Multidetektorzählern [8]

Bei einer ungenügenden Abschirmung der Einzeldetektoren kann die Strahlung einer Probe auf die anderen Detektoren des Meßsystems wirken. Dadurch kommt es zu einer Erhöhung des Nulleffekts in den benachbarten Detektoren. Zur Prüfung wird eine radioaktive Probe in einen bestimmten Bohrlochdetektor eingebracht. Das Übersprechen zu einem benachbarten Detektor darf nicht größer als 1% sein.

6.4 Qualitätskontrolle am Aktivimeter

Die Konstanzprüfung beinhaltet nach DIN 6852 die Messung des Nulleffektes und der Ausbeute bei den einzelnen Nuklideinstellungen sowie die Überprüfung der Linearität. Zusätzlich muß zu jedem Aktivimeter, welches für die Messung von ^{99m}Tc verwendet wird, das Zubehör für die Prüfung auf Molybdän-Durchbruch vorhanden sein (DIN 6854).

---

[9] Die Häufigkeit dieser Prüfung wird in den DIN-Normen nicht angegeben.

Tabelle 6.12. Zeitplan vorgeschriebener Qualitätskontrollen für Aktivimeter nach DIN 6852.

	täglich	wöchentlich	halbjährlich
Nulleffekt	*in einer* Nuklideinstellung	*in allen benutzten* Nuklideinstellungen	*in allen* Nuklideinstellungen
Ausbeute	*in einer* Nuklideinstellung	*in allen benutzten* Nuklideinstellungen	*in allen* Nuklideinstellungen
Linearität			*in einer* Nuklideinstellung

6.4.1 Prüfung des Nulleffektes

Unter Nulleffekt versteht man die Zählrate, die das Aktivimeter ohne Probenaktivität mißt. Sie ist sehr von den Umgebungsbedingungen abhängig. Es darf kein Patient und keine Strahlenquelle in der unmittelbaren Nähe sein. Neben gerätetechnischen Mängeln können auch Abfallbehälter oder Kontaminationen zu einem erhöhten Nulleffekt führen. Da auch der Probenhalter kontaminiert sein könnte, ist der Nulleffekt mit und ohne diesen zu messen. Nach DIN 6852 muß er mit dem Probenhalter gemessen werden. Übersteigt die Nulleffektanzeige 10% der unteren Grenze des vom Hersteller angegebenen nutzbaren Meßbereichs, so ist den Ursachen nachzugehen.

6.4.2 Ausbeute

Unter Ausbeute versteht man das Verhältnis der Aktivitätsanzeige eines Aktivimeters zur tatsächlichen Aktivität. Die Prüfung wird mit einem langlebigen Prüfstrahler, z. B. ^{137}Cs oder mit Eichlösungen der Physikalisch-Technischen Bundesanstalt in Braunschweig durchgeführt. Nach dem Einschalten ist die vom Hersteller vorgeschriebene Wartezeit zu beachten. Der Nulleffekt ist zu berücksichtigen. Der abgelesene Meßwert muß innerhalb von ±5% mit dem vom Hersteller angegebenen Sollwert für die betreffende Radionuklideinstellung übereinstimmen.

6.4.3 Linearität

Die Prüfung auf Linearität erfolgt in der Regel mit frischem Eluat eines ^{99m}Tc-Generators. Der Abfall wird über mehr als 10 Halbwertszeiten registriert. Vorgeschrieben ist die Messung im Bereich von mindestens 50% der oberen Grenze bis zur unteren Grenze des Meßbereichs. Der Aktivitätswert muß in gleichmäßigen Abständen ca. alle 3 Std. bei ^{99m}Tc abgelesen oder elektronisch registriert werden. Die Meßwerte müssen besonders im unteren Meßbereich auf Untergrund (Nulleffekt) korrigiert werden. Alle Meßwerte werden auf halblogarithmisches Papier aufgetragen. Der Abfall muß eine lineare Kurve (Gerade) ergeben. Im oberen Meßbereich kann die Kurve abknicken, wenn das Zählrohr eine Sättigung bzw. Übersteuerung des Verstärkers aufweist. Unter Berücksichtigung des Nulleffekts darf die Linearitätsabweichung 5% nicht übersteigen.

6.5 Qualitätskontrolle am ^{99}Mo/^{99m}Tc Generator

Die Qualitätskontrolle erfolgt durch den Hersteller und den Benutzer.

6.5.1 Prüfungen durch den Hersteller auf:

- ^{99m}Tc-Ausbeute,
- Radionuklidreinheit,
- radiochemische Reinheit,
- chemische Reinheit,
- pH-Wert des Eluats,
- Sterilität und Pyrogenfreiheit,
- Isotonie.

6.5.2 Prüfungen durch den Benutzer:

- visuelle Inspektion des Generators auf äußere Schäden nach der Anlieferung,
- Funktionsprüfung,
- Prüfung auf ^{99}Mo-Durchbruch.

6.5.2.1 Prüfung auf ^{99}Mo-Durchbruch

Unter „^{99}Mo-Durchbruch" versteht man den Übertritt von ^{99}Mo in das aus dem Generator gewonnene ^{99m}Tc Eluat.

Dies kann auftreten
- bei einem neu installierten Generator infolge Beschädigung des Innenbehälters,
- falls der Generator über das Verfallsdatum hinaus benutzt wird,
- gelegentlich spontan.

Die Prüfung ist für jeden neuen Generator für das erste Eluat vorgeschrieben. Es ist zu empfehlen, bei längerem Gebrauch des Generators die Prüfung auf ^{99}Mo-Durchbruch zu wiederholen. Ein Eluat darf am Menschen nur angewendet werden, wenn der Anteil an ^{99}Mo am Eluat 0,1% der ^{99m}Tc-Aktivität nicht übersteigt. Das Eluat wird zur Prüfung in einen Bleibehälter von 4–6 mm Wanddicke gebracht. Durch die Abschirmung wird die Strahlung des ^{99m}Tc nahezu vollständig absorbiert (Halbwertdicke HWD für ^{99m}Tc in Blei

4 - 6 mm Blei

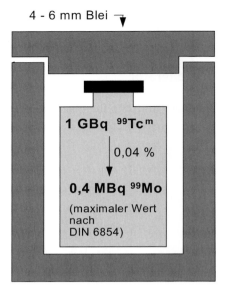

1 GBq ^{99}Tc^m

0,04 %

0,4 MBq ^{99}Mo

(maximaler Wert nach DIN 6854)

Abb. 6.14. Testverfahren auf ^{99}Mo-Durchbruch.

$D\frac{1}{2} = 0,3$ mm). Die Strahlung von ^{99}Mo kann aber wegen der höheren Energie (740, 182, 778 keV) die Bleiabschirmung durchdringen. In einem für ^{99m}Tc kalibrierten Aktivimeter darf die mit dem abgeschirmten Eluatfläschchen erzielte Anzeige nicht größer sein als 0,04% der Anzeige bei Messung des unabgeschirmten Eluats.

6.6 Qualitätskontrolle bei der Anwendung von Radiopharmaka

Die erforderliche Qualitätskontrolle ist in der Richtlinie Strahlenschutz in der Medizin dargestellt. Nach Art des radioaktiven Arzneimittels wird unterteilt in:
- gebrauchsfertige Radiopharmaka,
- Radiopharmaka, die mit Hilfe eines nach dem Arzneimittelrecht zugelassenen Markierungskits vom Anwender selbst hergestellt werden,
- sonstige Radiopharmaka, einschließlich radioaktiv markierter körpereigener Bestandteile, die vom Anwender selbst hergestellt werden.

Zu den gebrauchsfertigen Radiopharmaka gehören z. B. ^{67}Ga-Citrat, ^{201}Tl-Chlorid, ^{123}I- und ^{131}I-Iodid. Die Aufgaben des Anwenders sind:
- Prüfung der Richtigkeit der Angaben im Begleitschein und auf dem Etikett der Verpackung,
- Kontrolle der Reinheit des Radiopharmakons, falls ein sehr hoher Reinheitsgrad erforderlich ist (z. B. bei Clearancemessungen mit ^{99m}Tc-MAG$_3$ oder auch wenn Mängel bei der Anwendung auftreten,
- vor Applikation gebrauchsfertiger Radiopharmaka ist deren Aktivität zu messen.

Tabelle 6.13. Beispiele für Radiopharmaka mit besonders geringem SN(II)-Gehalt.

Radiopharmakon	Sn(II)-Gehalt [mg]
Anti-CEA-AK	0,02-0,12
DTPA	0,17-3,6
Granulozyten-AK	0,12
HIDA	0,18-0,3
HMPAO	0,076
MAA	0,07-0,18
MAG3	0,04-0,06
MIBI (Cardiolite®)	0,075
Nanocoll®	0,2

Bei unmittelbar vor der Applikation in der nuklearmedizinischen Abteilung hergestellten Arzneimitteln mittels kommerzieller Markierungsbestecke (Kits) sollten folgende Prüfungen vorgenommen werden:

- Prüfung des ^{99}Mo/Tc-Generators auf Molybdändurchbruch (siehe Kapitel 6.5.2.1),
- Prüfung auf radiochemische Reinheit, falls Unsicherheit über die Markierungsausbeute besteht.

Die radiochemische Reinheit kann beeinflußt werden durch:

- den Transport und die Lagerung,
- die In-vitro-Stabilität des Radiopharmakons,
- Oxidation von Sn(II)-Chlorid durch Luftsauerstoff während der Präparation,
- das Vorhandensein von Oxidationsmitteln im Generatoreluat,
- die Art der Präparation (Temperatur und Markierungszeit).

Bei Markierungsbestecken mit geringem Zinngehalt muß unbedingt die Möglichkeit einer Oxidation während der Präparation vermieden werden (keine Entlüftungskanüle, kein Ersteluat und kein frisches Generatoreluat verwenden). Empfehlenswert ist, zur Markierung das Zweiteluat einzusetzen, das ca. 3-4 Std. nach dem Ersteluat gewonnen werden sollte. (Unbedingt die Markierungshinweise des Herstellers beachten!)

Bei den sonstigen Radiopharmaka, die vom Anwender selbst hergestellt werden, ist der Anwender für die gesamte Qualitätssicherung verantwortlich. Diese umfaßt die Prüfung:

- der Radionuklidreinheit,
- der radiochemischen Reinheit,
- der chemischen Reinheit,
- der Sterilität und Pyrogenfreiheit,
- der Isotonie und Partikelgröße.

Allgemein müssen die Bestimmungen des Arzneimittelrechts beachtet werden.

7 In-vivo-Organuntersuchungen

H. Elser

7.1 Zentrales Nervensystem

7.1.1 Physiologie

▶ *Zerebrale Perfusion*
Die Perfusion des Gehirns unterliegt einer Autoregulation. Durchblutungsstörungen der zuführenden Gefäße führen zunächst zu einer Gefäßdilatation und zu einer passageren Erhöhung der Sauerstoffextraktionsrate. Hierdurch kann die Störung bis zu einem gewissen Ausmaß kompensiert werden. Erst wenn diese Mechanismen insuffizient werden, resultiert das klinische Bild einer Ischämie, die abhängig von der Dauer und dem Schweregrad der Perfusionsminderung mit neurologischen Symptomen einhergeht. Oft ist es schon allein durch die klinische Symptomatik des Patienten möglich, das betroffene Areal zu lokalisieren. Ein bildgebender Nachweis der Perfusionsstörung kann nuklearmedizinisch oder mit Hilfe von CT, MRT oder angiographisch erfolgen. Mit nuklearmedizinischen Methoden kann neben der Lokalisation des Befundes auch eine semiquantitative Analyse der Perfusionsstörung durchgeführt werden. Verwendet werden lipophile Substanzen z. B. ^{99m}Tc-HMPAO (Ceretec®) oder ^{99m}Tc-ECD (Neurolite®). Bei Verdacht auf globale Perfusionsstörungen z. B. bei dementiellen Erkrankungen, kann das von der Krankheit nicht betroffene Kleinhirn als Referenzregion dienen. Eine absolute Quantifizierung ist durch PET-Szintigraphie möglich. Durch Markierung von Glukose oder Fettsäuren mit Positronenstrahlern (^{11}C, ^{13}N oder ^{15}O) ist der Gehirnstoffwechsel auch quantitativ diagnostizierbar.

▶ *ZNS-Rezeptoren*
Bei bestimmten Erkrankungen z. B. Morbus Parkinson ist es möglich, mittels einer Dopamin-Rezeptorszintigraphie das Vorhandensein oder Fehlen von Rezeptoren in den Basalganglien semiquantitativ zu erfassen.

▶ *Liquorzirkulation*
Neben Perfusionsstörungen des Parenchyms ist mit Hilfe der Liquorszintigraphie die Darstellung der Liquorräume und der Liquorzirkulation möglich.

7.1.2 Gehirn-Perfusionsszintigraphie

7.1.2.1 Indikationen

- Transitorische Ischämische Attacke (TIA) und Prolongiertes Ischämisches Defizit (PRIND),
- Hirninfarkt,
- AV-Angiom,
- Hirnblutung,
- Trauma,
- Karotisstenose,
- demenzielle Erkrankungen (z. B. M. Alzheimer),
- Verdacht auf Enzephalitis,
- forensisch: Feststellung des Gehirntodes.

7.1.2.2 Radiopharmakon ^{99m}Tc-HMPAO (Ceretec®)

^{99m}Tc-HMPAO (Hexamethylpropylenaminoxim) ist eine lipophile Substanz, die passiv durch die Blut-Hirn-Schranke gelangt. In den Gehirnzellen wird sie durch Enzyme in lipophile und hydrophile Komplexe umgewandelt. Die hydrophilen Komplexe können die Blut-Hirn-Schranke nicht mehr passieren. Die lipophilen Anteile (ca. 15%) werden innerhalb der ersten 2 Minuten ausgewaschen. Die intrazerebrale Konzentration beträgt 3,5–7% der applizierten Dosis und bleibt nach der Aufnahme des Radiopharmakons über mehrere Stunden konstant. Die Ausscheidung erfolgt über den Darm und über die Nieren. Die Aktivitätsverteilung im Gehirn entspricht dem regionalen zerebralen Blutfluß. Dargestellt werden die Großhirnrinde, das Kleinhirn und teilweise auch die Basalganglien. Für die Präparation wird frisches Eluat (< 2 Std.) vorgeschrieben. Die Markierungsausbeute sollte über 90% liegen (Qua-

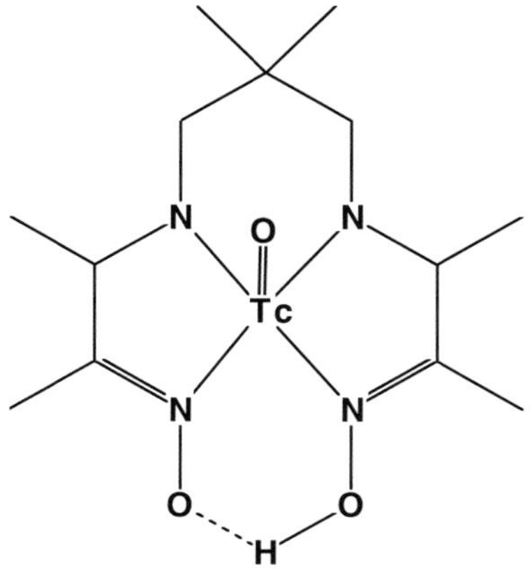

Abb. 7.1. ^{99m}Tc-HMPAO.

litätskontrolle mittels Dünnschichtchromatographie). ^{99m}Tc-HMPAO ist ein chemisch instabiles Radiopharmakon und sollte deshalb unmittelbar nach Präparation appliziert werden. Bei einer Verweildauer über 30 Min. zwischen Präparation und Injektion, nimmt der hydrophile Anteil zu, dieser kann die Blut-Hirn-Schranke nicht mehr passieren. In solchen Fällen kommt es zu einer unproportional hohen Speicherung in den Speicheldrüsen.

Technische Durchführung

▶ Kameravorbereitung
LEHR-Kollimator, SPECT-fähige Kamera.
▶ Spezielle Patientenvorbereitung
Der Patient sollte über den Untersuchungsablauf informiert werden. Es ist günstig, einen intravenösen Zugang, vor der Applikation zu schaffen und den Patienten dann für 10 min in einem vor Lärm geschützten, abgedunkelten Raum ruhen zu lassen.
▶ Applikation und Aufnahmetechnik
  • Vor Applikation sollte der Patient eine Ruhezeit von mindestens 10 min einhalten,
  • appliziert werden ca. 500 MBq ^{99m}Tc-HMPAO intravenös unmittelbar im Anschluß an die Präparation,
  • nach Applikation bleibt der Patient mindestens weitere 10 min in dem abgedunkelten Raum, um eine ausreichende und möglichst gleichmäßige Bindung des Radiopharmakons zu gewährleisten,
  • für eine stabile, korrekte Lagerung des Patienten ist ggf. eine geeignete Kopfhalterung notwendig. Für SPECT-Aufnahmen muß der Patient symmetrisch positioniert werden (Kontrolle mittels Laserstrahlenvisier). Um die Auflösung zu optimieren, sollte der Rotationsradius der Kamera möglichst minimal sein,
  • den notwendigen Zoomfaktor testen,
  • für die SPECT-Szintigraphie wird die Verwendung einer 64×64-er Matrix empfohlen. Insgesamt sollten 64 Frames über $360°$ bei einer Mindestdauer von 30 sec pro Frame akquiriert werden,
  • Überprüfung der Zählraten vor SPECT-Beginn; gefordert werden 25000–30000 Counts pro Projektion, ggf. muß die Akquisitionszeit verlängert werden.
▶ Auswertung
  • Die SPECT-Daten werden auf ihre Vollständigkeit und auf Bewegungsartefakte des Patienten im CINE-Modus der Kamera oder durch Darstellung eines Sinogramms untersucht,
  • es werden die transversalen, koronalen und sagittalen Schnitte mit Semiquantifizierung rekonstruiert,
  • die rekonstruierten Schnittbilder werden an der Orbito-Meatalebene ausgerichtet,

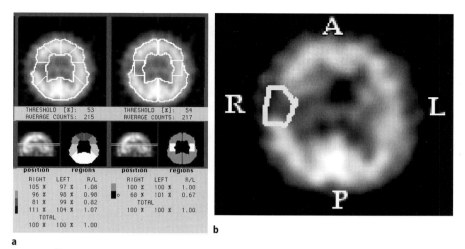

Abb. 7.2. ^{99m}Tc-HMPAO-SPECT des Gehirns: Semiquantitative Analyse eines AV-Angioms mittels region of interests. a) Transversale und koronare Schnitte, b) Minderspeicherung im zentralen Bereich des AV-Angioms re. parietal.

- Schwächungskorrektur und Filterung sind abhängig von der Aktivität und vom Kamerasystem und sollten durch Phantommessungen überprüft werden,
- unterschiedliche Farbskalen können falsch positive oder falsch negative Befunde vortäuschen.

Ergebnisse

▶ Normalbefund
Die Traceranreicherung ist in der grauen Substanz (Hirnrinde) höher als in der weißen Substanz (Leitungsbahnen). Die Aktivitätsverteilung korreliert mit der regionalen zerebralen Durchblutung und der zerebralen Funktion. Je nach Funktion können seitenbetonte Mehranreicherungen durch bestimmte Tätigkeiten, z. B. Sprache, Rechnen provoziert werden. Ein Perfusionsunterschied von mehr als 8% zur gesunden Gegenseite gilt als signifikant.

▶ Zerebrale Durchblutungsstörungen
- Bei TIA (= Transitorisch-ischämische Attacke) und PRIND (= Prolongiertes neurologisches Defizit) findet sich im Akutstadium eine Minderanreicherung im betroffenen Areal, im Verlauf kommt es zu einer Normalisierung. Beim Ischämischen Infarkt zeigt sich im betroffenen Areal ein Perfusionsausfall, am Randgebiet häufig eine Luxusperfusion. Im Vergleich zu CT und MRT ist die räumliche Ausdehnung des Infarktareals im SPECT häufig größer dargestellt. Dies wird bedingt durch eine Randischämie und eine Deaktivierung der Gehirnfunktion

erklärt. Ein Sonderfall ist die *gekreuzte zerebellare Diaschisis*. Durch
Schädigung von Hirnrindenarealen kann durch eine Deaktivierung
funktionell abhängiger Areale im kontralateralen Kleinhirn eine Minderperfusion verursacht werden.

▶ Epilepsie
Während des Anfalls kommt es zu einer Hyperperfusion im betroffenen
Areal, im anfallsfreien Zustand dagegen zu einer Minderperfusion.

▶ Hirntod
Das Gehirn zeigt eine global fehlende Anreicherung.

▶ Hirntumor
Es kommt nahezu immer zu einer Minderperfusion (unspezifisch).

▶ Dementielle Erkrankungen
  ● Morbus Alzheimer:
    In Abhängigkeit vom Stadium der Erkrankung können Minderperfu-
    sionen im frontalen, parietalen und temporalen Cortex beobachtet
    werden.
  ● Morbus Pick:
    Eine fokale Minderperfusion ist am häufigsten in den frontalen und
    temporalen Gehirnabschnitten zu erkennen.

▶ Zerebrale Blutungen (subdurales, epidurales Hämatom)
  zeigen in der Regel eine Minderanreicherung, im Akutstadium sollte besser ein CT oder MRT durchgeführt werden.

7.1.2.3 Radiopharmakon ^{99m}Tc-ECD (Neurolite®)

Die chemische Bezeichnung von ECD ist ^{99m}Tc-N,N′-(1,2-Ethandiyl)bis-L-Cy-
stein-di-Ethyl-Ester-di-Hydrochlorid. Im Vergleich zu HMPAO ist sie stabiler
und kann bis zu 8 Stunden nach Präparation injiziert werden. Bei der Präparation wird frisches Eluat (< 2 Std.) vorgeschrieben. Es soll nur hochreines
ECD verwendet werden (> 90%). Vor Applikation ist daher unbedingt eine
Qualitätskontrolle mittels Dünnschichtchromatographie durchzuführen. Das
Radiopharmakon wird innerhalb der ersten Stunde in das Gehirn eingelagert.
Der normale Uptake im Gehirn beträgt 6,5±1,9% und bleibt bis zu 6 Stunden nach der Applikation konstant. Die Blutclearance ist sehr schnell, nach
5 min sind weniger als 10% der Aktivität im Blut nachweisbar. Das Radio-

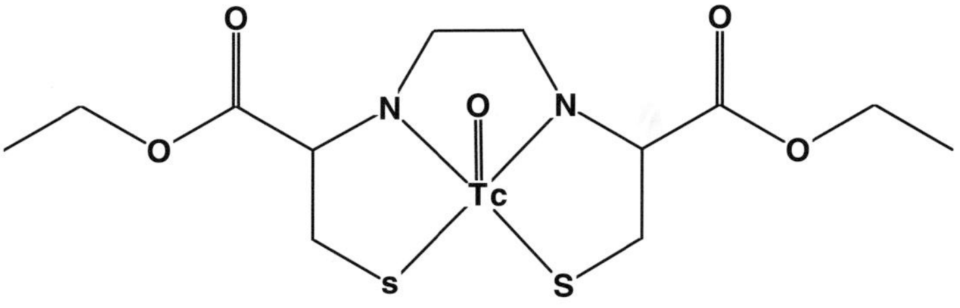

Abb. 7.3. ^{99m}Tc-ECD.

pharmakon wird überwiegend über die Nieren ausgeschieden. Die Aktivitätsverteilung entspricht dem regionalen zerebralen Blutfluß.
Die Indikationen zur Anwendung von ECD sind identisch mit HMPAO.

Technische Durchführung

▶ Kameravorbereitung
  LEHR-Kollimator, SPECT-fähige Kamera.
▶ Spezielle Patientenvorbereitung
  Legen eines intravenösen Zugangs, 10 min Ruhezeit vor Applikation in
  einem ruhigen abgedunkelten Raum.
▶ Applikation und Aufnahmetechnik
  10 min Ruhezeit des Patienten vor Applikation in einem abgedunkelten
  Raum,
  • Applikation von 500–740 MBq ^{99m}Tc-ECD (Neurolite®) intravenös,
  • Nach Injektion bleibt der Patient für mindestens 60 min in dem abge-
    dunkelten Raum während das Radiopharmakon sich anreichert,
  • Beginn der SPECT-Aufnahmen 1 Std. nach Applikation, Durchführung
    wie bei HMPAO.
▶ Auswertung
  Wie bei HMPAO.

Ergebnisse

Die bisher vorliegenden Untersuchungen mit Tc-Neurolite® zeigen mit Tc-
Ceretec® vergleichbare Ergebnisse. Im Unterschied zu HMPAO fehlt aber die
Hxperperfusion am Infarktrand.

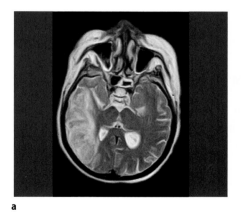
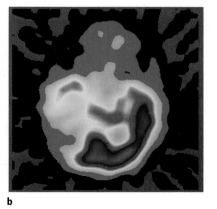

a   b

Abb. 7.4. Rechtshirniger A. media-Infarkt mit Hemiparese links. a) MRT (Signalanhebung im T2-gewichteten
Bild (links), b) ECD-SPECT mit Minderperfusion rechts in der Peripherie (rechts).

7.1.3 Gehirn-Rezeptorszintigraphie

In den letzten Jahren gewinnt die bildgebende Darstellung von Neurorezeptoren des Gehirn zunehmend an Bedeutung. Bei bestimmten Erkrankungen z. B. M. Parkinson ist es möglich, das Vorhandensein oder Fehlen von Rezeptoren an den Basalganglien zu erfassen. Die Szintigraphie wird deshalb zur Differentialdiagnose von neurogenen Erkrankungen und zum therapeutischen Monitoring eingesetzt. Einen Überblick über die bisherigen Möglichkeiten spezieller Neurorezeptordarstellungen gibt Tabelle 7.1.

Tabelle 7.1. Neurorezeptoren und spezifische Radiopharmaka zur Neurorezeptorszintigraphie

Rezeptor	Untersuchung	Erkrankung
Dopamin-D_2 u. D_3	^{11}C-Raclopride (PET)	M. Parkinson, extrapyramidale Erkrankungen
Dopamin-D_2	^{123}I-IBZM (SPECT)	M. Parkinson, extrapyramidale Erkrankungen
Acetylcholin	^{123}I-QNB (3-Quinuclinidyl-4-iodobenzilat) (SPECT)	M. Alzheimer
Serotonin	^{123}I-Ketanserin (SPECT)	Schizophrenie, Zwangserkrankungen
Opiate	^{11}C-Carfentanil u. ^{11}C-Diprenorphine (PET)	Suchterkrankungen
Benzodiazepine	^{123}I-Jomazenil (SPECT), ^{11}C-Flumazenil (PET)	Schizophrenie, Angstzustände, Depressionen

7.1.4 Liquorszintigraphie

7.1.4.1 Indikationen

• Zentralvenöses Trauma mit Verdacht auf Liquorrhoe,
• Liquorabflußstörungen,
• Shunt-Kontrolle,
• normal pressure Hydrozephalus,
• dilatierte Ventrikelräume.

7.1.4.2 Radiopharmakon ^{111}In-Ca^{2+}-DTPA

Diethylentriaminpentaessigsäure unter Zugabe von Ca^{2+}-Ionen, damit das Ca^{2+} im Liquor durch DTPA nicht gebunden wird, um eine Krampfneigung zu vermeiden.

Technische Durchführung

▶ Kameravorbereitung
  Medium-Energy-Kollimator

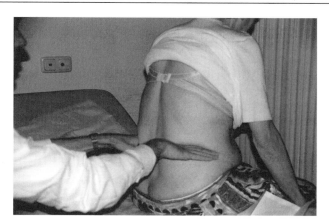

Abb. 7.5. Positionierung des Patienten zur Lumbalpunktion.

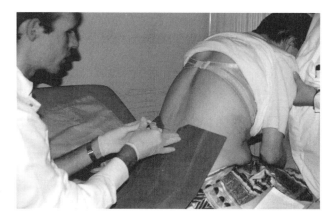

Abb. 7.6. Durchführung einer Lumbalpunktion.

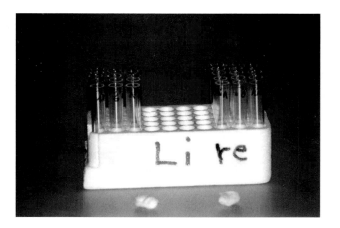

Abb. 7.7. Wattetupfer zur Messung von Nasensekret bei Verdacht auf Liquorrhoe.

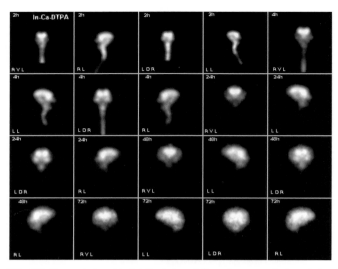

Abb. 7.8. Liquorszintigraphie bei Verdacht auf Normal pressure Hydrozephalus. Erkennbar sind stark erweiterte Ventrikelräume mit verspäteter Darstellung des Subarachnoidalraums (hier 72 h, normal 24 h) und zusätzlichem Reflux in die Seitenventrikel.

▶ Spezielle Patientenvorbereitung
Lumbale oder subokzipitale Punktion (vgl. Abb. 7.6)
▶ Applikation und Aufnahmetechnik
• Intrathekale Applikation von 74 MBq ^{111}In-Ca^{2+}-DTPA,
• planare Aufnahmen nach 2, 6, 24 und 48h nach Injektion,
• zum Nachweis einer Liquorrhoe Einlegen von Nasentupfern in bestimmten Zeitabständen (wichtig: Notieren von rechts und links sowie der Einlegezeit).
▶ Auswertung
Visuell.

Ergebnisse

▶ Normalbefund
Nach Applikation des Radiopharmakons kommt es zu einer gleichmäßigen Verteilung im Spinalkanal und den basalen Zisternen und zu einem physiologischen Übertritt in den Subarachnoidalraum mit einheitlicher Verteilung.
▶ Pathologischer Befund
• Suche nach Reflux in die Seitenventrikel (Flußumkehr),
• fehlende oder asymmetrische Darstellung des Subarachnoidalraums z. B. nach Subarachnoidalblutungen,
• Austritt von Liquor über Nasensekret (Liquorrhoe z. B. nach Trauma). Messung mittels Wattetupfer, die anschließend in einem Bohrlochzäh-

ler gemessen werden. Damit lassen sich auch kleinste Liquorrhoen nachweisen.

7.2 Schilddrüse

7.2.1 Anatomische Lage und Physiologie

Die Schilddrüse besteht aus zwei Lappen, welche über eine schmale Parenchymbrücke (=Isthmus) miteinander verbunden sind. Sie liegt unterhalb des Kehlkopfs unmittelbar vor und neben der Trachea. Die Schilddrüse wird in der 3. Entwicklungswoche in Höhe des foramen caecum aus Entoderm angelegt und wandert über die Zungengegend in die spätere prätracheale Lage, diese wird ca. in der 7. Schwangerschaftswoche erreicht. Entlang dieses Dezensus können Schilddrüsenreste verbleiben, man spricht von dystopen Schilddrüsenresten.

Mögliche Dystopien bei der Schilddrüsenanlage:
- Zungengrund,
- zusätzlicher Schilddrüsenlappen (Lobus pyramidalis),
- intrathorakal.

Die Schilddrüse nimmt Jod aus der Blutbahn gegen ein Konzentrationsgefälle auf. In den Schilddrüsenzellen (Thyreozyten) wird Jodid zu Jod oxidiert (Jodination) und an Thyrosinreste von Thyreoglobulin eingebaut (Jodisation). Dieser Vorgang wird durch ein Enzym, die Schilddrüsenperoxidase (TPO) beschleunigt. Das jodierte Thyreoglobulin wird in die Schilddrüsenfollikel abgegeben (Exozytose). Dort entsteht mittels TPO als Katalysator aus Monojodthyrosin (MIT) und Dijodthyrosin (DIT) Trijodthyronin (Liothyronin $= T_3$) und Tetrajodthyronin (Levothyroxin $= T_4$) (Kopplungsreaktion). Abhängig vom Hormonbedarf und gesteuert durch das Hypophysenhormon TSH, wird das in den Schilddrüsenfollikeln gespeicherte T_3 und T_4 wieder in die Thyreozyten aufgenommen (Endozytose) und nach Abspaltung des Thyreoglobulins (Proteolyse) in die Blutbahn abgegeben (Sekretion).

7.2.1.1 Wirkung der Schilddrüsenhormone

▶ Eiweißstoffwechsel
  - in physiologischen Konzentration anabol, bei Überfunktion katabole Wirkung.
▶ Kohlenhydratstoffwechsel
  - beschleunigen die Kohlenhydratresorption im Dünndarm,
  - erhöhen die Gluconeogenese,
  - aktivieren die Glykogensynthese und Glykogenolyse,
  - steigern den Kohlenhydratabbau.

SD-Jodstoffwechsel

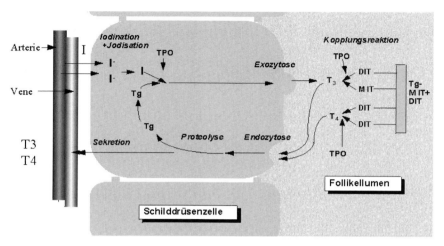

Abb. 7.9. Schematische Darstellung des Jodstoffwechsels der Schilddrüsen (nach Pfannenstiel P, Sailer B, in Schilddrüsenkrankheiten – Diagnose u. Therapie, Berliner Medizinische Verlagsanstalt).

► Fettstoffwechsel
  • mobilisieren die Speicherfette.
► Knochenstoffwechsel
  • aktivieren die Osteoblasten und Osteoklasten und erhöhen indirekt den Ca^{2+}-Spiegel im Blut.
► Nervenstoffwechsel
  • sind bedeutsam für die Reifung des Gehirns,
  • erhalten die Gehirnleistung bei Erwachsenen,
  • wirken auf das neurofibromuskuläre Reizleitungssystem (Sehnenreflexe),
  • erhöhen das Herzschlagvolumen und die Herzfrequenz,
► Sonstiges
  • beeinflussen die Gonadenfunktion und die Erythropoese.

7.2.1.2 Das Glykoprotein Thyreoglobulin, Tg

• dient der Synthese und Speicherung von Schilddrüsenhormon,
• chemisch ist es ein Glykoprotein, welches von den Thyreozyten synthetisiert wird,
• klinisch ist es bedeutsam als Tumormarker für die Nachsorge differenzierter Schilddrüsenkarzinome nach totaler Thyreoidektomie (papilläre, follikuläre und onkozytäre Karzinome),

- es ist *nicht geeignet* zur Nachsorge des medullären Schilddrüsenkarzinoms (Tumormarker hierfür ist Kalzitonin).

7.2.1.3 Der Schilddrüsenregelkreis

Die Schilddrüse wird zentral durch den Hypothalamus und die Hypophyse gesteuert. Abhängig von der Konzentration der freien Schilddrüsenhormone im Serum erfolgt die Abgabe von Thyreoidea stimulierendem Hormon (TSH) im Hypophysenvorderlappen und von Thyreotropin releasing hormon (TRH) im Hypothalamus. TSH steuert die Jodidaufnahme, die Thyreoglobulinproduktion sowie den Aufbau und die Freisetzung von T_3 und T_4 in den Schilddrüsenzellen. Neben der Steuerung durch TSH wird der Jodstoffwechsel der

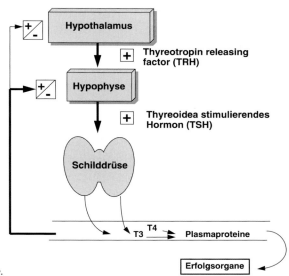

Abb. 7.10. Regelkreis der Schilddrüse.

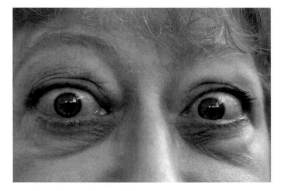

Abb. 7.11. Endokrine Orbitopathie bei M. Basedow.

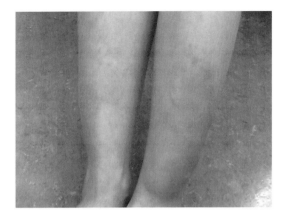

Abb. 7.12. Myxödem bei M. Basedow.

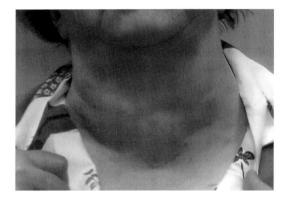

Abb. 7.13. Struma multinodosa retrosternal eintauchend (III).

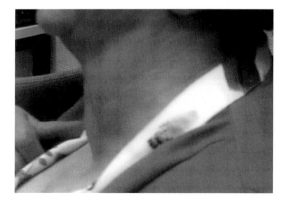

Abb. 7.14. Struma multinodosa (seitlich).

Schilddrüse auch durch eine TSH-unabhängige Autoregulation gesteuert. Diese sichert die normale Hormonproduktion bei unterschiedlichem Jodangebot. Sehr hohe Jodmengen hemmen die Jodisation (= *Wolff-Chaikoff-Effekt*). Dieser wird klinisch zur Operation von hyperthyreoten Patienten eingesetzt (*Plummerung bei M. Basedow*).

Die Schilddrüsenhormone werden im Serum zu über 99% an spezielle Transportproteine gebunden. Die Proteinbindung verhindert eine rasche Ausscheidung und inaktiviert die Schilddrüsenhormone. Die biologische Halbwertszeit von T_4 beträgt ca. 8 Tage (190 h), die biologische Halbwertszeit von T_3 nur 19 h wegen der 10-fach geringeren Bindungsaffinität von T_3 zu den Plasmaproteinen. Die Schilddrüse sezerniert täglich ca. 100 µg T_4 und nur in geringem Umfang auch T_3. Dieses entsteht überwiegend in der Leber durch Dejodierung aus T_4 (ca. 30 µg p.T). Zusätzlich entsteht bei der Dejodierung auch sogenanntes reverses T_3 (rT_3), welches als Isomer zu T_3 biologisch inaktiv ist. Das freie T_3 gilt somit als das eigentlich wirksame Schilddrüsenhormon. T_4 und rT_3 sind Speicherhormone.

Der Gesamthormongehalt wird beeinflußt durch angeborene oder medikamentös bedingte unterschiedliche Mengen an Bindungsproteinen im Plasma. Die Plasmaproteine sind erhöht bei Einnahme von Antikonzeptiva (Östrogenen), bei Gravidität und familiärer Hyperthyroxinämie. Entsprechend kommt es zu einer Verminderung der Plasmabindungsproteine bei Malabsorptionssyndrom, terminaler Niereninsuffizienz, dekompensierter Leberzirrhose oder schweren katabolen Erkrankungen.

7.2.2 Quantitative Schilddrüsenszintigraphie

7.2.2.1 Radiopharmakon: ^{99m}Tc-PTT, ^{123}I

Als Radiopharmakon für die Szintigraphie wird heute nahezu ausschließlich ^{99m}Tc-Pertechnetat (PTT) eingesetzt. Nur in Ausnahmefällen, z. B. zum Nachweis von dystop gelegenem Schilddrüsengewebe oder bei schlechter Speicherung im ^{99m}Tc-Szintigramm, verwendet man ^{123}I zur funktionellen Diagnostik der Schilddrüse.

Die Technik beruht darauf, daß ^{99m}Tc-PTT ähnlich wie Jod nur in funktionell aktives Schilddrüsengewebe aufgenommen wird. Im Gegensatz zu Jod wird Technetium nicht von der Schilddrüse verstoffwechselt. Das Maximum der Aufnahme wird innerhalb der ersten 20–30 min nach Applikation von ^{99m}Tc-PTT erreicht. Während dieser Zeit korreliert die Aufnahmegeschwindigkeit von ^{99m}Tc-PTT mit der Jodidaufnahme der Schilddrüse. Dadurch kann auf die Jodavidität der Schilddrüse geschlossen werden. Das Ausmaß der Speicherung ist vom Jodangebot der Nahrung abhängig und somit regional oft unterschiedlich. In der Regel beträgt die normale Speicherung von Technetium nur zwischen 2 und 5%, im Gegensatz zu Jod, das innerhalb von 24 h zu 50–70% aufgenommen wird.

Tabelle 7.2. Übersicht, altersabhängige und altersunabhängige Indikationen zur Schilddrüsenszintigraphie und verwendete Radionuklide.

Alter	Indikation	Nuklid
Kleinkind Jugendliche	• Nachweis u. Lokalisation v. dystopem SD-Gewebe. • Plötzlich aufgetretener schnell wachsender Knoten, Malignomausschluß, • tastbare und sonographisch auffällige Knoten, • bei Karzinomverdacht.	^{123}I ^{99m}Tc
Erwachsene	• Nachweis der funktionellen Autonomie, ggf. mit Suppressionsszintigraphie, • Abgrenzung der Autonomie zu anderen Hyperthyreoseformen, • tastbare und sonographisch auffällige Knoten, • bei Malignomverdacht, • nach Strumaresektion, zum Nachweis der funktionellen Aktivität des Restschilddrüsengewebes, • Abschätzung des autonomen Volumens für die Radiojod-Therapieplanung, • Darstellung des Therapieeffekts nach einer Radiojodtherapie bei Hyperthyreose mit Suppressionsszintigraphie.	^{99m}Tc, ^{123}I
Altersunabhängig (Nachsorge von differenzierten Schilddrüsenkarzinomen)	• Nachweis und Ausschluß von Schilddrüsenrestgewebe, Lokalrezidiven od. Metastasen bei differenzierten Schilddrüsenkarzinomen, • Abschätzung des Speicherverhaltens von Metastasen zur Therapieplanung (Op, ext. Radiatio oder RJT).	^{131}I, ^{99m}Tc-MIBI, ^{201}Tl, ^{131}I

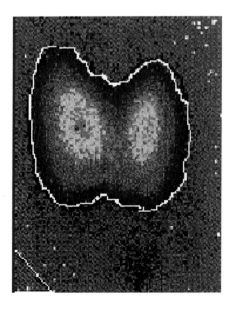

Abb. 7.15. Quantitative Schilddrüsenszintigraphie-ROI-Technik.

7.2.2.2 Indikationen

**Technische Durchführung
der quantitativen Schilddrüsenszintigraphie**

▶ Kameravorbereitung
LEHR-Kollimator, Kamera mit angeschlossenem Rechnersystem.

▶ Spezielle Patientenvorbereitung
keine.

▶ Applikation und Aufnahmetechnik
  • Vor der Schilddrüsenszintigraphie ist eine ausführliche Anamnese, eine genaue Inspektion und Palpation der Schilddrüse durchzuführen,
  • die Messung der Aktivität in der Spritze erfolgt *unmittelbar vor Applikation,*

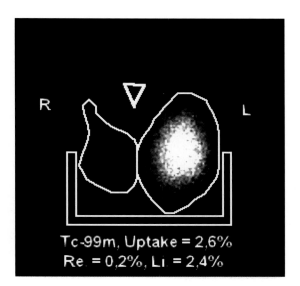

Abb. 7.16. Quantitative Schilddrüsenszintigraphie bei autonomem Schilddrüsenadenom im linken Schilddrüsenlappen.

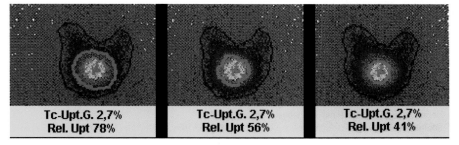

Abb. 7.17. ROI-Fehlerquellen. Abhängigkeit des relativen Knoten-Uptakes von der Größe der eingezeichneten Region. Zur Vermeidung dieser Fehlerquelle sollten immer die gleichen Farbabstufungen verwendet werden.

- Applikation von 50-80 MBq ^{99m}Tc-Pertechnetat i.v.,
- Rückmessung der Restaktivität in der Spritze nach Applikation,
- planares Szintigramm 15-20 min nach Applikation, bei ^{123}I erfolgt die Aufnahme frühestens ca. 5 h, besser 24 h nach Applikation,
- Kontrolle des Injektionsorts hinsichtlich einer paravenösen Applikation,
- Start der planaren Aufnahme 15–20 min nach Applikation, Aufnahme nach Zeit (8 min),
- Markierung von anatomischen Bezugspunkten, z. B. Schildknorpel, Clavicula, Sternum und von palpablen oder sonographisch auffälligen Knoten.

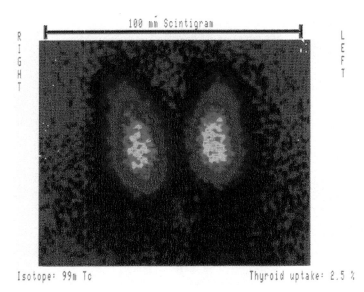

Abb. 7.18. Schilddrüsenszintigrapie mit ^{99m}Tc-PTT, Euthyreose, unauffälliger Befund.

Tabelle 7.3. Normalwerte des Tc-Uptakes der Schilddrüse in Abhängigkeit von der Stoffwechselsituation und von der Jodversorgung (nach Schicha 1991: Kompendium der Nuklearmedizin, Schattauer-Verlag).

	Tc-Uptake TSH > 0,1	Tc-Uptake TSH < 0,01
Normal große Schilddrüse, kein Jodmangel	0,5–2 %	< 0,5 %
Normal große Schilddrüse mit Jodmangel	≤ 5%	< 2%
Struma mit Autonomie	selten > 10%	1–10%
M. Basedow	i.d.R. > 10%	> 10%

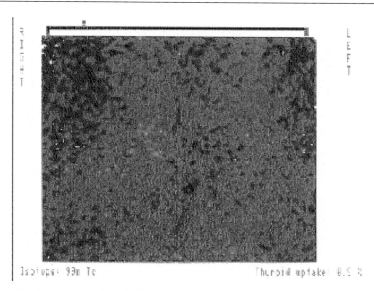

Abb. 7.19. Struma multinodosa, stark reduzierter ^{99m}Tc-Uptake nach Kontrastmittel CT.

▶ Auswertung
- Es wird jeweils eine Region of Interest (ROI) über der Schilddrüse und einer Untergrund-ROI kaudal der Schilddrüse gezeichnet.
- Berechnung des ^{99m}Tc-Uptakes der Schilddrüse.

$$\text{Tc} - \text{Upt.}[\%] = \frac{\text{Schilddrüsenaktivität} - \text{Untergrundaktivität}}{\text{Nettoaktivität der Spritze}}$$

- Darstellung des Szintigramms nach Möglichkeit im 1:1-Verhältnis zur Schilddrüse,
- Dokumentation von tastbaren oder sonographisch auffälligen Befunden im Szintigramm, sollte anschließend in derselben Position eine Sonographie der Schilddrüse erfolgen. Bei suspekten Befunden kann in gleicher Position eine Punktion durchgeführt werden.

Ergebnisse

▶ Normalbefund
Die Aktivität ist homogen auf beide Schilddrüsenlappen verteilt, heiße (mehrspeichernde) oder kalte (minderspeichernde) Areale stellen sich nicht dar. Der thyreoidale Tc-Uptake liegt im Normbereich.

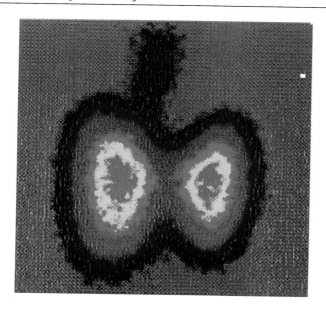

Abb. 7.20. M. Basedow, der
^{99m}Tc-Uptake ist infolge Auto-
antikörpern stark erhöht.

> **Merke:** Ohne Kenntnisse der Anamnese, des Tastbefundes, der Sonogra-
> phie und der Laborwerte ist die korrekte Interpretation des Schilddrüsen-
> szintigramms unmöglich! Bei szintigraphisch kalten Knoten sollte
> zusätzlich zur Sonographie eine Punktion erfolgen.

► Der Schilddrüsenuptake
  Der errechnete thyreoidale Tc-Uptake ist abhängig vom Ausmaß der en-
  dogenen Stimulation durch das basale TSH und zusätzlich über die Autoregulation der Schilddrüse von der Jodversorgung.

Der Schilddrüsen-Uptake ist vermindert
► nach Jodexposition,
  • überwiegend durch Röntgenkontrastmittel, z. B. CT, Urographie oder
    jodhaltige Medikamente z. B. Cordarex® oder
  • durch jodhaltige Hautdesinfektionsmittel bei Operationen z. B. Brau-
    novidon®.
► nach thyreosuppressiver Behandlung,
  • Einnahme von Levothyroxin (T$_4$), oder
  • durch Liothyronin (T$_3$)-Gabe,
► nach Schilddrüsenblockade mit Na-Perchlorat (Irenat®),
► im Verlauf bestimmter Erkrankungen
  • z. B. Thyreoiditis (de Quervain, Hashimoto),
  • bei Hypothyreose nach Radiojodtherapie oder Operation.

Der Schilddrüsen-Uptake ist erhöht bei
► Hyperthyreose,
► Jodmangel (gesteigerte Jodavidität),
► als „Rebound-Effekt" nach Absetzen von Thyreostatika z. B. Carbimazol.

7.2.2.3 Als Suppressionsszintigramm

Als Suppressionsszintigramm bezeichnet man ein Szintigramm bei blockiertem Regelkreis ($TSH_b < 0,01$). Es ist die empfindlichste Methode zum Nachweis einer funktionellen Autonomie.

Anhand des regionalen und globalen Speicherverhaltens ist es möglich, das gesunde Schilddrüsengewebe vom autonomen Schilddrüsengewebe abzugrenzen. Im Gegensatz zum autonomen Schilddrüsengewebe ist das gesunde Schilddrüsengewebe supprimierbar, d. h. die Jodid- oder Tc-Aufnahme nimmt unter Suppressionsbedingungen im gesunden Gewebe ab. Der Tc-Uptake unter Suppressionsbedingungen gibt Hinweise hinsichtlich der funktionellen Relevanz und Therapiebedürftigkeit einer Autonomie.

Das Ausmaß der Suppression ist abhängig von der Art, der Dauer u. von der Höhe der suppressiven Therapie.

Übliche Verfahren zur Vorbereitung eines Suppressionsszintigramms sind
• 75 µg/d Levothyroxin (T_4) über 2 Wochen und anschließend 150µg/d über weitere 2 Wochen, oder
• 60–100 µg Liothyronin/d über 8–10 Tage, oder
• einmalige Gabe von 3 mg Levothyroxin (T_4) 5–7 Tage vor der Untersuchung.

Ergebnisse der quantitativen Schilddrüsenszintigraphie

Tabelle 7.4. Typische Befunde der quantitativen Schilddrüsenszintigraphie.

Diagnose	Tc-Uptake	Nuklidverteilung
Funktionelle Autonomie	±, ↑	fokal oder diffus
Hashimoto	↓	diffus
Jodkontamination	↓	diffus
M. Basedow	↑↑↑	diffus
Subakute Thyreoiditis	↓	im betroffenen Areal vermindert
Suppressive Therapie ohne Autonomie	↓	diffus
TSH produzierendes Adenom der Hypophyse	↑↑↑	diffus

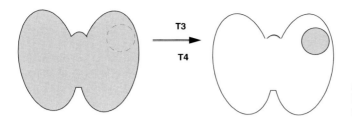

Abb. 7.21. Schematische Darstellung der Schilddrüsensuppression.

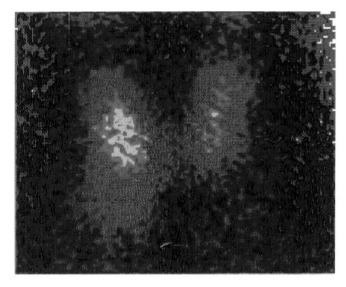

Abb. 7.22. Nativszintigraphie.

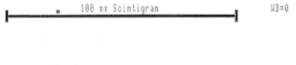

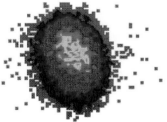

Abb. 7.23. Suppressionsszintigraphie.

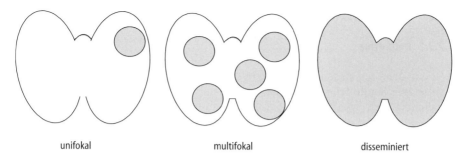

unifokal   multifokal   disseminiert

Abb. 7.24. Erscheinungsformen der funktionellen Autonomie.

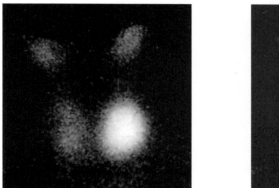 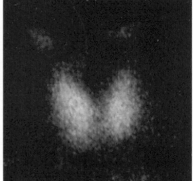

Abb. 7.25. Schilddrüsenszintigraphie vor (links) und nach (rechts) Radiojodtherapie einer unifokalen Autonomie im linken Schilddrüsenlappen.

7.2.2.4 Die Differentialdiagnose des „kalten Knotens"

Die Differentialdiagnose des szintigraphisch kalten Knotens erfolgt sonographisch und mittels Punktionszytologie. Die Mehrzahl der kalten Knoten sind benigne (Tabelle 7.5). Ab einer Knotengröße von ca. 0,8–1 cm ist zur Beurteilbarkeit des Speicherverhaltens eine Szintigraphie zu empfehlen. Bei echoarmen und szintigraphisch kalten Knoten sollte zusätzlich eine Punktion erfolgen, da die Dignität eines Knotens letztendlich nur mittels Cytologie bzw. Histologie beurteilt werden kann.

Verlaufskontrolle von Schilddrüsentumoren
Da die Nachsorge von differenzierten Schilddrüsentumoren in der Nuklearmedizin eine bedeutende Rolle einnimmt, sollen hier die wichtigsten Verfahren zur Rezidiv- und Metastasensuche vorgestellt werden.

7.2.3 ^{131}J-Ganzkörperszintigraphie

7.2.3.1 Indikation

- dient der Metastasen- und Rezidivsuche differenzierter, papillärer und follikulärer Schilddrüsentumoren,
- reichert sich spezifisch in Schilddrüsenrestgewebe nach Thyreoidektomie an,

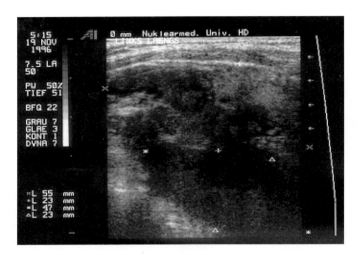

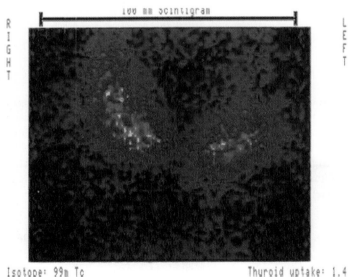

Abb. 7.26. Szintigraphisch kalter Knoten im linken Oberpol. Sonographisch echoarm/echokomplex, histologisch follikuläres Schilddrüsenkarzinom.

Tabelle 7.5. Die Differentialdiagnose des szintigraphisch „kalten Knotens".

Diagnose	Sonographischer Befund	Punktion
Zysten	Echofrei bis echoarm mit dorsaler Schallverstärkung	bei Verdacht auf Malignität oder zur Entlastung bei subj. Beschwerden
Regressiv veränderte Knoten	Echoreich bis echonormal, keine dorsale Schallverstärkung	nur bei Wachstum
Entzündungen	Echoarm diffus oder lokal	i.d. Regel nicht notwendig
Follikuläre Adenome	Echoarmer bis echonormaler Knoten mit echoarmen Randsaum	nur bei Wachstum
SD-Tumor oder Metastasen	Echoarmer Knoten z.T. unregelmäßig begrenzt	zur Gewinnung von Cytologie

- Hypothyreose hierzu erforderlich (TSH > 30IE),
- wird mindestens einmal nach erfolgreicher Radiojodtherapie durchgeführt, bei Risikopatienten häufiger.

Technische Durchführung

▶ Patientenvorbereitung
Voraussetzung für eine gute Speicherung des Radiojods in Metastasen und im Restschilddrüsengewebe ist ein möglichst hohes endogenes TSH_b (> 30 IE). Deshalb muß eine Schilddrüsensubstitution ausreichend lange vor der geplanten stationären ^{131}J-Ganzkörperszintigraphie abgesetzt werden.

▶ Empfehlung zum Absetzen der Schilddrüsenmedikation vor der ^{131}J-Ganzkörperszintigraphie (Absatzschema)
- 6 Wochen vor der stationären Aufnahme substitutive und suppressive Schilddrüsentherapie mit Levothyroxin (T_4) absetzen,
- dafür bis 2 Wochen vor der Szintigraphie Liothyronin (T_3) 3 × 20 µg/d (2-1-0),
- die letzten 2 Wochen vor der stationären Aufnahme keine SD-Medikamente.

▶ Kameravorbereitung
Hochenergie-Kollimator.

▶ Applikation und Aufnahmetechnik
Appliziert werden 300-500 MBq trägerfreies ^{131}J i.v. oder oral. Wegen der Strahlendosis ist ein stationärer Aufenthalt auf einer speziellen Radiojodstation erforderlich. Ganzkörper- u. Teilkörperaufnahmen werden 48 u. 72 Std. nach Applikation angefertigt. Geringspeichernde Befunde sind manchmal erst nach 4-5 Tagen mit höheren Radiojodgaben darstellbar, deshalb ist es sinnvoll, nach 4-5 Tagen eine zusätzliche Ganzkörper- oder Teilkörperaufnahme durchzuführen.

Ergebnisse

▶ Normalbefund
Im [131]J-Szintigramm findet sich eine physiologische Anreicherung in der Leber und dem Darm, den Nieren, der Harnblase, dem Magen sowie in den Speichel- und Schweißdrüsen und im Nasensekret.

▶ Artefakte
• durch Taschentücher in den Hosentaschen kann ggf. eine Metastase des Oberschenkelhalses vorgetäuscht werden.
• Kontaminationen der Haut können Metastasen vortäuschen.

▶ Metastasen gut differenzierter Thyreozytenkarzinome stellen sich im [131]J-Szintigramm in der Regel positiv dar. Ausnahmen sind Metastasen der onkozytären Karzinome, diese nehmen kein Jod auf.

7.2.3.2 ^{99m}Tc-MIBI (Methoxy-isobutyl-isonitril)

▶ ist neben der Rezidiv- und Metastasensuche von differenzierten jodspeichernden Tumoren auch für nicht jodspeichernde Tumoren (onkozytäres Karzinom) und für medulläre Schilddrüsentumoren geeignet,

▶ die Anreicherung ist unspezifisch und hängt von der Perfusion und der Anzahl an Mitochondrien im Tumorgewebe ab.

Technische Durchführung

▶ Patientenvorbereitung
keine, ein Absetzen der Schilddrüsenmedikation ist nicht erforderlich!

▶ Kameravorbereitung
LEAP-Kollimator.

▶ Applikation und Aufnahmetechnik
Appliziert werden 400-600 MBq ^{99m}Tc-MIBI i.v. in eine Fußvene[1], anschließend werden dynamische Sequenzaufnahmen von 1–10 min p.i. sowie Ganzkörperaufnahmen und ggf. SPECT-Aufnahmen angefertigt.

Ergebnisse

▶ Normalbefund
Eine physiologische Aufnahme des Tracers findet man in der Leber, den Nieren, dem Darm, dem Myokard und in den Speicheldrüsen.

---

[1] Die Persistenz des Radiopharmakons in den Gefäßen kann sonst im supraclaviculären Bereich zu Fehldiagnosen führen.

131-Iod

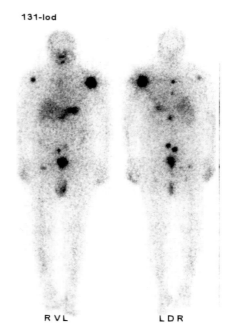

Abb. 7.27. [131]J-Ganzkörperszintigraphie bei Verdacht auf Metastasen eines differenzierten Schilddrüsenkarzinoms.

R V L   L D R

Tc-MIBI   30'

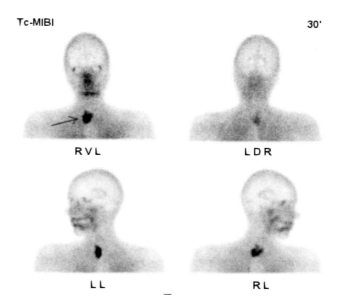

R V L   L D R

L L   R L

Abb. 7.28. ^{99m}Tc-MIBI-Szintigraphie bei Lokalrezidiv eines follikulären Schilddrüsenkarzinoms. 56j. Patientin mit Z. n. tot. Thyreoidektomie, Z. n. 4 Radiojodtherapien mit insgesamt 16 GBq [131]I. Jetzt ansteigende Thyreoglobulinwerte. Im Szintigramm pathologische Speicherung im Schilddrüsenbett als Hinweis für ein Lokalrezidiv eines follikulären Schilddrüsenkarzinoms. Physiologische Speicherung in den Speicheldrüsen und im Plexus chorioideus (Liquorproduktion).

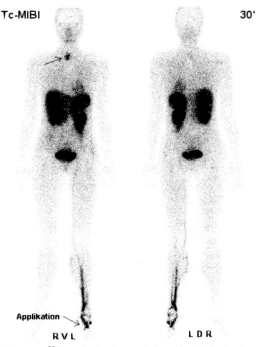

Tc-MIBI   30'

Applikation

R V L   L D R

Abb. 7.29. ^{99m}Tc-MIBI-Ganzkörperszintigraphie. 33j. Patientin mit Z.n. tot. Thyreoidektomie, Z.n. 4 Radiojodtherapien und Lokalrezidiv bei follikulärem Schilddrüsenkarzinom. Retention des Radiopharmakons in den
von der Applikationsstelle abfließenden Venen, so daß deshalb als Applikationsstelle eine Fußvene am geeignetsten erscheint. Physiologische Speicherung im Myokard, der Leber, den Nieren und der Harnblase sowie
im Magen-Darm-Trakt und in den Speicheldrüsen.

7.2.3.3 ^{201}Tl

▶   die Indikationen entsprechen der MIBI-Szintigraphie,
▶   es handelt sich um einen unspezifischen Tumornachweis.

Technische Durchführung

▶   LEHR-Kollimator,
▶   Appl 75-150 MBq ^{201}Tl-Cl,
▶   Ganzkörperaufnahmen 1 h nach Applikation.

7.2.3.4 ^{111}In-Somatostatin (OctreScan®)

▶   dient zum Nachweis des Primärtumors und von Rezidiven bei medullären Schilddrüsenkarzinomen,
▶   es handelt sich um eine spezifische Rezeptorszintigraphie, Voraussetzung
sind Somatostatin-Rezeptoren an der Tumoroberfläche.

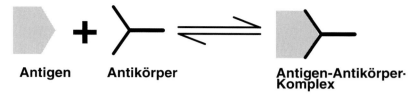

Antigen   **Antikörper**   **Antigen-Antikörper-Komplex**

Abb. 7.30. Schema der Antigen-Antikörper-Reaktion.

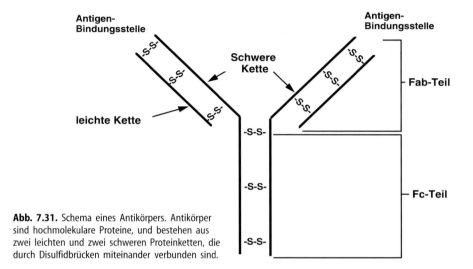

Abb. 7.31. Schema eines Antikörpers. Antikörper sind hochmolekulare Proteine, und bestehen aus zwei leichten und zwei schweren Proteinketten, die durch Disulfidbrücken miteinander verbunden sind.

Technische Durchführung

- ▶ Mittelenergie-Kollimator,
- ▶ Appl. 150-200 MBq ^{111}In-OctreScan® i.v.,
- ▶ Ganzkörperaufnahmen ggf. SPECT nach 4-5 h nach Applikation (siehe auch Kapitel Tumorszintigraphie).

7.2.4 In-vitro-Diagnostik der Schilddrüse

In diesem Kapitel soll eine kurze Übersicht über die wichtigsten laborchemischen Verfahren zur Bestimmung der Schilddrüsenhormone gegeben werden.

7.2.4.1 Antigen-Antikörper-Reaktion

Basis aller immunologischen Nachweisverfahren ist die Antigen- bzw. Hapten-Antikörper-Reaktion (Schlüssel-Schloß-Reaktion).

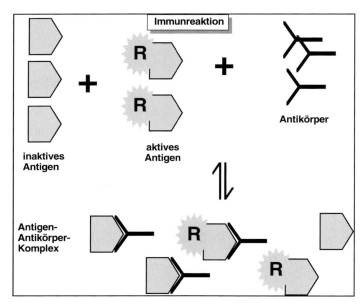

Abb. 7.32. Prinzip des Radioimmunoassay, das Serum-Antigen konkurriert mit dem Tracer-Antigen um die Bindung am Antikörper.

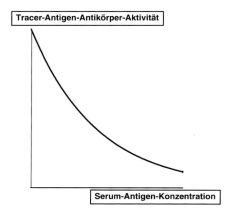

Abb. 7.33. Standardfunktion bei Verwendung der kompetitiven Methoden (RIA, LIA).

7.2.4.2 Radioimmunoassay (RIA)

Beim RIA konkurrieren das inaktive Antigen im Serum und ein in einer bekannten Menge zugegebenes radioaktiv markiertes Zweitantigen (Tracer) um die Bindungsstellen des Antikörpers. In der Regel ist das Zweitantigen mit ^{125}I markiert. Der Mischung aus Serum-Antigen und Zweitantigen wird ein Antikörper im Unterschuß zugefügt. Dieser bildet lösliche Antigen-Antikörper-Komplexe. Es bildet sich ein Gleichgewicht zwischen freiem und gebundenem Zweitantigen. Je höher die Konzentration des Serum-Antigens ist, umso mehr markierte Antigene werden aus der Antigen-Antikörper-Bindung verdrängt, desto geringer ist die am Antikörper gebundene Aktivität. Nach Einstellung des Gleichgewichts wird der gebundene Tracer vom freien Tracer getrennt und die Aktivität gemessen.

Häufig wird beim Reaktionsablauf des RIAs die gestaffelte Umsetzung bevorzugt. Hierbei läßt man zunächst die zu messende Substanz mit dem Antikörper reagieren und fügt danach das Tracer-Antigen hinzu.

7.2.4.3 Lumineszenzimmunoassay (LIA)

Bei diesem Immunoassay werden lichtemittierende Verbindungen verwendet. Das Luminogen wird entweder an ein Antigen oder den Antikörper gekoppelt. Durch Zugabe der Analyzer-Reagenzien wird der gebundene Tracer zur

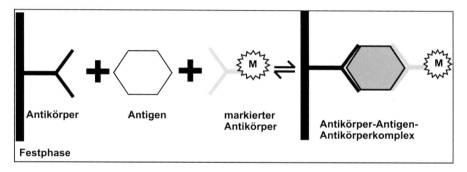

Abb. 7.34. Schematische Darstellung der Immunometrischen Bestimmungsmethoden. („Sandwich-Prinzip"), das Antigen wird von zwei Antikörpern umklammert.

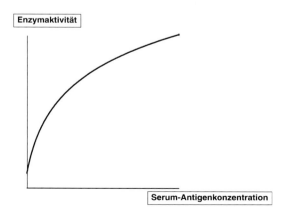

Abb. 7.35. Enzymaktivität und Serum-Antigenkonzentration bei der ELISA-Technik.

Tabelle 7.6. Assaysysteme zur Schilddrüsendiagnostik.

	RIA	LIA	IRMA	ELISA
Charakteristik	kompetitives Prinzip	kompetitives Prinzip	Sandwich-Prinzip	Sandwich-Prinzip
Radioaktiv	ja	nein	ja	nein
Vorteile	• hohe Sensitivität, • keine Störung der Meßergebnisse durch Verunreinigung, • Wiederholung der Messung möglich.	• keine Radioaktivität, • hohe Sensitivität, • stabile Tracersubstanzen.	• gegenüber RIA höhere Sensitivität und schnellere Trennung, • sonst wie RIA.	• keine Radioaktivität, • stabile Tracer.
Nachteile	• begrenzte Haltbarkeit des Tracers, • radioaktive Abfälle.	• keine Wiederholung möglich, • Beeinflussung der Meßergebnisse durch unspezifische Verunreinigungen im Serum möglich.	• wie RIA	• Beeinflussung durch Serumverunreinigung möglich, • bei sehr großen Enzymmolekülen kann das immunologische Verhalten des Antikörpers gestört werden.

Lichtemission veranlaßt. Als Luminogen werden Acridiniumverbindungen eingesetzt.

7.2.4.4 Immunometrische Bestimmungsmethoden

Bei diesen Methoden werden zwei an unterschiedliche Bindungsstellen koppelnde Antikörper verwendet („Sandwich-Assay"). Ein Überschuß an 1. Antikörper ist z. B. an eine Festphase gebunden (Solid Phase-Trennmethode) während ein zweiter markierter Antikörper an der gegenüberliegenden Seite des Antigens bindet. Voraussetzung ist, daß das zu bestimmende Antigen eine zweite Bindungsstelle für das Antikörpermolekül besitzt.

Klinische Anwendungsbeispiele: Bestimmung der Thyreoglobulin-Antikörper (Anti-Tg-AK) und der Schilddrüsen-Peroxidase-Antikörper (TPO).

▶ Immunoradiometrischer Assay (IRMA)
  Beim IRMA ist der erste Antikörper im Überschuß an die Innenseite des Reaktionsgefäßes gebunden. Der zweite Antikörper wird radioaktiv (^{125}I) markiert und im Überschuß zugegeben. Der markierte Antikörper reagiert dann mit den vohandenen Antigen-Antikörperkomplexen. Nach Dekantieren wird die zurückbleibende Aktivität im Reaktionsgefäß gemessen.

• Enzyme-linked-solid-phase-assay (ELISA)
  Bei der ELISA-Methode werden Antikörper beschichtete Röhrchen verwendet. Hier wird der zweite Antikörper mit einem Enzym markiert. Die ge-

bundene Enzymaktivität wird photometrisch bestimmt. Die Farbintensität ist der Antigenkonzentration proportional. Die Enzymaktivität steigt mit der Antigenkonzentration an.

7.2.4.5 Radio-Rezeptor-Assay (RRA)

Beim RRA werden biologisch aktive Hormonmengen gemessen. Hier wird anstelle des Antikörpers ein membrangebundener Rezeptor als Bindungsprotein eingesetzt. Klinisches Anwendungsbeispiel: Bestimmung von TSH-Rezeptor-Antikörpern (TRAK).

7.2.4.6 Trennmethoden zur Messung des Antigen-Antikörper-Komplexes

▶ Aus dem Reaktionsgemisch wird das freie Antigen entfernt und die zurückbleibende komplexgebundene Aktivität gemessen. Die *Trennung* erfolgt entweder *mit Aktivkohle oder Ionenaustauscher oder mit verschiedenen silikathaltigen Materialien.*

▶ *Trennung durch Aussalzung oder durch Fällung mittels organischer Lösungsmittel* z.B. Polyethylenglykol. Der schwerere Antigen-Antikörper-Komplex kann durch zentrifugieren abgetrennt werden.

▶ *Solid-Phase Trennmethode.* Dabei ist der Antikörper an das Reaktionsgefäß fest gebunden („Coated tube"). Die Trennung erfolgt hierbei durch einfaches Dekantieren.

▶ *Trennung mittels eines Magnetfeldes.* Bei diesem Verfahren ist der Antikörper an magnetisch lenkbare Partikel gekoppelt. Nach Antigen-Kopplung können durch Anlegen eines magnetischen Feldes die Antikörperkomplexe aus der Lösung entfernt werden.

7.2.4.7 Qualitätskontrollen im RIA-Labor

Die Qualitätskontrollen sind in der Richtlinie Strahlenschutz in der Medizin dargestellt (siehe Kap. 6.5. Qualitätskontrolle bei der Anwendung von Radiopharmaka).

7.3 Nebenschilddrüsen

7.3.1 Physiologie

Die Epithelkörperchen sind ein endokrin aktives Organ und produzieren Parathormon. Die Lage der Epithelkörperchen ist sehr variabel. Am häufigsten liegen die vier Nebenschilddrüsen am Hinterrand der beiden Schilddrüsenlappen zwischen Capsula interna und Capsula externa der Schilddrüse. Intrathyreoidale Lokalisationen sind selten. Die beiden oberen Epithelkörperchen liegen am häufigsten in Höhe des Ringknorpels des Kehlkopfskeletts. Die beiden unteren Epithelkörperchen findet man meistens in Höhe des unteren Schilddrüsenpols. Bei einer Struma können, abhängig von der Strumagröße, die unteren Epithelkörperchen nach lateral und kaudal bis in das obere Mediastinum verlagert sein. Die Größe unauffälliger Nebenschilddrüsen beträgt ca. $3 \times 5 \times 2$ mm.

▶ Das Parathormon
- regelt zusammen mit Vitamin D und Calcitonin den Calcium-Haushalt des Körpers,
- ist Gegenspieler von Calcitonin,
- ist Synergist zu Vitamin D,
- erhöht den Ca^{2+}-Spiegel im Plasma durch Mobilisierung von Ca^{2+} aus dem Skelett,
- stimuliert die Osteoklastenaktivität,
- erhöht die Phosphatausscheidung im Urin.

Eine Übersekretion von Parathormon bezeichnet man als *Hyperparathyreoidismus*. Als Ursache des primären Hyperparathyreoidismus findet man
- in ca. 80% solitäre Adenome,
- in 15-20% eine Hyperplasie der Epithelkörperchen,
- in seltenen Fällen (<1%) bestehen multiple Adenome oder ein Karzinom der Nebenschilddrüsen.

Begleiterkrankungen des Hyperparathyreoidismus sind Duodenalulzera, rezidivierende Pankreatitiden, Hypertonie, Nierensteine, Polyurie, selten Nephrokalzinose und Niereninsuffizienz, Demineralisierung des Knochens, häufig subperiostale Resorption der Phalangen, Osteoporose, Osteodystrophia fibrosa generalisata, tachykarde Herzrhythmusstörungen. Die Diagnose des Hyperparathyreoidismus beruht auf der Bestimmung des Serumcalciums und des intakten PTH-Moleküls.

Nebenschilddrüsenszintigraphie
Im wesentlichen kommen zwei Methoden zur Anwendung
- die $^{201}Tl/^{99m}Tc$-Subtraktionsmethode,
- der Nachweis durch ^{99m}Tc-MIBI.

7.3.2 Tl/Tc-Subtraktionsszintigraphie

7.3.2.1 Radiopharmakon ^{201}Tl

^{201}Tl-Chlorid reichert sich durchblutungsabhängig und als K^+-Analog auch energieabhängig in den Zellen der Nebenschilddrüse an. Der Uptake im Nebenschilddrüsengewebe ist höher als in der Schilddrüse. ^{99m}Tc dient der Zuordnung der ^{201}Tl-Anreicherung in Relation zum Schilddrüsengewebe (Mapping).

7.3.2.2 Indikationen

- Eine Indikation zur nuklearmedizinischen Untersuchung besteht nur bei voroperierten Patienten mit Verdacht auf eine ektope Lage eines bislang übersehenen Adenoms.
- Normal große Nebenschilddrüsen entziehen sich der nuklearmedizinischen Diagnostik.
- Vor Ersteingriffen ist eine präoperative Lokalisationsdiagnostik meist nicht notwendig, da ein erfahrener Chirurg durch intraoperative Palpation über 90% der Adenome findet.

Technische Durchführung

▶ Patientenvorbereitung
  Entfällt; der Patient sollte aber über die Liegedauer informiert werden und darüber, daß er sich während der Untersuchung an der Kamera nicht bewegen darf! Es ist ratsam, einen Butterfly-Katheter oder eine Braunüle zur Applikation des Tl vor Beginn der Aufnahmen zu legen.
▶ Kameravorbereitung
  Tc-Fenster, LEAP-Kollimator.
▶ Applikation und Aufnahmetechnik
  - Applikation von 75 MBq ^{99m}Tc-PTT i.v.,
  - 20 min Wartezeit,
  - Akquisition einer statischen Aufnahme der SD, Dauer 5 min im ^{99m}Tc-Fenster, möglichen Zoomfaktor ausprobieren,
  - Wechsel des Energiefensters auf ^{201}Tl, stat. Aufnahme 5 min (= ^{99m}Tc-Streustrahlenbild),
  - Applikation von 100 MBq ^{201}Tl-Chlorid an der Kamera,
  - Akquisition von 6×5-Aufnahmen von der Schilddrüsenregion im ^{201}Tl-Fenster,
  - ^{201}Tl-Bild des Mediastinums (5 min).
▶ Befunddokumentation
  - Addition der Thalliumbilder,
  - Subtraktion des Untergrundes,
  - Normalisierung der untergrundkorrigierten ^{201}Tl-Bilder,
  - Subtraktion der Technetiumbilder von den untergrundkorrigierten und normalisierten ^{201}Tl-Bildern,
  - falls notwendig, Korrektur von Bewegungsartefakten durch Verschieben der Bilder in Abhängigkeit von der Randkontur der Schilddrüse,
  - Glättung der Subtraktionsbilder.

Ergebnisse

▶ Normalbefund
Physiologisch zeigt sich eine homogene Speicherung von ^{99m}Tc-PTT in der Schilddrüse, keine umschriebenen Mehrspeicherungen im ^{201}Tl-Bild.

▶ Nebenschilddrüsenadenom
Suche nach fokalen Mehrspeicherungen im Halsbereich oder im Mediastinum, deren Aktivität im Gegensatz zu dem des normalen SD-Gewebes über die Dauer der Untersuchung annähernd konstant bleibt. Die Aktivität in der Schilddrüse nimmt während der Untersuchungszeit ab.

7.3.3 Szintigraphie mit ^{99m}Tc-MIBI

7.3.3.1 Physiologie

Die Anreicherung von MIBI beruht auf dessen Speicherung in oxophilen, mitochondrienreichen Zellen der Epithelkörperchen.

Technische Durchführung

▶ Spezielle Patientenvorbereitung
Entfällt; Gesamtuntersuchungsdauer ca. 2,5 h.
▶ Kameravorbereitung
LEAP-Kollimator, Tc-Fenster.
▶ Applikation und Aufnahmetechnik
• Applikation von 600 MBq ^{99m}Tc-MIBI *in eine Fußvene*.
• Planare Aufnahmen nach 15 min und 2 h nach Injektion vom Halsbereich und vom Mediastinum (Zoom ausprobieren). Angestrebt werden sollten jeweils 1 Mio. Counts/Aufnahme.
• Ggf. SPECT-Technik anwenden.

Ergebnisse

▶ Normalbefund
Physiologische homogene Speicherung von ^{99m}Tc-MIBI in der Schilddrüse, keine umschriebenen Mehrspeicherungen.
▶ Nebenschilddrüsenadenom
Mehrspeicherung sowohl nach 15 min p.i., als auch nach 120 min p.i. Suche nach fokalen Mehrspeicherungen im Halsbereich oder im Mediastinum, deren Aktivität im Gegensatz zu dem des normalen SD-Gewebes über die Dauer der Untersuchung annähernd konstant bleibt. Die Aktivität in der Schilddrüse nimmt während der Untersuchungszeit ab.

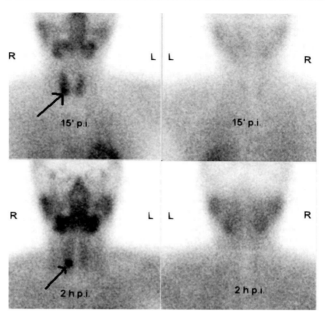

Abb. 7.36. ^{99m}Tc-MIBI-Szintigraphie bei einer 38jährigen Frau mit erhöhtem Parathormonspiegel. Mehranreicherung in einem Nebenschiddrüsenadenom im rechten unteren Schilddrüsenpol. Charakteristisch ist die Retention des Radiopharmakons über 2 h, während die Speicherung im Schilddrüsengewebe abnimmt.

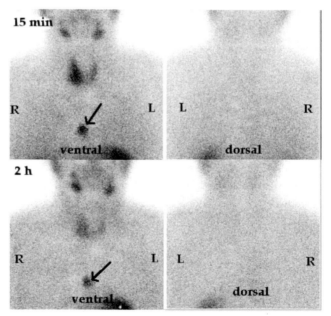

Abb. 7.37. Nebenschilddrüsenszintigraphie mit ^{99m}Tc-MIBI bei einem ektop im vorderen Mediastinum gelegenen Nebenschilddrüsen-Adenom.

Tabelle 7.7. Vergleich der Ergebnisse der NSD-Szintigraphie mit Tc-MIBI und der Tc/Tl-Subtraktionsszintigraphie (Literaturzusammenstellung)

Autor	Methode	Sensitivität [%]	Spezifität [%]
Tallifer, 1992, Montreal	Tc-MIBI	90	
Gallacher, 1993, Glasgow	Tc/Tl	42	97
	HR-Sono	38	89
Simon, 1992, Barcelona	Tc/Tl	73	97
	HR-Sono	80	100
Suchiro, 1992, Hyogo, Jp	^{131}I/Tl	96	99
Doppman, 1991, Bethesda	Tc/Tl	55	87
	Sono	66	88
	CT	75	?
	NMR		82
Basso, 1992, Palo Alto	Tc/Tl	80	

> Wichtig:
> Da autonome Knoten in der Schilddrüse im MIBI-Szintigramm sich sowohl positiv als auch negativ darstellen können, ist eine SD-Szintigraphie mit ^{99m}Tc-PTT oder ^{123}I zum Ausschluß autonomer Areale bzw. deren Lokalisation Voraussetzung zur korrekten Interpretation des MIBI-Befundes!

Alternativ zur ^{99m}Tc-PTT oder ^{123}I-Szintigraphie kann auch eine Sonographie der Schilddrüse durchgeführt werden.

Vergleich der zwei Verfahren

Die MIBI-Szintigraphie ist in bezug auf die Lokalisationsdiagnostik von Nebenschilddrüsenadenomen der Tl/Tc-Szintigraphie gleichwertig (Sensitivität ca. 80%, bei Kombination mit Sonographie ca. 90%; Tabelle 7.7).

7.4 Nebennieren

Die Nebennieren sind ein paarig angelegtes endokrines Organ mit zentraler Bedeutung für die Regulation des Stoffwechsels, sowie des Salz- und Wasserhaushalts des Körpers. Die Nebennieren bestehen entwicklungsgeschichtlich aus zwei Organen, dem Nebennierenmark, welches aus dem Sympathikus hervorgeht und der Nebennierenrinde. Die Nebennierenrinde wird, wie die Schilddrüse, zentral durch den Hypothalamus und die Hypophyse gesteuert.

7.4.1 Nebennierenrinde

7.4.1.1 Physiologie

Histologisch läßt sich die Nebennierenrinde in 3 Zonen unterteilen, die jeweils unterschiedliche Steroidhormone produzieren.

▶ Das Mineralokortikoid Aldosteron
- entsteht in der äußersten Schicht der Nebennierenrinde, der Zona glomerulosa.
- erhöht die Rückresorption von Natrium im distalen Tubulus der Niere,
- fördert die Kaliumausscheidung über die Nieren.

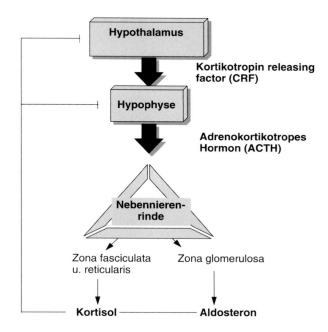

Abb. 7.38. Schema der Hypothalamus-Hypophysen-Nebennierenrinden-Achse.

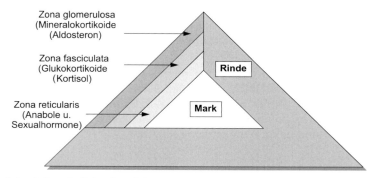

Abb. 7.39. Histologischer Aufbau der Nebennierenrinde.

Eine Überfunktion der Zona glomerulosa bezeichnet man als *primären Hyperaldosteronismus (Conn-Syndrom)*.

Die Ursachen für einen primärer Hyperaldosteronismus sind
- ein Adenom in der Zona glomerulosa oder
- eine beidseitige Hyperplasie der Nebennieren.

Leitsymptom des Hyperaldosteronismus ist die hypokaliämische Hypertonie mit Muskelschwäche, Obstipation und EKG-Veränderungen.
▶ Das Glukokortikoid Kortisol
  - wird in der mittleren Schicht der Nebennierenrinde, in der Zona fasciculata produziert,
  - es hat zentrale Bedeutung für den Fett- und Proteinstoffwechsel.

Bei einer Überfunktion der Zona fasciculata entsteht *ein primärer Hyperkortisolismus (Morbus Cushing)*. Klinisch kommt es zu einem Vollmondgesicht und einer Stammfettsucht, Muskelatrophie und einer steroidinduzierten Osteoporose. Über eine vermehrte Glucosefreisetzung entsteht ein Diabetes mellitus. Bei Kindern kann eine Hemmung des Wachstumshormons zu einem Minderwuchs führen. Durch Hemmung der Gonadotropine kann bei Männern eine Potenzstörung und Oligospermie, bei Frauen eine Amenorrhoe auftreten. Die mineralokortikoide Wirkung kann eine metabolische Alkalose verursachen.

Mögliche Ursachen für einen primären Hyperkortisolismus (Morbus Cushing) sind:
- ein ACTH-produzierendes Adenom des Hypophysenvorderlappens,
- ein Adenom oder eine beidseitige Hyperplasie der Zona fasciculata,
- eine ektope ACTH-Produktion, z.B. durch ein kleinzelliges Bronchialkarzinom oder ein Thymom.

▶ Die Androgene (Gonadotropine der Nebennierenrinde)
  - werden in der inneren Schicht der Nebennierenrinde, der Zona retikularis produziert,
  - haben eine wichtige Funktion bei der Ausbildung der sekundären Geschlechtsmerkmale,
  - nehmen Einfluß auf die Knochenreifung,
  - haben zusätzlich eine mineralokortikoide Wirkung.

Eine Überfunktion bezeichnet man als *Hyperandrogenismus*. Klinisch steht bei Mädchen eine Vermännlichung, sowie eine Oligo- oder Amenorrhoe im Vordergrund. Durch einen vorzeitigen Epiphysenschluß kann es zu einem Minderwuchs kommen. Die mineralokortikoide Wirkung kann zu einer Hypertonie und einer Hypokaliämie führen.

Mögliche Ursachen für einen primären Hyperandrogenismus sind
- ein Adenom der Nebennierenrinde,

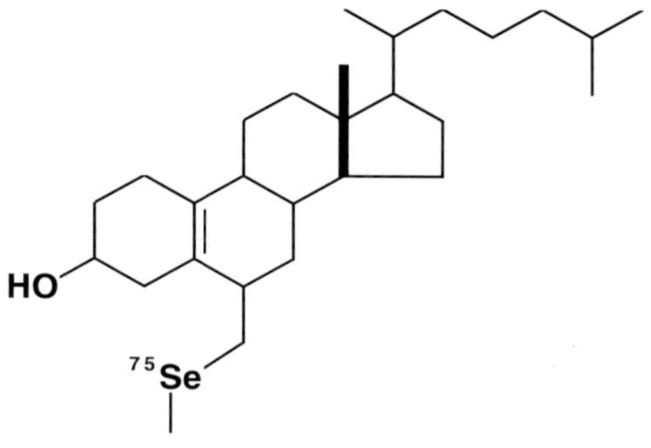

Abb. 7.40. ^{75}Se-Methylnorcholesterol.

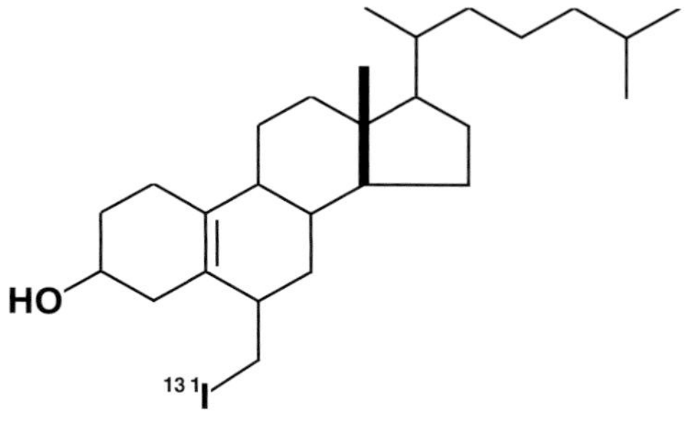

Abb. 7.41. ^{131}I-Methylnorcholesterol.

- eine beidseitige Hyperplasie hervorgerufen durch einen angeborenen oder erworbenen Enzymdefekt in der Kortisolsynthese.

7.4.2 Nebennierenrindenszintigraphie

7.4.2.1 Indikationen

- Primärer Hyperaldosteronismus (Conn-Syndrom),
- primärer Hyperkortisolismus (Morbus Cushing),
- Hyperandrogenismus? (Strahlenexposition).

7.4.2.2 Radiopharmakon

Zur Szintigraphie der Nebennierenrinde werden ^{131}J-methylnorcholesterol oder ^{75}Se-Methylnorcholesterol eingesetzt. Cholesterol ist eine Vorstufe der Nebennierenrindenhormone. Wegen der höheren Komplexstabilität verwendet man nahezu nur noch die mit ^{75}Se markierte Verbindung. ^{75}Se (EC, HWZ = 120 d, $\gamma_{\text{Hauptenergielinien}}$ = 265, 136 keV)-markierte Cholesterinderivate reichern sich physiologisch in der Leber, dem Darm und in den Nebennieren an. Die Ausscheidung erfolgt über den Darm. Der Uptake in der Nebennierenrinde beträgt nach Fischer[2] 0,2–0,5%, bei einer Überfunktion bis 2,5%. Der Nebennierenrindenuptake kann durch Stoffwechselstörungen und zahlreiche Medikamente beeinflußt werden.

Reduzierend auf den ^{75}Se-Methylnorcholesterol-Uptake in den Nebennieren wirken

▶ eine Hypercholesterinämie,
▶ Aldosteronantagonisten z. B. Spironolacton,
  • eine Kurzzeittherapie führt zu einem verminderten Uptake,
  • eine Dauertherapie erhöht den Uptake im gesunden NNR-Gewebe.
▶ β-Blocker z. B. Propranolol,
▶ Dexamethason,
  • eine Dauertherapie hat keinen Einfluß auf den Uptake,
  • eine kurzzeitige Suppression vermindert den Uptake im nicht autonomen Gewebe und erhöht die Sensitivität der Szintigraphie.

Technische Durchführung

▶ Patientenvorbereitung
  • Bei Verdacht auf primären Hyperaldosteronismus (Conn-Syndrom) oder Hyperandrogenismus muß eine Prämedikation mit Dexamethason (4 mg/die über 7 Tage vor bis 5 Tage nach Applikation des Radiopharmakons) durchgeführt werden.
  • Falls ^{131}I zur Markierung verwendet wird, muß eine Schilddrüsenblockade mit Natriumperchlorat (Irenat®) 30 min vor der Applikation erfolgen (1°/kg Körpergewicht).
▶ Kameravorbereitung
  Medium-Energy-Kollimator.
▶ Applikation und Aufnahmetechnik
  • Intravenöse Applikation von 11MBq/1,73m^2 Körperoberfläche (Erwachsener) ^{75}Se-Methylnorcholesterol.
  • Statische Aufnahmen der Nieren- u. Nebennierenregion von ventral und dorsal und ggf. seitlich werden am 3., 5. u. 7. Tag p.i. am besten mit Hilfe einer Doppelkopfkamera durchgeführt.
  • Manchmal sind zusätzliche Spätaufnahmen am 8.–9. Tag nach Applikation zur Beurteilung des zeitlichen Verlaufs der Aktivitätsverteilung hilfreich. Für die Einzelaufnahmen sollten jeweils 80 000–100 000 Counts akquiriert werden.

---

[2] Fischer M , Gross MD, Shapiro B, Vetter H (1993) Nebenniere, Nuklearmedizinische Diagnostik und Therapie, Springer, Berlin, Heidelberg, S. 8–126.

Ergebnisse

▶ Normalbefund
Das gesunde Nebennierengewebe ist im Normalfall nicht zu erkennen.
Eine geringe Speicherung im gesunden Nebennierengewebe kann ab dem
5. Tag auftreten.

Merke:

Bei Erkrankungen der Nebennierenrinde kann das szintigraphische Ergebnis nicht ohne Kenntnis der Laborbefunde interpretiert werden, da im Szintigramm nicht zwischen den einzelnen Rindenabschnitten unterschieden werden kann!

▶ Primärer Hyperaldosteronismus
Speicherung:
 • einseitig < 5 Tagen p.i. → Adenom,
 • beidseitig < 5 Tagen p.i. → bilaterale Hyperplasie,
 • beidseitig gering ab 5 Tagen p.i. → physiologisch?
▶ Cushing-Syndrom
Speicherung:
 • einseitig → Adenom,
 • beidseitig,
 • asymmetrisch → autonome bilaterale noduläre Hyperplasie,
 • symmetrisch,
   → ACTH-produzierendes Adenom des Hypothalamus oder der Hypophyse,
   → ektope ACTH-Produktion (z. B. kleinzelliges Bronchialkarzinom, Thymom),
 • fehlt → Nebennierenkarzinom.
▶ Hyperandrogenismus
Speicherung:
 • einseitig < 5 Tagen p.i. → Adenom,
 • beidseitig < 5 Tagen p.i. → beidseitige Hyperplasie,
 • keine < 5 Tagen p.i. → Ursache außerhalb der NNR.

7.4.3 Nebennierenmark

Das *Nebennierenmark* ist eng verwandt mit dem sympathischen Nervensystem. Im Nebennierenmark werden die Hormone Adrenalin, Noradrenalin und in geringem Maße auch Dopamin produziert. Wegen der chemischen Ähnlichkeit bezeichnet man diese Hormone auch als Katecholamine.
▶ Noradrenalin
 • ist ein α-Rezeptorenstimulator und verengt die peripheren Arteriolen und Venolen,

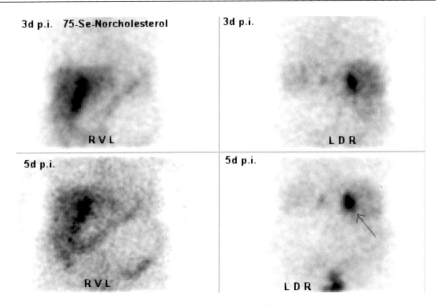

Abb. 7.42. Adenom der rechten Nebennierenrinde bei M. Cushing.

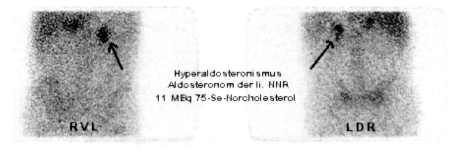

Abb. 7.43. Nebennierenrindenszintigraphie bei Hyperaldosteroismus (V. a. Adenom der linken Nebennierenrinde).

- kann einen Bluthochdruck hervorrufen,
- beeinflußt die Herzfunktion wenig.
▶ Adrenalin
  - ist ein β-Rezeptorenstimulator,
  - steigert das Herzzeitvolumen,
  - erhöht die Pulsfrequenz,
  - führt zu einem systolischen Hochdruck (bei gleichbleibendem diastolischen Blutdruck),
  - steigert den Grundumsatz,
  - erhöht den Blutzuckerspiegel und den Anteil freier Fettsäuren im Blut,
  - erweitert die Bronchien.

Phäochromozytome
- sind Tumoren, die häufig im Nebennierenmark lokalisiert sind,
- produzieren Noradrenalin und selten Adrenalin,
- kommen gehäuft zusammen mit anderen endokrinen Neoplasien (multiplen endokrinen Neoplasien (MEN) z. B. mit dem medullären Schilddrüsenkarzinom vor,
- können metastasieren.

Das klinische Leitsymptom ist eine komplikationsreiche Hypertonie, die entweder anfallsartig auftritt oder persitiert. Manchmal kann sie durch Erhöhung des abdominalen Drucks ausgelöst werden. Bei Hochdruckpatienten findet man in ca. 0,5% aller Patienten Phäochromozytome als Ursache der Hypertonie. Weitere klinische Symptome sind Blässe, Kopfschmerzen, Schweißausbrüche, Nervosität und Bauchschmerzen. Charakteristisch ist der Nachweis von Vanillinmandelsäure, Adrenalin und Dopamin im 24 h-Urin.

Neuroblastome
- sind maligne embryonale Tumoren des sympathischen Nervensystems,
- treten überwiegend bei Kindern unter 10 Jahren auf,
- können metastasieren.

Klinisch steht häufig eine zufällig entdeckte palpable Schwellung im Vordergrund. Bei intrathorakal lokalisierten Neuroblastomen kann der Tumor zu Hustenanfällen, Stridor und Schluckbeschwerden führen. In Abhängigkeit vom Tumorstadium können uncharakteristische Symptome wie Blässe, Anämie, Appetitlosigkeit, erhöhte Temperatur und eine Hypertonie auftreten. Im 24 h-Urin ist Homovanillinmandelsäure und Vanillinmandelsäure nachweisbar.

7.4.4 Nebennierenmarkszintigraphie

7.4.4.1 Indikationen

- Phäochromozytome,
- Neuroblastome,
- Paragangliome,
- medulläres Schilddrüsenkarzinom? → Somatostatin?

7.4.4.2 Radiopharmakon

Mit Hilfe von Metajodbenzylguanidin (MIBG) können Tumoren des Nebennierenmarks spezifisch dargestellt werden. Unmittelbar nach Applikation des Radiopharmakons beginnt eine rasche Elimination über die Nieren. Der maximale Uptake im Tumor wird in der Regel zwischen 24h und 48h nach der

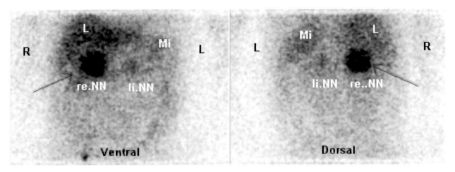

Abb. 7.44. ^{131}I-MIBG-Szintigraphie bei 29jähriger Patientin mit Phäochromozytom der rechten Nebenniere. Physiologische Anreicherung im gesunden linken Nebennierenmark.

Applikation erreicht. MIBG kann in den Nebennieren nicht verstoffwechselt werden und wird unverändert über die Nieren und zu einem geringen Teil auch über den Darm und die Speicheldrüsen ausgeschieden. MIBG ist sowohl mit ^{131}I als auch mit ^{123}I markierbar. Wegen der kürzeren physikalischen Halbwertszeit und der günstigeren Strahlungseigenschaften, ist bei Kindern die Verbindung mit ^{123}I vorzuziehen.

Technische Durchführung

▶ Patientenvorbereitung
Wegen der Möglichkeit der Aufnahme von ungebundenem Jodid in die Schilddrüse muß vor der Applikation eine Schilddrüsenblockade mit Natriumperchlorat (Irenat®) (1°/kg Körpergewicht) erfolgen.
▶ Kameravorbereitung
LEHR-Kollimator.
▶ Applikation und Aufnahmetechnik
  • Appliziert werden 37 MBq ^{131}I-MIBG bzw. 100 MBq ^{123}I-MIBG/1,73 m^2 Körperoberfläche.
  • Da MIBG Noradrenalin freisetzen kann, besteht die Gefahr einer hypertensiven Reaktion. Deshalb sollte die intravenöse Injektion langsam erfolgen.
▶ Befunddokumentation
  • Es sollten mindestens nach 24 h und 48 h Ganzkörperaufnahmen und Einzelaufnahmen der Nebennieren in ventraler und dorsaler Projektion angefertigt werden. Bei den Einzelbildern werden zwischen 60 000 und 100 000 Counts angestrebt. Zur Lokalisation speichernder Metastasen kann manchmal ein zusätzlich durchgeführtes Knochenszintigramm in Doppelnuklid-Technik hilfreich sein.

Ergebnisse

▶ Normalbefund
Das Nebennierenmark und Organe mit starker sympathischer Innervation z. B. das Myokard, die Milz und die Speicheldrüsen zeigen eine physiologische Anreicherung im Szintigramm. Eine diffuse passagere Anreicherung in der Lunge ist nach 48h nicht ungewöhnlich.

▶ Phäochromozytome und Neuroblastome
zeigen in der Regel eine Mehrspeicherung in der betroffenen Nebenniere.

Das Verfahren ist ein hoch spezifisches Verfahren mit ca. 90–100% Spezifität und ein ausreichend sensitives Verfahren zur Darstellung von Phäochromozytomen und Neuroblastomen. Neben der Darstellung von Weichteilmetastasen, erlaubt es auch Aussagen über eine Knochenmarkinfiltration des Tumors.

Bei medullären Schilddrüsenkarzinomen ist die Somatostatinszintigraphie der MIBG-Szintigraphie überlegen.

7.5 Lungen

7.5.1 Physiologie

In den Lungen wird überschüssiges Kohlendioxid abgeatmet und das Blut mit Sauerstoff aus der Atemluft beladen. Dieser Gasaustausch findet in den Alveolen statt. Das regionale alveoläre Ventilations- zu Perfusionsverhältnis ist einerseits abhängig von der Schwerkraft und somit von der Lage des Patienten, und andererseits von den pulmonalen Ventilations- oder Perfusionsverhältnissen. Eine Störung der alveolären Ventilation in einem Lungenabschnitt bewirkt über einen CO_2-Anstieg in den Alveolen eine Drosselung der Durchblutung des entsprechenden Lungenabschnitts (*alveolo-vaskulärer Reflex, von Euler-Liljestrand-Reflex*).

Ventilations- und Perfusionsstörungen lassen sich einteilen in
• kombinierte Perfusions- und Ventilationsausfälle (*Match*) und
• Perfusionsausfälle bei unauffälliger Ventilation (*Mismatch*).

Ein Ventilations-Perfusions-Mismatch kann bedingt sein durch
• Lungenarterienembolien,
• Kompression von Gefäßen,
• (zentrale Tumoren und Metastasen, mediastinale Lymphknoten),
• primäre Gefäßerkrankungen (Hypo-, oder Aplasie),
• Z.n. Radiatio.

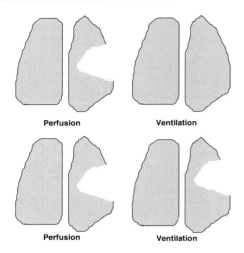

Abb. 7.45. Ventilations-Perfusions-Mismatch (oben) und Match (unten).

Ein Ventilations-Perfusions-Match kann bedingt sein durch
- Bronchusstenosen (z. B. akut durch Fremdkörperaspiration oder bei chronisch-obstruktiven Lungenerkrankungen),
- Thoraxwandprozesse (z. B. Pleuritis, Erguß, Schwarte, Tumor),
- Lungenparenchymerkrankungen (z. B. Pneumonie, Emphysem, Narben),
- intrapulmonale Raumforderungen (z. B. Zysten, Tumoren, Metastasen).

Lungenszintigraphie
Die Lungenszintigraphie gliedert sich in
- Lungenperfusionsszintigraphie mit ^{99m}Tc-Makro-Albumin-Aggregaten (MAA),
- Lungeninhalationsszintigraphie mit ^{99m}Tc-markierten Aerosolen,
- Lungenventilationsszintigraphie mit radioaktiven Edelgasen (^{81m}Kr, ^{133}Xe).

7.5.2 Physiologische Grundlagen

Zur Bestimmung der Lungenperfusion werden mit ^{99m}Tc markierte Makro-Albuminaggregate (MAA) intravenös appliziert. Die Teilchengröße beträgt 20–50 µm und entspricht somit annähernd der Größe der pulmonalen Arteriolen. Die aus dem rechten Ventrikel ankommenden Albuminpartikel können das Lungenkapillarbett nicht passieren sondern embolisieren die jeweilige Arteriole. Durchschnittlich wird jede 10 000 Arteriole embolisiert. Die Verteilung der Aktivität entspricht der regionalen Durchblutung.

7.5.3 Lungenperfusionsszintigraphie

7.5.3.1 Indikationen

- Verdacht auf Lungenembolie,
- akute Bronchusobstruktion durch Fremdkörperaspiration,
- Broncho-pulmonale Fehlbildungen,
- Prä- und postoperative Einschätzung der Lungenfunktion,
- quantitative Bestimmung von Rechts-links-Shunts bei Herzfehlern.

7.5.3.2 Radiopharmakon

Makro-Albumin-Aggregate werden nach intravenöser Applikation in den Lungenkapillaren abgelagert. Sie verbleiben ca. 2–8 h im Kapillarbett. Die Elimination erfolgt teilweise durch Makrophagen der Lunge, teilweise nach

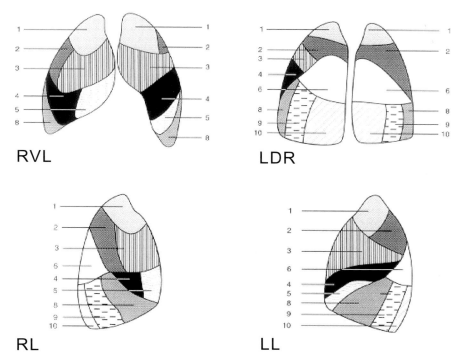

Abb. 7.46. Bronchopulmonale Segmente in den Projektion anterior (RVL), posterior (LDR), rechts lateral (RL) und links lateral (LL). Rechte Lunge: Oberlappen: S1-S3, Mittellappen: S4 u. S5, Unterlappen: S6-S10 [1], Linke Lunge: Oberlappen: S1-S3, Lingula: S4 u. S5, Unterlappen: S6, S7 fehlt, S8-S10.

---

[1] Segment S7 liegt basal medial und ist deshalb in den dargestellten Projektionen nicht erkennbar.

Tabelle 7.8. Normalverteilung der Lungenperfusion bei Applikation im Liegen (nach Beaulieu).

	Rechte Lunge	Linke Lunge
Oberfeld	18%	13%
Mittelfeld	12%	12%
Unterfeld	25%	20%
Lunge	52%	42%

Tabelle 7.9. Normalverteilung der Lungenperfusion bei Applikation im Sitzen (nach Waters).

	Rechte Lunge	Linke Lunge
Oberfeld	8%	8%
Mittelfeld	21%	18%
Unterfeld	23%	22%
Lunge	52%	42%

mechanischer Zerkleinerung durch Zellen des retikuloendothelialen System (RES) in der Leber und Milz.

Technische Durchführung

▶ Kameravorbereitung
   LEHR- oder LEAP-Kollimator.
▶ Spezielle Patientenvorbereitung
   Wegen der Schwerkraft sollte die Applikation immer im Liegen und die Aufnahmen nach Möglichkeit im Sitzen erfolgen (bessere Expansion d. Lunge).
▶ Applikation und Aufnahmetechnik
   • Pro Untersuchung sind ca. 200 000 Teilchen bei Erwachsenen ausreichend. Bei Kindern ist das Kapillarbett kleiner, deshalb sollten nicht mehr als 10 000–50 000 Teilchen appliziert werden (ggf. Kontrolle mit Mikroskop).
   • Das ^{99m}Tc-Eluat sollte nicht älter als 4–6 h sein.
   • Bei der Präparation muß Luftsauerstoff vermieden werden, deshalb keine Entlüftungskanüle bei der Kit-Markierung verwenden,
   • MAA-Partikel neigen zur Aggregation, das Eluats muß daher vor der Applikation geschüttelt werden.
   • Es werden jeweils 100 MBq ^{99m}Tc-MAA intravenös appliziert, falls eine Ventilation mit Aerosolen vorausgeht 150 MBq. Die Applikation erfolgt grundsätzlich im Liegen ohne zuvor Blut in die Spritze zu aspirieren (Aggregationsgefahr).
▶ Befunddokumentation
   • Es werden statische Szintigramme aus mindestens 6 (besser 8) Projektionen (RVL, RDL, RAO, RPO, LAO, LPO, RL u. LL) im Sitzen aufge-

nommen. Empfohlen werden 400 000 Counts für die RVL- und LDR-Projektionen und 350 000 Counts für die schrägen und lateralen Aufnahmen.

- Falls eine Quantifizierung angefordert wird, sind zusätzliche digitale Aufnahmen der Lunge, bei Verdacht auf Rechts-links Shunts zusätzliche Ganzkörperaufnahmen von ventral und dorsal notwendig.

▶ Auswertung
- Visuell durch Zuordnung von Perfusionausfällen zu einem korrespondierenden Lungensegment,
- semiquantitativ durch Rechts-links Vergleich über Rechner.

Ergebnisse

▶ Normalbefund
Das Radiopharmakon ist weitgehend homogen in beiden Lungen verteilt, das Mediastinum ist frei. Im Sitzen werden die basalen Abschnitte etwas

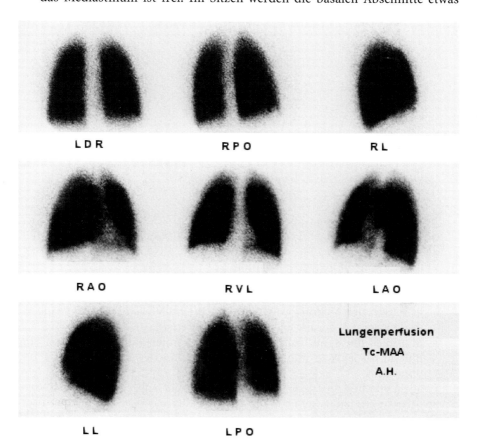

Abb. 7.47. Lungenperfusionsszintigraphie mit ^{99m}Tc-MAA, Normalbefund.

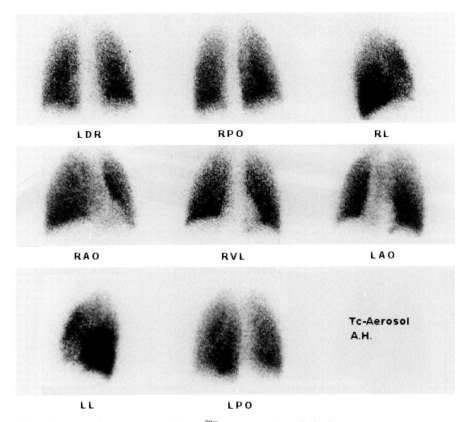

LDR   RPO   RL

RAO   RVL   LAO

Tc-Aerosol
A.H.

LL   LPO

Abb. 7.48. Lungeninhalationsszintigraphie mit ^{99m}Tc-Aerosolen, Normalbefund.

besser als die apikalen durchblutet. Außerdem zeigt sich in den obliquen Schnitten eine höhere Perfusion in den posterioren Lungenabschnitten als in den ventralen. Bei den Aufnahmen im Sitzen ist die Lunge besser ausgedehnt als in liegender Position.

▶ Artefakte
  • Durch Applikation über eine Braunüle kann bei einer vermehrten Aggregation der Makroaggregate an die Braunülenwand eine ungenügende Traceranreicherung in der Lunge auftreten.
  • Multiple „hot spots" in beiden Lungen können durch Aspiration von Blut in die Spritze infolge einer Aggregation der Makroaggregate bedingt sein.
▶ Lungenembolien sind anhand segmentaler oder subsegmentaler Minderspeicherungen zu erkennen. Da aber ein Perfusionsausfall unspezifisch ist, kann die Diagnose einer Lungenembolie nur durch den Vergleich des aktuellen Thoraxbefundes oder mit Hilfe einer zusätzlichen Ventilations- oder Inhalationsszintigraphie gestellt werden (siehe Abschnitt Kriterien

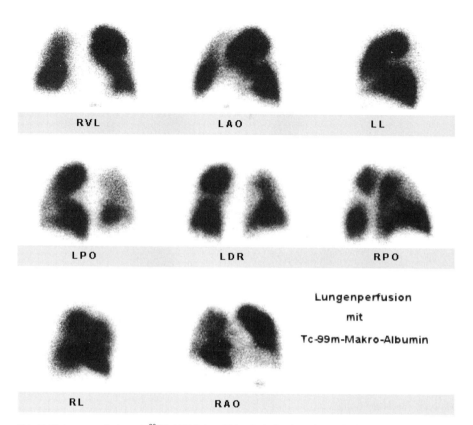

Abb. 7.49. Lungenperfusion mit ^{99m}Tc-MAA bei multiplen Embolien im rechten Oberfeld und linken Mittelfeld.

für eine Lungenembolie). Die Thoraxaufnahme sollte dazu nicht länger als 6–8 h zurückliegen.

▶ Chronisch-obstruktive Lungenerkrankungen können zu einer sehr inhomogenen Verteilung der Aktivität führen. Dadurch können bei schweren chronisch-obstruktiven Lungenerkrankungen zusätzliche subsegmentale Embolien nicht ausgeschlossen werden.

▶ Perfusionsausfälle können auch durch Pneumonien, Infarkte, Lungeninfiltrate, zentrale Tumoren, Pleuraergüsse oder durch Gefäßanomalien (z. B. Hypoplasien und Atresien der Pulmonalarterien) bedingt sein. Die Differenzierung zu einer Lungenembolie ist nur mit Hilfe der Ventilations- oder Inhalationsszintigraphie und dem Röntgenthoraxbefund möglich.

▶ Eine pulmonale Hypertonie kann zu einer regionalen Umverteilung der Lungenperfusion mit einer höheren Durchblutung in den apikalen Lungenabschnitten führen.

Tc-MAA

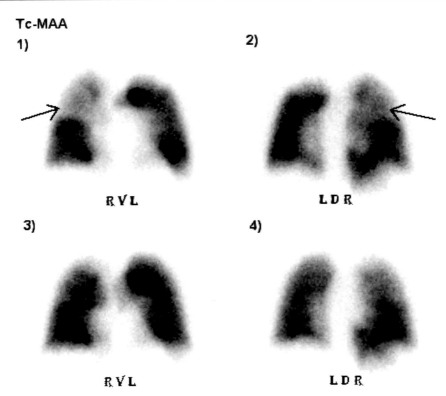

Abb. 7.50. Lungenperfusionsszintigraphie mit ^{99m}Tc-MAA vor (Bild 1+2) und nach (Bild 3+4) Lysetherapie. Ausgedehnte Minderperfusion im rechten Oberfeld vor der Therapie, die nach erfolgreicher Therapie nahezu vollständig reperfundiert wird.

7.5.4 Berechnung von Rechts-links-Shunt-Volumina

Das Shunt-Volumen läßt sich errechnen nach

$$\frac{(\text{Geometrisches Mittel Impulse Gesamtkörper} - \text{Geometrisches Mittel Impulse Lunge}) \times 100}{\text{Geometrisches Mittel Impulse Gesamtkörper}}$$

$$= \text{Shunt } [\%]$$

Tabelle 7.10. Emboliewahrscheinlichkeit > 95%.

Perfusionsszintigraphie	Röntgen-Thorax, Ventilations- und Inhalationszintigraphie
Zwei große Ausfälle (> 75% eines Segments). Zwei mittelgradige segmentale Ausfälle (≥ 25% und ≤ 75% eines Segmentes) und ein großer segmentaler „mismatch-Defekt". ≥ 4 mittelgradige segmentale Ausfälle.	o.B. oder wesentlich kleinere Befunde als in d. Perfusion. o.B. und ein großer segmentaler „mismatch-Defekt". o.B.

Tabelle 7.11. Emboliewahrscheinlichkeit < 5%.

Perfusionsszintigraphie	Röntgen-Thorax, Ventilations- und Inhalationszintigraphie
Keine segmentalen Ausfälle. Solitärer mittelgradiger segmentaler „mismatch-Defekt". Jeglicher Ausfall. Große oder mittelgradige segmentale Ausfälle, ≤ 4 Lungensegmente in einer Lunge, und ≤ 3 Lungensegmente in einer Lunge mit match-Defekt. > 3 kleine segmentale Ausfälle (< 25% eines Segments).	Röntgen o.B., Ventilation und Inhalation wie Perfusion. Röntgenbefund wesentlich größer als Perfusionsbefund. Match-Defekt gleichgroß oder größer, Röntgenbefund o.B. oder wesentlich kleiner als Perfusionsbefund. Röntgen o.B.

Tabelle 7.12. Emboliewahrscheinlichkeit < 3%.

Perfusionsszintigraphie	Röntgen-Thorax, Ventilations- und Inhalationszintigraphie
≤ 3 kleine subsegmentale Ausfälle.	Röntgen o.B.

7.5.5 Kriterien für das Vorliegen einer Lungenembolie nach der PIOPED-Studie[3]

▶ Hohe Emboliewahrscheinlichkeit (> 95%; Tabelle 7.10).
▶ Mittlere Emboliewahrscheinlichkeit (30–70%).
  Alle Perfusionsausfälle die nicht in die anderen Kategorien fallen.
▶ Geringere Emboliewahrscheinlichkeit (< 5%; Tabelle 7.11).
▶ Sehr geringe Emboliewahrscheinlichkeit (< 3%; Tabelle 7.12).
▶ Normalbefund.
  Keine Perfusionsausfälle.

---

[3] Hull RD, Hirsh J, Carter CJ, Raskop GE, Gill GJ, Jay RM, Leclerc JR, David M, Coates G (1991) Diagnostic value of the ventilation-perfusions scan in acute pulmonary embolism: results of the prospective investigation of pulmonary embolism diagnosis (PIOPED). JAMA 263:2753-2759.

7.5.6 Lungeninhalationsszintigraphie

Die Belüftung der Alveolen kann mit Hilfe von inhalierten ^{99m}Tc-markierten Aerosolen geprüft werden. Die regionale Verteilung in der Lunge ist abhängig von der Partikelgröße und von der regionalen Ventilation. Nur Partikel $<2\mu$m erreichen die Alveolen. Bei Verwendung größerer Partikel kommt es zu einer vorzeitigen Ablagerung in der Trachea oder im Bronchialsystem (hot spots). Mit Hilfe von Aerosolpartikeln ($>5\mu$m) kann die mukoziliäre Clearance des Bronchialsystems und mit kleineren Partikeln ($<2\mu$m) die resorptive Clearance der Alveolen bestimmt werden.

7.5.6.1 Indikationen

- Darstellung der regionalen alveolären Ventilation,
- Verdacht auf Lungenembolie,
- chronisch-obstruktive Lungenerkrankungen,
- Berechnung der mukozilliären Clearance.

7.5.6.2 Radiopharmakon

▶ Eine mit ^{99m}Tc-markierte DTPA-Lösung wird mit Hilfe von Preßluft in einem speziellen Vernebler vernebelt. Durch Sedimentation lassen sich größere Partikel abtrennen. Über ein Mundstück ist der Patient mit dem Vernebler verbunden. Nach der Ablagerung in den Alveolen diffundiert das Radiopharmakon in die Lungenkapillaren und in den Extrazellulärraum und wird schließlich durch glomeruläre Filtration durch die Nieren ausgeschieden.

▶ Eine neuere Methode (^{99m}Tc-Pseudogas) beruht auf dem Verdampfen von ^{99m}Tc-Pertechnetat auf Graphit bei 2500 °C in einer Argonatmosphäre. Dadurch lassen sich ultrafeine ^{99m}Tc-markierte Kohlepartikel ($<1\mu$m) erzeugen, die direkt inhaliert werden können. Die gewonnenen Partikel sind deutlich kleiner als die Aerosolpartikel und haben gasähnliche Eigenschaften.

Technische Durchführung

▶ Spezielle Patientenvorbereitung
Der Patient sollte vor der Untersuchung in die Atemtechnik (ruhige, tiefe und langsame Inspiration) eingewiesen werden.
▶ Kameravorbereitung
LEHR-Kollimator, LEAP-Kollimator.
▶ Applikation und Aufnahmetechnik

- Der Patient inhaliert in sitzender Position gleichmäßig über ein Mundstück mit zugeklemmter Nase über 3–5 min den Aerosolnebel.
- Nach ausreichender Anreicherung in den Lungen kann mit den Aufnahmen begonnen werden. Die in die Lunge inhalierte Aktivität sollte mindestens 10 MBq betragen (Kontrolle mittels Gamma-Kamera während der Inhalation, für 100 000 Counts/Bild sollten ca. 10 000 Counts innerhalb von 5 Sekunden akquiriert werden).

▶ Befunddokumentation
Dieselben Aufnahmen wie bei der Lungenperfusionsszintigraphie. Wegen der im Vergleich zur Perfusionsszintigraphie geringeren Aktivität sind ca. 100 000 Counts pro Aufnahmeprojektion ausreichend.

Ergebnisse

▶ Normalbefund
Die Aerosolpartikel sind in beiden Lungenflügeln homogen verteilt. Das Mediastinum ist frei. Ein kleiner Anteil wird auch bei unauffälligen Patienten zentral in den großen Bronchialästen deponiert. Ein Teil der applizierten Aktivität wird geschluckt und gelangt über den Ösophagus in den Magen, deshalb ist eine geringe Anreicherung des zentralen Bronchialsystems, des Ösophagus und des Magens bei der Aerosolszintigraphie nicht ungewöhnlich.

▶ Artefakte
- können infolge zu schneller und zu flacher Atmung (Tachypnoe) auftreten, dadurch kann es zu einer vermehrten Ablagerung der Aerosole im zentralen Bronchialsystem kommen,
- durch eine undichte Maske kann die inhalierte Aktivität zu gering sein, dadurch werden die Aufnahmezeiten stark verlängert.

▶ Lungenembolien
beeinflussen die Inhalation und Ventilation nicht.

▶ Chronisch-obstruktive Lungenerkrankungen (COLD) führen zu einer vermehrten Ablagerung der Aerosole im zentralen Bronchialbaum („hot-spots") und einer häufig zu geringen Anreicherung in den peripheren Lungenabschnitten, dadurch wird die Diagnostik einer Embolie erschwert.
Semiquantitative Vergleiche mittels Regions of interest sind bei COLD deshalb nicht zu empfehlen.

7.5.7 Lungenventilationsszintigraphie

7.5.7.1 Radiopharmakon ^{81m}Kr-Gas

^{81m}Kr, ein γ-Strahler mit kurzer Halbwertszeit (13 sec) entsteht im ^{81}Rb-^{81m}Kr-Generator durch isomeren Übergang mit einer Photonenergie von 190 keV. Wegen der kurzen Halbwertszeit muß Krypton, im Unterschied zu den Aerosolen und zu ^{133}Xe während der Aufnahme ständig eingeatmet werden. Die Ausatmung erfolgt über ein offenes Schlauchsystem. Spezielle Strahlenschutzvorrichtungen sind nicht erforderlich. Die γ-Energie von 190 keV ermöglicht eine gute Ortsauflösung und Aufnahmen in derselben Position wie die Perfusionsaufnahmen durch Umschalten des Energiefensters. Wegen der kurzen Halbwertszeit wird ein Äquilibrium zwischen alveolärer Konzentration und Einatemluft nie erreicht; eine „Washout-Phase" wie bei ^{133}Xe fehlt. Infolgedessen kann im Gegensatz zu ^{133}Xe nur die regionale Ventilation, nicht aber das Atemvolumen bestimmt werden. Die Sensitivität von ^{133}Xe beim Erkennen von chronisch-obstruktiven Lungenerkrankungen wird wegen der fehlenden Washout-Phase nicht erreicht. Der Nachteil der Ventilation mit ^{81m}Kr besteht in der kurzen Halbwertszeit der Muttersubstanz ^{81}Rb (4,5 h), dadurch ist der Generator nur einen Tag verfügbar und müßte täglich erneuert werden. Damit empfiehlt es sich, alle Ventilationsuntersuchungen nach Möglichkeit an einem oder zwei Tagen in der Woche durchzuführen.

Technische Durchführung

▶ Spezielle Patientenvorbereitung
Der Patient sollte vor der Untersuchung über die Atemtechnik (tiefe, ruhige Atemzüge) informiert werden.
▶ Kameravorbereitung
Mittelenergetischer Kollimator.
▶ Applikation und Aufnahmetechnik
• Die Einatmung erfolgt im Sitzen vor der Kamera.
• In den gleichen Projektionen wie bei der Perfusion werden statische Aufnahmen von jeweils 300 000-500 000 Counts pro Bild akquiriert. Die Untersuchung kann zwischen den Perfusionsaufnahmen erfolgen durch Änderung des Energiefensters.
▶ Auswertung
Wie bei der Perfusionsszintigraphie.

7.5.7.2 Radiopharmakon ^{133}Xe-Gas

^{133}Xe-Gas ist ein β- und γ-Strahler mit einer Halbwertszeit von 5,27 Tagen. Die geringe γ-Energie (81keV) bedingt eine schlechtere Ortsauflösung als bei ^{81m}Kr und liegt im Comptonanteil von ^{99m}Tc. Deshalb müssen Ventilationsstudien mit ^{133}Xe immer vor der Perfusionsuntersuchung stattfinden. ^{133}Xe-Gas ist schwerer als Luft, aus diesem Grund muß über ein geschlossenes Spirometersystem ein- und ausgeatmet werden.

133-Xenon-Lungenventilationsszintigraphie

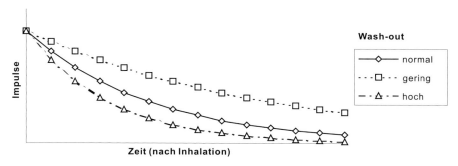

Abb. 7.51. Schema der Lungendurchblutung mit ^{133}Xe-Gas, Wash-out-Funktion.

Technische Durchführung

▶ Spezielle Patientenvorbereitung
Der Patient muß über die Atemtechnik informiert werden.
▶ Kameravorbereitung
LEAP oder LEHR Kollimator, geschlossenes Atmungssystem oder Abluft
unter starkem Sog (falls möglich und genehmigt).
▶ Applikation und Aufnahmetechnik
Die Ventilationsuntersuchung mit ^{133}Xe besteht aus 3 Abschnitten:
- Phase 1 = Wash-in-Phase
Nach einem tiefen Atemzug aus einem geschlossenen System, das ca.
50 MBq/l ^{133}Xe enthält, wird der Atem so lange wie möglich angehal-
ten, um eine statische Aufnahme über 20–30 sec durchzuführen.
- Phase 2 = Steady-state-Phase
wird nach Einatmung aus einem geschlossenen System nach ca. 3–5
min erreicht. (Statische Aufnahmen mit ca. 100 000 Counts)
- Phase 3 = Wash-out-Phase
nach Öffnen des Systems (Ausatemluft auffangen) werden Sequenzbil-
der über 3–5 min angefertigt.

Ergebnisse

▶ Normalbefund
Das Xenon ist in Phase 1 und Phase 2 homogen verteilt. In der Wash-
out-Phase wird das Xenon schnell und gleichförmig abgeatmet. Die Ver-
teilung des Edelgases in Phase 1 und Phase 3 entspricht der regionalen
Ventilation, in der 2. Phase den regionalen Atemvolumina.
▶ Chronisch-obstruktive Lungenerkrankungen
Schlecht belüftete Areale zeigen in der Wash-in-Phase eine verzögerte
Speicherung, im Äquilibrium ein unauffälliges Speicherverhalten und in

der Wash-out-Phase eine relative Mehranreicherung durch eine verzögerte Entleerung (Trapping-Phänomen).

7.6 Skelett

7.6.1 Physiologie und Anatomie

Das Knochensystem dient einerseits zur Erhaltung der Statik als Stützorgan, andererseits durch den Gehalt an Mineralstoffen als Speicherorgan. Es besteht aus Calciumphosphatkristallen, im wesentlichen Apatit, das von Kollagenfasern umgeben und durchzogen wird. Diese Knochenmatrix (Osteoid) beinhaltet Zellen für den Knochenabbau (Osteoklasten und Osteozyten), sowie Zellen für den Knochenneubau (Osteoblasten). Die Osteozyten sind untereinander durch Kanäle verbunden und haben Bedeutung für den lokalen Knochenumbau.

Das „Mineraldepot" des Knochensystems enthält hauptsächlich Calcium und Phosphat, in geringeren Mengen Magnesium und Natrium. Den Calciumhaushalt steuern drei Hormone: das Parathormon aus den Epithelkörperchen, das Calcitonin aus der Schilddrüse sowie das Vitamin-D-Hormon (Cholekalziferol). Parathormon erhöht den Ca^{2+}-Spiegel im Serum durch Förderung der Osteoklastentätigkeit. Zusätzlich steigert es die Ca^{2+}-Resorption der Nieren sowie die Ca^{2+}-Aufnahme über den Darm. Vitamin-D-Hormon wirkt wie Parathormon fördernd auf die Ca^{2+}-Mineralisation im Skelett und unterstützt die Parathormonwirkung am Darm und an den Nieren. Ein Mangel an Cholekalziferol führt zu Rachitis. Calcitonin aus den C-Zellen der Schilddrüse senkt den Calciumgehalt im Serum durch eine Hemmung der Osteoklastentätigkeit. Es wird dadurch mehr Calcium in das Knochensystem eingebaut. An den Nieren begünstigt Calcitonin die Ausscheidung von Ca^{2+} über den Urin.

Um sich den funktionellen Anforderungen anzupassen, erfolgt ein ständiger Knochenumbau im Skelettsystem. An- und Abbau sind normalerweise im

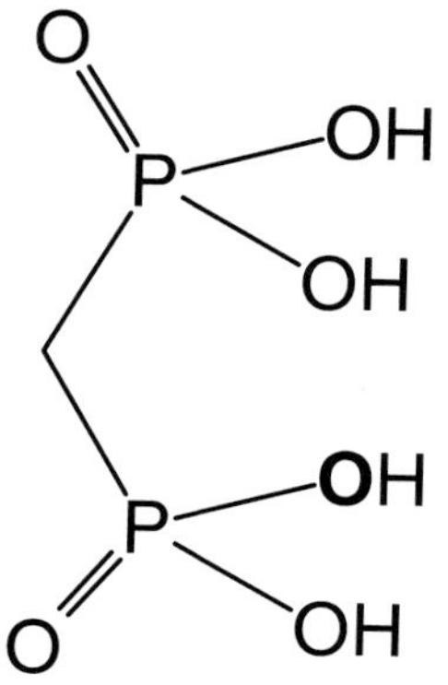

Abb. 7.52. Methylen-Di-Phosphonat (MDP).

Gleichgewicht. In der Wachstumsphase ist die Aktivität der Osteoblasten in den Wachstumszonen besonders intensiv und führt zum Längenwachstum. Später reguliert sich der An- und Abbau des Knochens nach den biomechanischen Anforderungen. Im Alter überwiegt der Knochenabbau.

7.6.2 Knochenszintigraphie

Bei der Knochenszintigraphie werden physiologische Marker verwendet, um lokale Störungen des Knochenstoffwechsels frühzeitig zu erkennen. Es handelt sich hierbei um ein sehr sensitives Verfahren. Gegenüber dem konventionellen Röntgenbild können Prozesse, welche die Knochendichte nur wenig beeinflussen, z. B. Entzündungen, Metastasen oder inkomplette Frakturereignisse, früher erkannt werden. Ferner kann mit Hilfe der Ganzkörperknochenszintigraphie die Ausdehnung einer Erkrankung auf das gesamte Skelettsystem beurteilt werden.

7.6.2.1 Radiopharmaka

Als erstes Isotop wurde ^{35}P 1935 von Hewesy und Chiewitz zur Messung des Knochenmetabolismus eingesetzt. Wegen der schlechten Strahlungseigenschaften (ß-Emitter) dienten später Strontium-Isotope und ^{18}Fl zur Messung des Knochenstoffwechsels. Seit Anfang der 70er Jahre sind Technetiumverbindungen erhältlich. Die heute gebräuchlichsten sind das Methylendiphosphonat (MDP) und das Hydroxymethylendiphosphonat (HMDP). Beide sind als kommerzieller Kit erhältlich. Wie autoradiographische Untersuchungen zeigen, beruht der Uptake der Diphosphonate auf einer Anlagerung an die Knochenoberfläche im Extravasalraum (Chemisorption). Dabei findet die Anreicherung vorwiegend an den Orten der Knochenneubildung (Osteoblastentätigkeit) statt. Der Knochenuptake des Radiopharmakons ist einerseits abhängig von der Osteoblastenaktivität und andererseits von der Durchblutung des Knochens. Diphosphonate zeigen nach Injektion eine rasche Blut-

Tabelle 7.13. Dosierungsempfehlung für die Skelettszintigraphie mit ^{99m}Tc-Methylen-Diphosphonat für Kinder und Erwachsene.

Alter [Jahren]	Dosis pro kg Körpergewicht	Strahlenexposition [mSv/MBq]
unter 10	ca. 4 MBq	max. 0,05
10 bis 15	ca. 6 MBq	max. 0,015
15 bis 20	ca. 8 MBq	max. 0,01
Erwachsene	9–10 MBq	0,008

clearance. Die Ausscheidung des ungebundenen Komplexes erfolgt über die Nieren. Die maximale Aktiviät in den Nieren wird nach ca. 20 min erreicht. Nach 6 h sind bei unauffälliger Nierenfunktion nur noch 40% der Ausgangsaktivität im Körper nachweisbar.

7.6.2.2 Indikationen

- Knochentumor- und Metastasennachweis (Staging, Verlaufskontrollen u. Therapiekontrollen),
- tumorähnliche Knochenläsionen, z. B. Osteoid-Osteome, juvenile oder aneurysmatische Knochenzysten, eosinophile Granulome,
- Trauma: Haarrißfrakturen, Marschfrakturen, Ermüdungsfrakturen, Algodystrophien, z. B. Sudeck-Syndrom, posttraumatische Nekrosen, z. B. Hüftkopfnekrosen, Battered child syndrom,
- postoperative Verlaufskontrollen: fragliche Pseudarthrosen, Verlaufskontrolle von Endoprothesen (Auslockerung, Entzündung), Verlaufskontrollen nach Knochentransplantation, Vitalität von Knochenfragmenten nach Trümmerfrakturen,
- aseptische Knochennekrosen, z. B. Morbus Perthes,
- Entzündungen, z. B. Osteomyelitis, Verlaufskontrolle rheumatoider Erkrankungen,
- degenerative Skelettveränderungen,
- lokale und generalisierte Knochenstoffwechselstörungen: Morbus Paget, Osteomalazie, Osteoporose, primärer od. sekundärer Hyperparathyreoidismus,
- gutartige Knochenneubildungen, z. B. Myositis ossifikans.

Technische Durchführung

- ▶ Kameravorbereitung
  LEHR- oder LEAP-Kollimator, ein ganzkörperfähiges System ist zu empfehlen; für die Drei-Phasenskelettszintigraphie ist ein Kamerasystem mit angeschlossenem Rechnersystem notwendig.
- ▶ Patientenvorbereitung
  Nach der Applikation der Radiopharmakons, sollten alle Patienten ausreichend hydriert werden (mindestens 10 ml Flüssigkeit pro kg KG). Vor dem Untersuchungsbeginn ist es notwendig, die Harnblase zu entleeren, um die Harnblasenaktivität zu verringern. Alle metallenen Gegenstände (Geldbörsen, Uhren, Schmuck, Gürtel, Zahnprothesen, usw.) sollte der Patient vor der Untersuchung ablegen, um Artefakte durch Abschattungen möglichst zu vermeiden. Bei einigen klinischen Fragestellungen kann es notwendig sein, das Einstromverhalten des Radiopharmakons zu beurteilen, dazu dient die Drei-Phasenskelettszintigraphie. Hierbei erfolgt die Applikation direkt unter der Kamera.

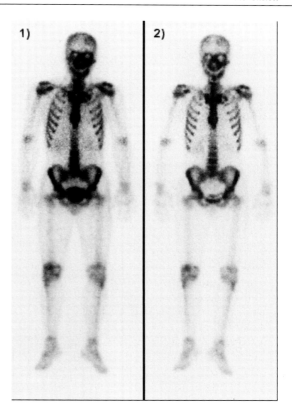

Abb. 7.53. Auswirkung der Zeitspanne zwischen Applikation und Aufnahme auf die Bildqualität. 1) Aufnahme nach 2 h p.i., 2) Aufnahme nach 4 h p.i. mit deutlich verbessertem Knochen/Weichteilverhältnis in der 4 h Aufnahme.

▶ Applikations- und Aufnahmetechnik
Der Applikationsort sollte möglichst weit von der klinisch interessanten Körperstelle entfernt liegen.
- Konventionelles Knochenszintigramm
- Applikation von 400–600 MBq ^{99m}Tc-MDP oder HMDP i.v., für Kinder entsprechend dem Alter und Körpergewicht weniger (siehe Tabelle 7.11).
- Beginn der statischen Einzelaufnahmen bzw. Ganzkörperaufnahmen 2–3 h nach Applikation, in Einzelfällen (schlechte Weichteilclearance) später. Bei dialysepflichtigen Patienten ist es zu empfehlen, die Applikation vor der Dialyse durchzuführen und erst nach der Dialyse die Aufnahmen zu starten. Anzustreben sind 300 000 bis 500 000 Counts für Einzelaufnahmen und 750 000–1 Mio. Counts für Ganzkörperaufnahmen. Einzelaufnahmen sind in bezug auf die Auflösung der Ganzkörperszintigraphie überlegen, und sollten deshalb in Zweifelsfällen zusätzlich angefertigt werden. Falls die Harnblase nicht vollständig entleert werden kann, ist es möglich, durch schräge Projektionen oder durch Aufnahmen in halbsitzender Position über der Kamera die Kno-

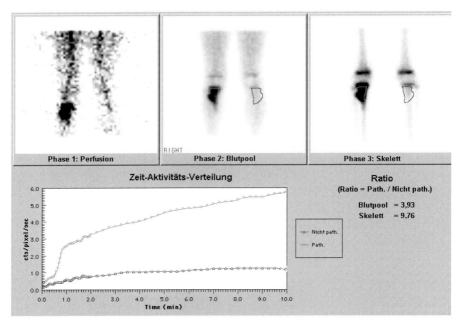

Abb. 7.54. Drei-Phasenskelettszintigraphie bei einem Osteosarkom der rechten Tibia mit Berechnung des relativen MDP-Uptakes im Tumor.

chen im kleinen Becken möglichst überlagerungsfrei abzubilden. Auch Spätaufnahmen 12–14 h nach Injektion können in Einzelfällen hilfreich sein. In bestimmten Fällen, z. B. im Schädelbereich, im Becken oder in der Wirbelsäule kann eine 2D oder 3D-Darstellung mit Kontrastanhebung durch die SPECT-Technik hilfreich sein, um Befunde überlagerungsfrei zuordnen zu können.

- Drei-Phasen-Skelettszintigramm
  Die Applikation findet direkt unter der Kamera statt.
- In der ersten Phase (Radionuklidangiographie-Phase) dynamische Akquisition von 0–3 min,
- in der zweiten Phase in der ca. 2.–10. min p.i. (Bloodpool- oder Weichteilphase) statische Akquisition,
- in der ossären Phase 2 h p.i. statische Akquisition.

▶ Befunddokumentation
In der Regel ist eine analoge Befunddokumentation mittels Röntgenfilm ausreichend. Bei speziellen klinischen Fragestellungen, z. B. für die Beurteilung des Ansprechens auf eine Chemotherapie bei Osteosarkomen, ist eine digitale Befunddokumentation vorgeschrieben. Dazu werden Regions of interest der pathologischen Seite mit der gesunden Seite verglichen. Eine Abnahme der Aktivität in der Tumorregion im Vergleich zum Ausgangsbefund spricht für ein Ansprechen der Chemotherapie.

7.6.2.3 Die Drei-Phasenskelettszintigraphie

dient der Beurteilung entzündlicher oder tumoröser Skelettveränderungen. Die erste Phase (Radionuklidangiographie) ermöglicht die Darstellung der Durchblutungsverhältnisse im betroffenen Bereich. Zusätzlich kann, als Zeichen einer erhöhten Gefäßpermeabilität, eine frühzeitige Anreicherung des Radiopharmakons perivaskulär im Weichteilgewebe beobachtet werden. Die frühstatische Szintigraphie (Bloodpool- oder Weichteilphase) (2.–10. min) stellt die Weichteilvaskularität dar. Die spätstatische Szintigraphie (ossäre Phase) ca. 2–3 h p.i. dient der Beurteilung der Osteoblastenaktivität.

Ergebnisse

▶ Normalbefund
  Ein physiologisch erhöhter Uptake ist im Bereich der Sakroiliakalfugen, im Becken und in der Wirbelsäule belastungsbedingt zu erwarten. Spongiöse Knochen, z. B. Sternum, Wirbelkörper, zeigen gegenüber Röhren-

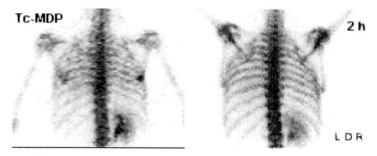

Abb. 7.55. Artefakt durch Überlagerung in Höhe der rechten Scapula. Zum sicheren Ausschluß eines erhöhten Knochenumbaus wird eine Aufnahme mit abduzierten Armen empfohlen.

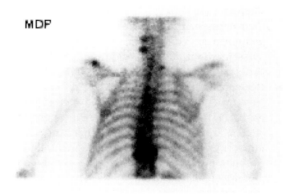

Abb. 7.56. Degenerative Skelettveränderungen finden sich häufig an den HWS-Gelenken und im Bereich der Schultern.

knochen, z. B. Femur oder Humerus, eine höhere Nuklidaufnahme. Im Schädelskelett kann im Bereich der Schädelnähte ein erhöhter Uptake auftreten. Belastungsabhängig kann es auch zu einer Betonung der Sternoklavikulargelenke sowie der Akromioklavikulargelenke kommen. Im Wachstumsalter ist eine intensive Speicherung der Wachstumsfugen physiologisch.

▶ Artefakte ohne pathologische Bedeutung:
- *Kontaminationen* treten meist an der Oberfläche der Kleidung oder der Haut auf. Sie lassen sich von echten Skelettveränderungen durch seitliche Aufnahmen abgrenzen. Nach Waschen oder nach Ablegen der kontaminierten Kleidung muß der Speicherherd abnehmen oder vollständig beseitigt sein.
- *Narben:* Charakteristisch sind Mehrspeicherungen unmittelbar an der Hautoberfläche in Bereichen ohne ossäres Korrelat im Abdomen, z. B. bei Z.n. Cholezystektomie.
- *Scharf begrenzte Minderspeicherungen* in einem Bereich mit unauffälligen Knochenspeicherungen können z. B. verursacht werden durch Herzschrittmacher, nicht abgelegte Medaillons und andere Schmuckgegenstände, Gürtelschnallen, etc.; auch der Ausfall eines Photomultipliers kann sich als „cold-lesion" dokumentieren.
- *Mehrspeicherungen durch Überlagerungen* treten häufig am unteren Skapularand durch Überprojektion des Rippenthorax auf. Hier empfiehlt sich eine zusätzliche Aufnahme mit Strecken der Arme nach kranial. Ferner sind Überlagerungen durch ein gefülltes Nierenbecken mit dem caudalen Rippenthorax nicht selten. Zur Differenzierung sind schräge oder seitliche Projektionen hilfreich.

▶ Degenerative Veränderungen
sind meistens an stark belasteten Gelenken zu beobachten, z. B. Akromioklavikulargelenke, Hüft- und Kniegelenke und Fußgelenke sowie im Bereich der Wirbelsäule besonders in den IS-Fugen. Charakteristisch ist ein beidseitiges symmetrisches oder nur gering asymmetrisches Auftreten. Vereinzelt können aktivierte Arthrosen einen deutlich erhöhten Uptake verursachen. Skoliosen der Wirbelsäule können belastungsbedingte Mehrspeicherungen der betroffenen Wirbelgelenke und Wirbelkörper hervorrufen. Ein erhöhter Uptake in einem Bereich mit überwiegend degenerativen Veränderungen kann ein malignes Geschehen nicht sicher ausschließen, deshalb sollte in Zweifelsfällen zusätzlich eine radiologische Abklärung erfolgen.

▶ Metastasen
verursachen überwiegend asymmetrische Mehrspeicherungen. Charakteristisch ist ein vielfältiges Erscheinungsbild ohne erkennbare Regelmäßigkeiten (vgl. Abb. 7.57). Bei einer diffusen Knochenmarkkarzinose fehlen umschriebene Mehranreicherungen, stattdessen ist ein diffus erhöhter Knochenuptake erkennbar. Eine genaue Beurteilung der Ausdehnung einer Metastasierung ist in diesen Fällen nur durch eine zusätzliche Knochenmarkszintigraphie möglich. Ein diffus erhöhter Knochenuptake ohne

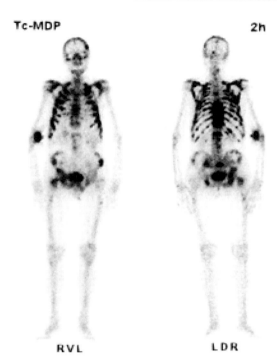

Tc-MDP   2h

RVL   LDR

Abb. 7.57. Knochenszintigraphie bei Prostatakarzinom mit multifokalem ossärem Befall.

Nierendarstellung wird auch als „Superscan" bezeichnet. Als „Flare-Phänomen" bezeichnet man eine Zunahme des Uptakes in Metastasen und neu auftretende Läsionen in zuvor unauffälligen Gebieten nach Beginn einer systemischen Therapie (in der Regel antihormonellen Therapie). Das Flare-Phänomen kann hauptsächlich bei Metastasen des Mammakarzinoms und bei Prostatakarzinomen beobachtet werden. Die Dauer des Flare-Phänomens beträgt in der Regel 3 Monate, danach ist der Uptake wieder rückläufig.

▶ Tumoren
zeigen in der Regel einen positiven Uptake im Skelettszintigramm wenn sie als maligne einzustufen sind. Benigne primäre Knochentumoren zeigen eine pathologisch erhöhte Speicherung nur, wenn sie von der Knochenmatrix ausgehen, gehen sie dagegen vom Bindegewebe oder dem Knorpel aus, zeigt sich meist nur ein gering erhöhter Uptake oder ein gleich starker wie im normalen benachbarten Knochen (Ausnahme ist die fibröse Dysplasie). Tumoren, die überwiegend im Knochenmark metastasieren und erst spät die Cortikalis infiltrieren, z. B. das Plasmozytom, können sich auch minderspeichernd darstellen („cold-lesion"). Auch bei gut vaskularisierten Metastasen, z. B. beim Schilddrüsenkarzinom, kann in ca. 50% der Fälle eine Metastasierung mittels MDP übersehen werden. Das Ausmaß des Uptakes korreliert nicht mit der Bösartigkeit ei-

Tabelle 7.14. Übersicht über das Speicherverhalten der häufigsten Knochentumoren und Metastasen sowie der wichtigsten Differentialdiagnosen.

Tumor/Metastasen	Speicherverhalten
▶ Bösartige Knochentumoren	
Prostata-Ca (Knochenmetastasen)	+ +
Mamma-Ca (Knochenmetastasen)	+
Lungen-Ca (Knochenmetastasen)	±
Ewing-Sarkom	+ + +
Osteosarkom	+ + +
Extraossales Osteosarkom	+
Chondrosarkom	+ +
Plasmozytom	±
▶ Gutartige Knochentumoren	
Osteoid-Osteom	+ + +
Osteoblastom	+ +
▶ Tumorähnliche Erkrankungen	
Fibröse Dysplasie (Jaffé-Lichtenstein)	+ + +
Eosinophiles Granulom (Histiozytose X)	+ +, ±
Morbus Paget	+ + +

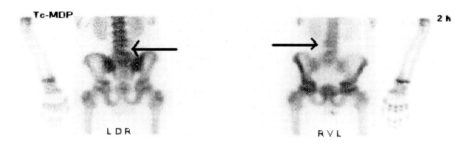

Abb. 7.58. Beispiel für eine „cold-lesion": Malignes Schwannom in Höhe LWK 5.

nes Tumors. Auch gutartige Tumoren, z. B. das Osteoid-Osteom, können einen ausgeprägt hohen Uptake aufweisen. Besonders hoch ist der Uptake zentral im Osteoid-Osteom im sog. Niddus. Mit Hilfe von Meßsonden kann dadurch der Niddus intraoperativ lokalisiert werden.

▶ Trauma

Ein frisches Frakturereignis ist keine Indikation zur Knochenszintigraphie! Abhängig von der Lokalisation und von der Belastung kann es unterschiedlich lange dauern, bis ein Frakturereignis speichert. In stark belasteten Arealen, z. B. Hüfte, wird eine Fraktur frühestens innerhalb von 24 h positiv, in wenig belasteten Arealen, wie z. B. im Schädelskelett, kann es bis zu 10 Tage dauern bis eine Fraktur erkennbar wird. Daher ist ein sicherer Ausschluß einer traumatischen Knochenläsion in der Regel erst nach 10 Tagen sinnvoll. Die Indikation zur Skelettszintigraphie bei Trauma besteht in den Fällen, in denen radiologisch eine Fraktur schlecht nachgewiesen werden kann.

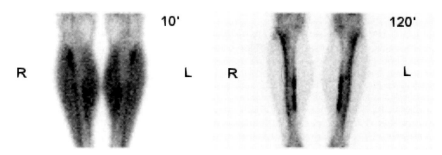

Abb. 7.59. Skelettszintigraphie bei entzündlichen Veränderungen im Bereich beider Tibiae (Periostitis). 2-Phasenskelettszintigraphie mit erhöhter Weichteil- und Knochenanreicherung.

- Mikrofrakturen, z. B. Streßfrakturen der Tibia bei Gewichthebern, Marschfrakturen mit unzureichender Kortikalisunterbrechung. In der Dreiphasenszintigraphie ist in den ersten Monaten nach Ereignis eine Hyperämie und ein erhöhter ossärer Uptake im Frakturspalt zu erkennen.
- Wirbelkörperfrakturen und Frakturen des Os sacrum stellen sich in der Regel bandförmig dar. Charakteristisch sind Kompressionsfrakturen einzelner Wirbelkörper bei Osteoporose.
- Bei Verdacht auf Kindesmißhandlung (battered child syndrom) besteht die Indikation im Nachweis atypischer Skelettfrakturen.
- Bei polytraumatisierten Patienten kann mit Hilfe der Dreiphasenszintigraphie die Vitalität eines Knochenfragments überprüft werden. Ein positiver Uptake spricht für eine Durchblutung des Fragments.

▶ Osteonekrosen
treten spontan oder nach einem Frakturereignis auf. Am häufigsten ist die Hüftkopfnekrose. Charakteristisch ist in der Frühphase eine Minderspeicherung „cold lesion", die korrelierend mit dem Grad der Reparation langsam in eine Mehrspeicherung übergeht, welche sich im weiteren Verlauf langsam normalisiert.

▶ Entzündliche Skelettveränderungen
Ein florider entzündlicher Prozeß stellt sich im Dreiphasenszintigramm in allen Phasen positiv dar. Das Skelettszintigramm wird innerhalb der ersten 24 bis 72 h positiv. In Ausnahmefällen, z. B. bei abgekapselten Abszessen, ist im Skelettszintigramm eine Minderspeicherung („cold lesion") zu erkennen. Bei chronisch entzündlichen Prozessen können die ersten zwei Phasen negativ sein. In Zweifelsfällen sollte zusätzlich ein Leukozytenszintigramm zur Abklärung erfolgen. Bei Säuglingen muß bei der Suche nach Abszeßherden besonders auf Minderspeicherungen geachtet werden. Erschwert oder unmöglich ist die Befundung bei Abszeßherden in Gebieten mit physiologisch starker Speicherung, wie den Wachstumsfugen. Aufgrund einer bestehenden Gefäßverbindung zwischen den Diaphysen und den Epiphysen sind bei Kindern bei einer hämatogenen Infektion septische Arthritiden besonders häufig.

► Endoprothesen
Die Indikation zur Skelettszintigraphie besteht bei unklaren Schmerzen zum Nachweis einer Auslockerung der Prothese oder einer Entzündung. Dazu ist eine Kenntnis des verwendeten Prothesenmaterials Voraussetzung. Bei zementierten Prothesen ist ein erhöhter Uptake bis ein Jahr nach Operation physiologisch. Bei zementlosen Prothesen kann die Einheilungsphase nach Operation bis zu 2 Jahre dauern. Ein erhöhter Uptake am Prothesenschaft, der die Einheilungsphase deutlich überzieht, ist verdächtig für eine Entzündung oder eine Lockerung des Prothesenmaterials. Sowohl bei einer Entzündung als auch bei einer Lockerung sind alle Phasen des Drei-Phasenszintigramms positiv. Zur Differenzierung ist daher eine zusätzliche Entzündungsszintigraphie mit markierten Granulozyten oder Gallium notwendig.

► Generalisierte Knochenstoffwechselstörungen
Metabolische Knochenstoffwechselstörungen, z. B. Osteomalazie, Osteoporose und Hyperparathyreoidismus, zeigen häufig einen diffus erhöhten Knochenumbau im Stammskelett („Superscan"). Bei Osteomalazie kann manchmal ein erhöhter Knochenumbau an den Knorpel-Knochenrändern des Rippenthorax („Rosenkranz-Zeichen") beobachtet werden. Charakteristisch sind bandförmige Mehrspeicherungen der Wirbelkörper für Sinterungsfrakturen bei Osteoporose.

► Lokalisierte Knochenstoffwechselstörungen
• Morbus Paget
Charakteristisch ist eine stark erhöhte Aktivitätsaufnahme des betroffenen Knochens in allen Phasen des Drei-Phasenszintigramms. Beim Morbus Paget können sowohl ein einzelner als auch mehrere Knochen betroffen sein. Im Knochenszintigramm erscheint der betroffene Knochen vergrößert und gebogen (Säbelscheiden-Phänomen). Häufig sind Femur oder Tibia betroffen.

• Fibröse Knochendysplasie (Jaffé-Lichtenstein)
Bei der fibrösen Dysplasie ist der Uptake in einem Areal eines Knochens stark erhöht, selten ist der ganze Knochen betroffen. In der Regel tritt sie am häufigsten in den Schädelknochen auf. Die Skelettszintigraphie dient der Beurteilung der Ausdehnung eines Befundes und der Planung einer Biopsie (bei multifokalem Auftreten).

• Algodystrophien (Sudeck-Syndrom)
sind überwiegend posttraumatisch oder vaskulär bedingte Störungen in der Blutversorgung distaler Extremitäten. Neben einer Weichteilschwellung und einem Muskelschwund kommt es zu einer trophischen Störung des Knochen- und Hautstoffwechsels mit einer Osteoporose. Die Dreiphasenszintigraphie zeigt in den ersten Monaten eine häufig strumpfförmige konfigurierte, flächenhafte, überproportional erhöhte Durchblutung und Weichteilanreicherung sowie eine Zunahme des Knochenstoffwechsels. Später ist nur noch der Knochenstoffwechel gesteigert.

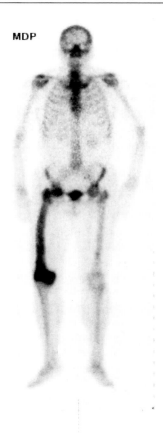

MDP

Abb. 7.60. Morbus Paget der rechten Tibia.

7.7 Kardiovaskuläres System

Koronare Herzerkrankungen sind eine der häufigsten Todesursachen in Europa und Nordamerika, deshalb kommt ihrer frühzeitigen Diagnostik eine wichtige Bedeutung zu.

7.7.1 Anatomie und Physiologie

Die Hauptaufgabe des Herzens besteht in der Blutversorgung des großen und kleinen Kreislaufs. In der maximalen Füllungsphase, der Diastole, enthält das Herz ca. 500 ml Blut. Der rechte Vorhof erhält venöses Blut aus der oberen und unteren Hohlvene. Über die Trikuspidalklappe ist er mit dem rechten Ventrikel verbunden. Der linke Vorhof erhält sauerstoffreiches Blut aus dem Lungenkreislauf. Durch die Mitralklappe ist der linke Vorhof mit dem linken Ventrikel verbunden. In der Diastole werden beide Ventrikel aus den Vorhöfen gefüllt. Von dort wird das Blut durch eine muskuläre Kontraktion, in der

Systole, durch die Pulmonalklappe bzw. die Aortenklappe in den kleinen und großen Kreislauf gepumpt. Da der rechte Ventrikel nur den relativ kleinen Lungenkreislauf versorgt, beträgt der durchschnittliche endsystolische Druck nur 15–30 mm Hg und die Wanddicke 3–4 mm. Der linke Ventrikel speist den großen Kreislauf, wozu durchschnittlich ein wesentlich höherer endsystolischer Druck aufgebaut werden muß (100–140 mm Hg), entsprechend ist die Wanddicke größer (8–12 mm). Eine chronische Druckbelastung des Herzens, z. B. durch eine Stenose der abführenden Gefäße, führt kompensatorisch zu einer Myokardhypertrophie und später zu einer Myokardinsuffizienz. Eine Volumenbelastung des Herzens, z. B. durch Pendelblut infolge einer Insuffizienz der Aortenklappe, führt initial zu einer Dilatation des Herzmuskels, später ebenfalls zu einer Myokardinsuffizienz. Das Herz erhält seine Blutversorgung aus den Herzkranzgefäßen, diese entspringen der Aorta. Man unterscheidet die rechte und linke Herzkranzarterie. Die rechte Koronararterie (RCA) versorgt den rechten Vorhof, den rechten Ventrikel, den basalen Anteil des linken Ventrikels und Teile der Hinterwand des linken Ventrikels. Die linke Koronararterie teilt sich unmittelbar nach dem Abgang aus der Aorta in einen links anterioren Zweig (LAD) und einen Ramus circumflexus (LCX). Der LAD-Zweig speist die Herzvorderwand, das Septum und Teile der seitlichen Wand des linken Ventrikels. Der LCX-Zweig versorgt den linken Vorhof und die seitliche und hintere Wand des linken Ventrikels. Der Sauerstoffbedarf des Herzens ist ungewöhnlich hoch, ca. 70% des angebotenen Sauerstoffs werden aufgenommen, eine Verengung der Koronararterien führt zu einer Minderversorgung des Herzens (Ischämie) und nachfolgend zu einer Abnahme der Kontraktilität des Herzmuskels und schließlich zu einer Herzinsuffizienz. Unter Ruhebedingungen müssen ca. 90% des Lumens der Herzkranzgefäße verschlossen sein, bis die Durchblutung des Herzmuskels abnimmt. Unter Belastungsbedingungen wird mehr Blut zur Versorgung benötigt, deshalb kann schon eine 50 %-ige Lumeneinengung zu einer Minderversorgung führen.

7.7.2 Myokardszintigraphie

ist ein nicht invasives Verfahren zur Diagnostik einer myokardialen Perfusionsstörung. Ihr kommt daher neben dem Belastungs-EKG eine besondere Bedeutung zu als Entscheidungshilfe vor einer Bypassoperation oder eine Katheterdilatation.

7.7.2.1 Radiopharmakon

Thallium
^{201}Thallium besitzt ähnliche biologische Eigenschaften wie Kalium und wird daher in Muskelgewebe aufgenommen. Die Aufnahme in die Zelle erfolgt überwiegend durch passive Diffusion, teilweise aber auch energieabhängig durch aktive Transportsysteme (Na$^+$-K$^+$-ATPase). Somit ist die Aufnahme in

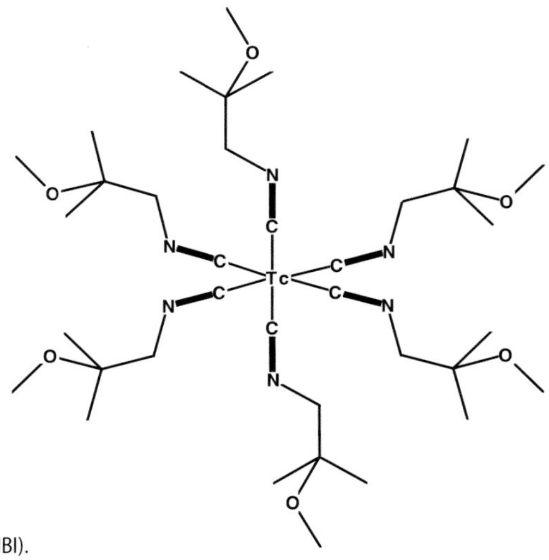

Abb. 7.61. ^{99m}Tc-Methoxy-isobutyl-isonitril (MIBI).

das Myokardgewebe einerseits abhängig von den lokalen Durchblutungsverhältnissen, andererseits ist sie aber auch an das Vorhandensein eines intakten Energiestoffwechsels der Muskelzelle gebunden. Unmittelbar nach Injektion des Thalliums werden bereits 80% der maximal zu erwartenden Aktivität in das Myokard eingelagert. Der maximale Uptake wird ca. nach 20 min erreicht. Anschließend überwiegt die Ausscheidung. Die biologische Halbwertszeit im Herzmuskel beträgt 4–7 h. In Myokardgebieten, die unter Belastungsbedingungen minderperfundiert werden und unter Ruhebedingungen einen ausgeglichenen Energiestoffwechsel besitzen, kann die Aufnahme des Thalliums verzögert sein (*Redistributionsphänomen*). Im Belastungsszintigramm ist entsprechend der Uptake vermindert, unter Ruhebedingungen ausgeglichen. Das Ausmaß der Redistribution hängt neben der Größe des ischämischen Areals auch von der Verfügbarkeit von ^{201}Tl im Blut ab. Bei besonders ausgeprägten Stenosen ist es daher möglich daß das ischämische Areal überbewertet wird. In diesem Fall kann durch eine erneute Applikation von Thallium die Serumkonzentration angehoben und dadurch ein zuvor persistierender Speicherdefekt reversibel werden.

^{99m}Tc-MIBI

^{99m}Tc-MIBI wird ähnlich wie ^{201}Tl perfusionsabhängig und abhängig von der Funktion der Na^+-K^+-ATPase in die Myokardzelle aufgenommen. Im Gegensatz zu Thallium findet jedoch keine Redistribution statt, daher ist es notwendig, jeweils für die Ruhe- und für die Belastungsaufnahme getrennt zu applizieren. Der myokardiale Uptake beträgt nach Angaben des Herstellers 1,2% der applizierten Aktivität in Ruhe und ca. 1,5% unter Belastungsbedingungen. Die Ausscheidung ist überwiegend hepatobiliär, 33% werden innerhalb von 48 h über den Darm ausgeschieden, 27% der Aktivität werden in-

nerhalb von 24 h über den Urin eliminiert. Gegenüber Thallium besitzt es den Vorteil der besseren Verfügbarkeit und der besseren Bildqualität bedingt durch das Nuklid ^{99m}Tc. Ein Nachteil ist die fehlende Redistribution.

7.7.2.2 Indikationen

▶ Ruhe- und Belastungsszintigraphie
  • koronare Herzerkrankung,
  • Dokumentation des postoperativen Zustandes nach Bypassoperation od. Dilatation,
  • Beurteilung der hämodynamischen Wirksamkeit von Stenosen,
  • Einschätzung des Risikos koronarer Ereignisse (unauff. Befund = geringes Risiko).
▶ Ausschließliche Ruheszintigraphie
  • instabile Angina pectoris,
  • Beurteilung der Infarktgröße und Lokalisation nach Infarkt,
  • Trennung von irreversibel geschädigtem Myokard (Infarkt, Narbe) von potentiell reversiblen Schäden.

Technische Durchführung

▶ Patientenvorbereitung
  Der Patient soll für die Untersuchung nüchtern sein. Alle antiischämischen Medikamente, z. B. Nitrate, Calciumantagonisten, sollten einen Tag vor der Szintigraphie abgesetzt werden (β-Blocker 48 h). Zur Belastungsszintigraphie kann eine medikamentöse Vasodilatation durch Dipyridamol oder durch Adenosin provoziert werden. Die Untersuchung muß dann unbedingt nüchtern, ohne vorheriges Trinken von Kaffee oder Tee durchgeführt werden. Eine medikamentöse Belastung ist bei Patienten möglich, die in der Ergometrie nicht ausbelastet werden können, d.h. unterhalb von 85% der angestrebten Leistungsstufe bleiben.
  • Vasodilatation mit Hilfe von Dipyridamol
    ▶ Applikation von 0,56 mg/kg Körpergewicht (KG) Dipyridamol langsam, innerhalb von 3–10 min i.v., unter EKG-Kontrolle,
    ▶ nach Applikation leichtes Gehen,
    ▶ 3 min nach Dipyridamolgabe Applikation von 75-100 MBq ^{201}Tl-Cl. i.v.,
    ▶ Start der Aufnahmen 5 min nach Applikation von ^{201}Tl-Cl.
  • Vasodilatation mit Adenosin
    ▶ Applikation von 0,14 mg/kg KG/min Adenosin innerhalb von 6 min i.v. unter EKG-Kontrolle,
    ▶ 3 min nach Adenosingabe Applikation von ^{201}Tl-Cl (75–100 MBq) über einen zweiten Zugang,
    ▶ Beginn der Aufnahmen 9 min nach ^{201}Tl-Cl-Injektion.

Absolute Kontraindikationen für eine medikamentöse Vasodilatation
- hochgradige Aortenstenose,
- akuter Myokardinfarkt,
- AV-Block II° + III°,
- Asthma bronchiale und
- schwere zerebrovaskuläre Insuffizienz.

Die Kontraindikationen für die Belastungsszintigraphie entsprechen denen des Belastungs-EKGs.

▶ Kameravorbereitung
  LEHR-Kollimator mit SPECT-Aufnahmesystem.

▶ Applikation- und Aufnahmetechnik
  • ^{201}Tl
    ▶ Die Belastung wird in 25 Wattstufen über jeweils 2 min langsam gesteigert,
    ▶ bei der maximalen Belastungsstufe werden 75–100 MBq ^{201}Tl-Cl i.v. appliziert,
    ▶ die Belastung wird weitere 1-2 min fortgesetzt.
    ▶ direkt im Anschluß beginnen die SPECT-Aufnahmen (32 Bilder, 30–40 sec pro Bild, 64×64 Matrixgröße, 180°-Drehung). Die Ruheszintigraphie beginnt 3–4 h nach Applikation in gleicher Technik.
    ▶ Im Fall einer Reinjektion beginnt die Aufnahme 30-35 min nach erneuter Applikation von 40–60 MBq ^{201}Tl-Cl.
  • ^{99m}Tc-MIBI
    ▶ Eintagesprotokoll
      • die Belastung wird in 25 Wattstufen über jeweils 2 min langsam gesteigert,

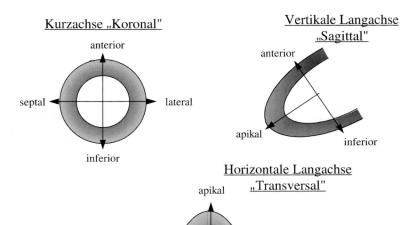

Abb. 7.62. Schema der anatomischen Rekonstruktionsebenen für die Herzszintigraphie.

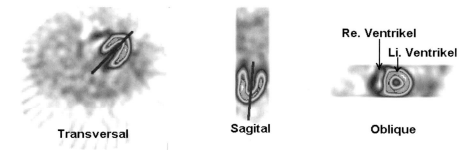

Abb. 7.63. Rekonstruktion von transversalen, sagittalen und obliquen Schnitten.

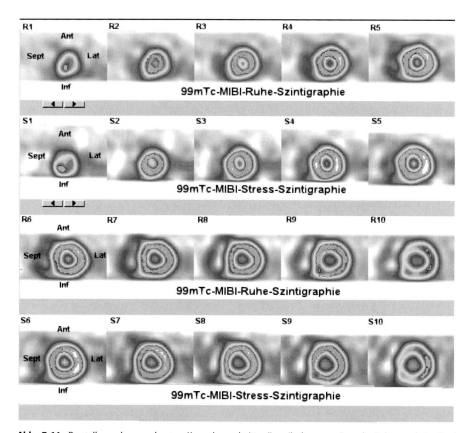

Abb. 7.64. Darstellung der errechneten Kurzachsenschnitte (jeweils korresponierende Ruhe- und Streßaufnahmen dienen dem visuellen Vergleich).

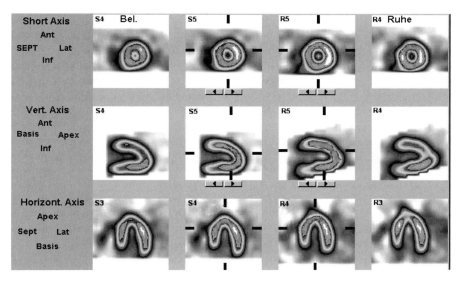

Abb. 7.65. In Ergänzung zur Kurzachsendarstellung lassen sich einzelne Befunde in der vertikalen und horizontalen Achse erfassen.

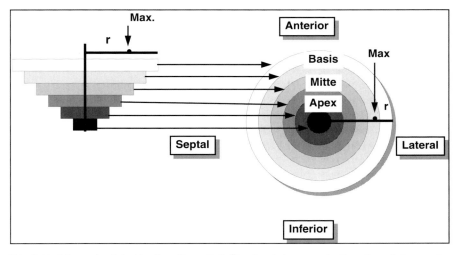

Abb. 7.66. Schema der Polar-Map-Darstellung. Nach Übereinanderlagerung der Kurzachsenschnitte werden jeweils die Maximalwerte entlang jedes Radius an die korrespondierende Stelle des Plots eingefügt.

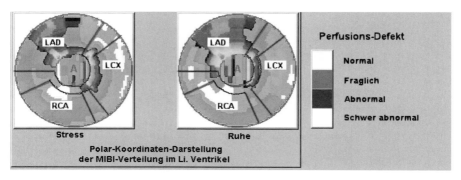

Abb. 7.67. Quantifizierung der Befunde mittels der Polar-Koordinatendarstellung.

- bei der maximalen Belastungsstufe werden ^{99m}Tc-MIBI i.v. appliziert,
- die Belastung wird weitere 1–2 min fortgesetzt,
- nach einer Pause von 1 h, beginnen die SPECT -Aufnahmen (32 Bilder, 30–40 sec pro Bild, 64 × 64 Matrixgröße, 180°-Drehung).
- in der Pause zwischen Belastung und szintigraphischer Aufnahme sollte der Patient eine fetthaltige Nahrung zu sich nehmen, z. B. Milch trinken, um die physiologische Speicherung in der Leber zu vermindern,
- 4 h nach Belastung werden für die Ruheszintigraphie zusätzliche 750–800 MBq ^{99m}Tc-MIBI i.v. appliziert,
- nach erneuter Nahrungsaufnahme erfolgt die Ruheszintigraphie in gleicher Technik wie die Belastungsaufnahmen.

▶ Zweitagesprotokoll
  - die Ruhe und Belastungsszintigraphie werden jeweils an verschiedenen Tagen durchgeführt. Es werden jeweils nur 400-600 MBq ^{99m}Tc-MIBI appliziert.

▶ Auswertung
  - Die SPECT-Daten werden auf Vollständigkeit und auf Bewegungsartefakte im Cine-Modus oder mittels Sinogramm überprüft,
  - nach Filterung (Butterworth Filter) und Schwächungskorrektur werden transversale, koronar-oblique und sagittal-oblique Schnitte rekonstruiert,
  - anschließend kann eine relative Quantifizierung mittels Polar-Map-Darstellungen erfolgen.

Ergebnisse

▶ Normalbefund
Im Myokardszintigramm ist normalerweise nur der linke Ventrikel wegen seiner größeren Muskelmasse erkennbar. Der rechte Ventrikel erscheint

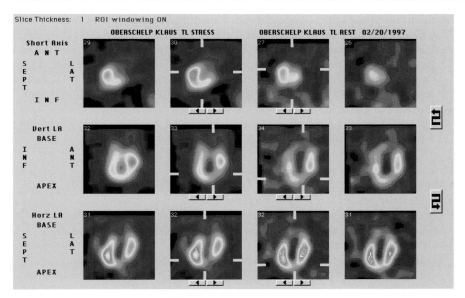

Abb. 7.68. Reversible Ischämie apikal (^{201}Tl).

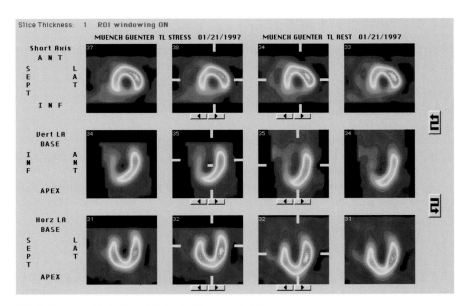

Abb. 7.69. Irreversible Ischämie (Narbe) bei Hinterwandinfarkt.

nicht oder nur schwach speichernd. Eine gute Darstellung des rechten Ventrikels läßt auf eine muskuläre Hypertrophie infolge einer Druckbelastung
des rechten Herzens schließen. Der linke Ventrikel speichert weitgehend
homogen mit Ausnahme der Apexregion und des Septums. Schwächungs-
artefakte können bei Frauen mit großen Mammae an der Vorderwand
und bei Männern mit Zwerchfellhochstand an der Hinterwand auftreten.

▶ Reversible Ischämie
ist gekennzeichnet durch eine Minderperfusion nach Belastung und eine
unauffällige Perfusion unter Ruhebedingungen.

Ursachen für eine reversible Ischämie:
• Koronarspasmen,
• Linksschenkelblock im Septalbereich,
• großer Mitralklappenprolaps mit extremer Myokardhypertrophie,
• Schwächungsartefakt bei weiblichen Patienten mit großen Mammae.
▶ Irreversible Ischämie
zeigt nach Belastung und in der Ruheszintigraphie eine Minderspeiche-
rung.
Ursachen :
• Narbe, z. B. Infarkt.

7.7.3 Antimyosin-Szintigraphie

dient zur Früherkennung einer Abstoßung nach Herztransplantation oder einer Myokarditis, ferner zur positiven Darstellung von Infarktarealen.

Technische Durchführung

▶ Patientenvorbereitung, Applikation und Aufnahmetechnik
• Applikation von 70 MBq ^{111}In-Myoscint® i.v., planare Aufnahmen 48 h
p.i. (RVL u. LAO-Projektionen),
• als Mapping ist zusätzlich eine Thallium- oder ^{99m}MIBI-Szintigraphie
erforderlich, um das gesunde Myokardgewebe zu erkennen.

7.7.4 ^{99m}Tc-Pyrophosphatszintigraphie

wird ähnlich der Antimyosinszintigraphie zur positiven Darstellung von In-
farktnarben eingesetzt.

Technische Durchführung

▶ Patientenvorbereitung, Applikation und Aufnahmetechnik
Applikation von 300 MBq i.v., planare Aufnahmen nach 12–48 h p.i. (vgl.
Myoscint®-Szintigraphie).

7.7.5 ^{123}I-Fettsäurenszintigraphie

ist momentan noch in Entwicklung. Das Ziel dieser Methode ist die Beurteilung der Homogenität des myokardialen Fettsäureumsatzes, mit Hilfe von Sequenztechniken kann der myokardiale Fettsäureumsatz quantifiziert werden.

7.7.6 Herzbinnenraumszintigraphie, Blutpoolszintigraphie

ermöglicht neben der Erfassung von Herzwandbewegungsstörungen die Ermittlung verschiedener Funktionsparameter z. B. des Herzminutenvolumen, der Auswurfvolumina und der Ventrikelvolumina.

7.7.6.1 Indikationen

• kongestive oder dilatative Kardiomyopathie,
• Aneurysma.

7.7.6.2 Kontraindikationen

• Vorhofflimmern,
• sehr schnelle Tachyarrhythmien.

Technische Durchführung

▶ Patientenvorbereitung
entfällt.
▶ Kameravorbereitung
LEHR-Kollimator, Kamera mit angeschlossenem Rechnersystem und der
Möglichkeit der EKG-Triggerung.
▶ Applikation und Aufnahmetechnik
  • ^{99m}Tc-markierte Eigenerythrozyten (600-800 MBq) werden i.v. appliziert.
  • 5 min nach Applikation (Äquilibriumsphase) folgt eine schnelle EKG-getriggerte Sequenzszintigraphie des Herzens in LAO-Position der Kamera (ca. 35-40°).

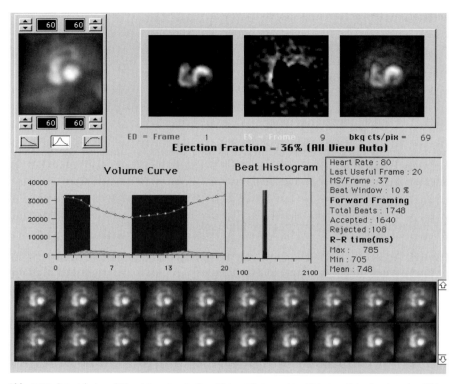

Abb. 7.70. Beispiel einer EKG-getriggerten Radionuklidventrikulographie. Bild oben links: In einer Art „Video-Modus" sind die Einzelaufnahmen abrufbar, um die interessierenden Regionen (ROI) festzulegen. Das endsystolische und das enddiastolische Bild sind oben rechts dargestellt, die Volumenkurve und die Schlagfrequenzauswertung in der Mitte, die Einzelbilder im „sequentiellen Modus" darunter dargestellt.

- Die Akquisitionsdauer beträgt 20-50 ms, sie wird automatisch der aktuellen Herzfrequenz des Patienten angepaßt.
- Um trotz der kurzen Akquisitionszeit ausreichend hohe Impulsraten zu erhalten, werden die Ergebnisse mehrerer Herzzyklen (>100) phasengerecht aufaddiert.
- Die Untersuchung kann sowohl unter Ruhebedingungen als auch nach Belastung erfolgen.
- Nach Belastung ist die Gesamtakquisitionszeit auf 2-3 min beschränkt, um die Herzfrequenz annähernd konstant zu halten. Unter Ruhebedingungen beträgt die Gesamtakquisitionszeit ca. 10 min
- Abnahme von ca. 5 ml venöses Patientenblut zur Kalibrierung.
▶ Auswertung
- Eine Zeitaktivitätskurve über dem linken Ventrikel wird erstellt,
- aus den enddiastolischen und endsystolischen Bildern wird die linksventrikuläre Volumenkurve ermittelt.

- Durch Kalibrierung mittels der Blutprobe kann durch Vergleich der in einem bekannten Volumen gemessenen Zählrate mit der Zählrate aus den enddiastolischen Bildern des linken Ventrikels das enddiastolische Volumen bestimmt werden.
- Das Endsystolische Volumen läßt sich dann durch Multiplikation mit der Ejektionsfraktion berechnen.
- Die regionale Wandbewegungsanalyse kann durch Amplitudenbilder, die die maximale Aktivitätsschwankung während eines Herzzyklus pixelweise darstellen, sowie durch Phasenbilder, die den Beginn der Kontraktion relativ zur R-Zacke zeigen, graphisch dargestellt werden.

Ergebnisse

▶ Normalbefund
Die Ejektionsfraktion des linken Ventrikels beträgt 50–65%, die des rechten Ventrikels 45–60%. Mittels Fourriertransformation lassen sich Phasen- und Amplitudenbilder erzeugen. Dadurch ist es z. B. möglich, Wandbewegungsstörungen zu erkennen.

$$EF = \frac{(Counts_{Enddiastole} - Bkg) - (Counts_{Endsystole} - Bkg)}{(Counts_{Enddiastole} - Bkg)}$$

$$= \frac{(Counts_{Enddiastole} - Counts_{Endsystole})}{(Counts_{Enddiastole} - Bkg)}$$

EF = Ejektionsfraktion
Bkg = Hintergrund

7.8 Blut

7.8.1 Physiologie

Erythrozytenvolumenbestimmung
Der relative Anteil des Blutvolumens am Körpergewicht beträgt bei Erwachsenen ca. 6–8%. Dies entspricht bei Männern ca. 5000 ml, bei Frauen ca. 3800 ml. Der Anteil an korpuskulären (zellulären) Bestandteilen am Gesamtblut wird Hämatokrit genannt. Im Mittel ist der Hämatokrit bei Männern 46%, bei Frauen 41%. Die zellulären Anteile setzen sich zu 99% aus Erythrozyten und zu 1% aus Leukozyten, Thrombozyten und Makrophagen zusammen. Der prozentuale Anteil der zellulären Elemente am Gesamtblutvolumen kommt somit näherungsweise dem Erythrozytenvolumen gleich.

7.8.1.1 Indikationen

- Polyzythämie,
- Polyglobulie, erhöhte Erythrozytenzahl infolge O_2-Mangel (in großen Höhen) oder aufgrund einer kardiopulmonalen Erkrankung,
- im Rahmen einer Extremitäten-Perfusion bei malignen Melanomen ohne Metastasierung.

Technische Durchführung

▶ Kameravorbereitung
   entfällt.
▶ Patientenvorbereitung
   keine.
▶ Applikation und Meßtechnik
   - In-vitro Markierung von Erythrozyten mit $Na_2{}^{51}CrO_4$,
   - 10–15 ml Vollblut werden mit einer heparinisierten Spritze entnommen und bei 1000 U/min zentrifugiert,
   - anschließend werden dem Erythrozytensediment 1–2 MBq ^{51}Cr zugegeben und bei Raumtemperatur über 20 min inkubiert,
   - nach dem Waschen mit 0,9 %-ig NaCl wird das Sediment mit 0,9%-NaCl-Lösung auf ein Volumen von ca. 5 ml aufgefüllt und geschüttelt (Erythrozyten neigen zur Aggregation), anschließend wird der Hämatokrit bestimmt,
   - für die Standardlösung werden 0,1 ml der aufgefüllten Sedimentlösung auf 100 ml verdünnt,
   - die markierten Erythrozyten werden dem Patienten reappliziert (Volumen in g messen).

Die Markierungsausbeute läßt sich errechnen nach:

$$\text{Markierungsausbeute } [\%] = \frac{\text{Aktivität}_{\text{Sediment}}}{\text{Aktivität}_{\text{Gesamt}}} \times 100 \quad (\text{Normal } 70 - 80\%)$$

- Nach 1 h werden dem Patienten 5 ml Blut aus einer ungestauten Vene kontralateral zur Injektionsstelle entnommen,
- die Aktivität der Proben (1 ml) wird im Bohrlochzähler gemessen,
- aus den Proben wird zusätzlich der Hämatokrit bestimmt.
- anschließend wird der Standardhämatokrit auf den Patientenhämatokrit umgerechnet und aus dem Verhältnis des Standardvolumens und dem Patientenvolumen kann dann das Erythrozytenvolumen des Patienten errechnet werden.

Blut- und Erythrozytenvolumen lassen sich errechnen nach:

$$\text{Blutvolumen [g]} = \frac{\text{Imp}_{\text{Standard}}/\text{ml} \times 1000 \times \text{Appl. Volumen [g]}}{\text{Imp}_{\text{Vollblut}}/\text{ml}}$$

(Das Blutvolumen wird in Gramm angegeben, da die Masse einfacher und genauer bestimmbar ist. Bei der Umrechnung wird 1 ml = 1g vorausgesetzt. Die $\text{Imp}_{\text{Standard}}$ und $\text{Imp}_{\text{Vollblut}}$ müssen zuvor auf denselben Hämatokrit umgerechnet werden.)

$$\text{Ery. Volumen [g]} = \frac{\text{Blutvolumen [g]} \times \text{Hämatokrit}}{100}$$

$$\frac{\text{Ery. Vol. [ml]}}{\text{kg}_{\text{Körpergewicht}}} = \frac{\text{Ery} - \text{Vol. [ml]}}{\text{Körpergewicht [kg]}}$$

Ergebnisse

▶ Normwerte
  • Männer: 41±2,4%, (30 ml/kg KG)
  • Frauen: 46±1,5%, (25 ml/kg KG).
▶ Bei bestimmten Bluterkrankungen (Tabelle 7.13).

Plasmavolumenbestimmung
Prinzipiell lassen sich durch Verdünnungsanalysen mit radioaktiven Stoffen auch Verteilungsräume berechnen.

Technische Durchführung

▶ Kameravorbereitung
  entfällt.
▶ Patientenvorbereitung
  keine.
▶ Applikation und Meßtechnik
  • Ca. 200 kBq ^{131}I-HSA (Human-Serum-Albumin)-Lösung in einem Volumen von ca. 5 ml werden nach Bestimmung der Ausgangsaktivität ($= A_1$) in einem Bohrlochzähler dem Patienten intravenös appliziert,
  • nach 10, 20 und 30 min p.i. werden jeweils 5–10 ml Blut am kontralateralen Arm entnommen und bei 4000 U/min über 20 min zentrifugiert,
  • der Überstand (Serum) wird im Bohrloch gemessen,
  • die Meßwerte werden auf halblogarithmisches Papier aufgetragen und die Aktivität im Serum zum Zeitpunkt t_0 extrapoliert ($= A_2$),

Tabelle 7.15. Erythrozytenvolumen bei Bluterkrankungen.

	Erythrozytenvolumen	Plasmavolumen	Hämatokrit
Polyzythämie	↑↑	konstant	↑↑
Pseudopolyglobulie	konstant	↓↓	↑↑

- das Plasmavolumen kann dann nach folgender Formel bestimmt werden

$$V_{Plasma} = \left(\frac{A_1(\text{Counts}/\text{ml})}{A_2(\text{Counts}/\text{ml})} - 1 \right) \times V_{\text{appl. Tracer}}$$

7.8.2 Erythrozyten-Überlebenszeit

Physiologie
Die Erythrozyten werden beim Erwachsenen im Knochenmark gebildet. Im Fetus besteht überdies die Möglichkeit der Blutbildung in der Milz und in der Leber. Die Erythrozytenbildung wird hormonell durch das Hormon Erythropoetin aus der Niere und der Leber stimuliert. Zusätzlich kann die Erythrozytenausschüttung auch zentralnervös reguliert werden. Im Normalfall besteht ein Gleichgewicht zwischen Erythrozytenproduktion und Erythrozytenabbau. Die mittlere Überlebensdauer der Erythrozyten beträgt 115–120 Tage. Markierte Erythrozyten zeigen zusätzlich einen Aktivitätsverlust von ca. 1–3% pro Tag. Als Folge einer Erythrozytenüberlebenszeitverkürzung resultiert schließlich eine Anämie.

Als Ursachen für Anämien kommen in Frage:
- Erkrankungen des Knochenmarks,
- Störung der Erythropoese,
- Blutungen,
- Hämolysen und
- Hypersplenomegalie (vermehrter Abbau).

7.8.2.1 *Indikationen*

Differenzierung von Anämien durch
▶ beschleunigten Abbau z.B. infolge
  - Splenomegalie,
  - Blutung (Verlust),
  - intravasaler Hämolyse.
▶ eingeschränkte Erythropoese, z.B. durch
  - eine Erkrankung des Knochenmarks.

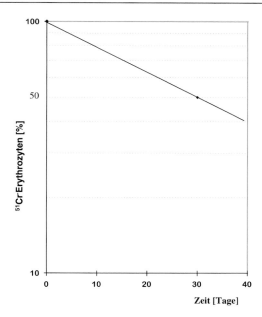

Abb. 7.71. Halblogarithmische Darstellung der Erythrozytenelimination aus dem Blut.

Technische Durchführung

▶ Kameravorbereitung
entfällt, nur Blutabnahmen.

▶ Patientenvorbereitung
keine.

▶ Applikation und Blutanalyse
  • Die Markierung der Eigenerythrozyten kann sowohl mit ^{51}Cr als auch mit ^{111}InCl durchgeführt werden. (siehe Kapitel 7.8.1. (Erythrozyten-volumenbestimmung) bzw. 7.8.3. (Lokalisation des Erythrozytenab-baus),
  • nach Rückinjektion, werden ca. 5 ml Blut nach 60 min (= 100%-Wert), 1, 2, 6, 10, 20 und 30 Tagen p.i. entnommen,
  • die Meßergebnisse werden halblogarithmisch aufgetragen und gra-phisch die scheinbare Erythrozytenhalbwertszeit (halbe Erythrozyten-überlebenszeit) ermittelt.

Ergebnisse

▶ Normalwerte
Die scheinbare Erythrozytenüberlebenszeit (Erythrozytenhalbwertszeit) beträgt 25–40 Tage, bei hämolytischen Anämien 5–20 Tage.

7.8.3 Lokalisation des Erythrozytenabbaus

Physiologie
Erythrozyten werden vom RES der Leber, der Milz und des Knochenmarks abgebaut. Bei hämolytischen Anämien, perniziöser Anämie und hereditärer Sphärozytose kommt es zu einem vermehrten Abbau markierter Erythrozyten in der Milz.

7.8.3.1 Indikationen

Differenzierung von Anämien durch
► beschleunigten Abbau z. B. infolge
  • Splenomegalie,
  • Blutung (Verlust),
  • intravasaler Hämolyse;
► eingeschränkte Erythropoese, z. B. durch
  • eine Erkrankung des Knochenmarks.

Technische Durchführung

► Kameravorbereitung
  mittelenergetischer Kollimator, Kamera mit angeschlossenem Rechnersystem.
► Patientenvorbereitung
  keine.
► Applikation und Aufnahmetechnik
  • Blutabnahme von 5 ml Vollblut mit einer heparinisierten Spritze,
  • Zentrifugation und Markierung der Erythrozyten mit ^{111}In-Cl$_3$ mit Tris-acetyl-aceton,
  • „Heparinblut" in steriles Zentrifugenröhrchen umfüllen mit NACL auffüllen
  • bei 4000 Umdrehungen 2 min zentrifugieren
  • Überstand abpipetieren
  • mit NACL auffüllen
  • nochmals bei 4000 Umdrehungen 2 min zentrifugieren
  • Überstand abziehen
  • 1 ml Tris-Puffer (Tris-Acetyl-Aceton) in ein Röhrchen
  • 50–60 MBq Indium-Chlorid hinzufügen
  • Indium-Puffer-Lösung zu den Erythrozyten hinzufügen
  • Ca. 15 min inkubieren lassen
  • bei 4000 Umdrehungen 2 min zentrifugieren
  • Überstand abheben
  • 1–2 ml Kochsalzlsg. hinzupipetieren
  • Reinjektion

- Stat. Aufnahmen der Leber und Milz von ventral und dorsal in Intervallen von 24 h bis 4 Tage p.i.,
- Auswertung durch ROI's über Leber und Milz,
- Berechnung des Milz-Leber-Quotienten.

Ergebnisse

▶ Normwert: Milz-Leber-Quotient = 1,
▶ Ein Anstieg des Milz-Leber-Quotienten über die Zeit läßt auf einen vermehrten Abbau der Erythrozyten in der Milz schließen. Eine Milzexstirpation oder -verkleinerung wäre somit von Vorteil für den Patienten.

7.8.4 Thrombozyten-Überlebenszeit

Physiologie

Die Thrombozyten werden wie die Erythrozyten beim Erwachsenen im Knochenmark gebildet. Im Fetus besteht überdies die Möglichkeit der Blutbildung in der Milz und in der Leber. Ähnlich wie bei den Erythrozyten treten Überlebenszeitverkürzung auf, diese bezeichnet man als Thrombopenie.

Als Ursachen für Thrombopenien kommen in Frage:
- Erkrankungen des Knochenmarks,
- Störung der Thrombopoese,
- Erhöhter Verlust durch Blutungen,
- Hämolysen und
- Hypersplenomegalie (vermehrter Abbau).

7.8.4.1 Indikationen

Differenzierung von Thrombopenien durch
▶ beschleunigten Abbau z.B. infolge
  - Splenomegalie,
  - Blutung (Verlust),
  - intravasaler Hämolyse
▶ eingeschränkte Thrombopenie, z.B. durch
  - eine Erkrankung des Knochenmarks.

Technische Durchführung

▶ Kameravorbereitung
Entfällt, nur Blutabnahmen.

▶ Patientenvorbereitung
Keine

▶ Applikation und Blutanalyse
- Markierung mit ^{111}In-Chlorid
- Blutabnahme in 2×20 ml heparinisierte Spritzen
- 3×50 ml Falcon-Röhrchen vorbereiten
- In 1. Falcon-Röhrchen ca. 40 ml Vollblut einbringen, über 20 Minuten bei 1200 U/min ohne Bremse zentrifugieren
- Mit Pipette Überstand in 2. Falcon-Röhrchen umfüllen, über 10 Minuten bei 2200 U/min ohne Bremse zentrifugieren
- Mit Pipette Überstand aus 2. Röhrchen in 3. Falcon-Röhrchen geben
- Sediment aus 2. Röhrchen ausklopfen und 5 ml „Thrombozytenwaschlösung" zugeben und aufschütteln
- 10 Minuten bei 2200 U/min zentrifugieren, Überstand verwerfen, Sediment aufschütteln, 60–80 MBq In-Oxin bzw. Chlorid zugeben
- bei Raumtemperatur 10 Minuten inkubieren lassen
- dann bei 2200 U/min über 6 Minuten zentrifugieren. Anschließend messen, Überstand abheben und Sediment messen
- Ausbeute = Sediment/Gesamt X100 [%]
- Ca. 2–3 ml Überstand von 2. Röhrchen zu Sediment geben und aufmischen, fertig!

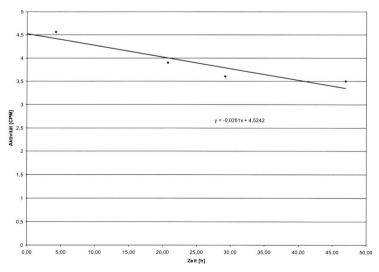

Abb. 7.72. Halblogarithmische Darstellung der Thrombozytenelimination aus dem Blut (Markierung mit ^{111}In-Chlorid).

Beachte:
Falls In-Chlorid verwendet wird, dann 1 ml Tris-Puffer zugeben, bei In-Oxin nicht notwendig!
• Nach Rückinjektion wird ca. 5 ml Blut nach 60 Min (= 100%-Wert), 12, 24, 36, 48, 60 u. 72 h p.i., entnommen.
• Die Meßergebnisse werden halblogarithmisch aufgetragen und graphisch die effektive Halbwertszeit (= scheinbare Thrombozytenüberlebenszeit) ermittelt.

Ergebnisse

▶ Normalwerte
Die scheinbare Thrombozytenüberlebenszeit (Thrombozytenhalbwertszeit) beträgt 68,5 h, bei hämolytischen Anämien ist sie deutlich verkürzt. Das jeweilige Ergebnis wird relativ zum Normalwert angegeben. Beispiel: $HWZ_{eff} = 27,6$ h, entspricht einer relativen Thrombozytenüberlebenszeit von 40,4%.

7.8.5 Lokalisation des Thrombozytenabbauorts

7.8.5.1 Physiologie

Die Thrombozyten werden vom RES der Leber, der Milz und des Knochenmarks abgebaut. Bei einer Splenomegalie kann es zu einem vermehrten Abbau markierter Thrombozyten in der Milz kommen. Nach einer Milzexstirpation ist dann eine Normalisierung der Thrombozytenzahl zu erwarten.

Indikationen Differenzierung von Thrombopenien durch
▶ beschleunigten Abbau z.B. infolge
  • Splenomegalie,
  • Blutung (Verlust),
  • intravasaler Hämolyse
▶ eingeschränkte Thrombopoese, z.B. durch
  • eine Erkrankung des Knochenmarks.

Technische Durchführung

▶ Kameravorbereitung
Mittelenergetischer Kollimator, Kamera mit angeschlossenem Rechnersystem.
▶ Patientenvorbereitung
Keine

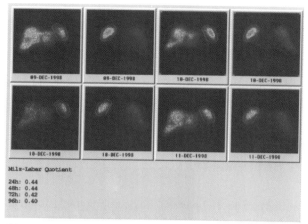

Milz-Leber Quotient

24h: 0.44
48h: 0.44
72h: 0.42
96h: 0.40

Abb. 7.73. Thrombozytenszintigraphie mit ^{111}In-Chlorid-markierten Eigenthrombozyten.

▶ Applikation und Aufnahmetechnik
- Markierung der Thrombozyten wie in Kapitel Thrombozytenüberlebenszeit mit [111]-In-Chlorid
- Reinjektion
- Stat. Aufnahmen der Leber und Milz von ventral und dorsal in Intervallen von 24 h bis 4 Tage p.i.
- Auswertung durch ROI's über Leber und Milz
- Berechnung des Milz-Leber-Quotienten.

Ergebnisse

▶ Ein Anstieg des Milz-Leber-Quotienten
über die Zeit läßt auf einen vermehrten Abbau der Thrombozyten in der Milz schließen, eine Milzexstirpation oder -verkleinerung wäre somit von Vorteil für den Patienten.

7.8.6 Eisenresorption

Physiologie
Beim Menschen beträgt die Gesamtmenge an Eisen 2,5–3,3 g. Davon sind ca. 70% an das Hämoglobin der Erythrozyten (Erythropoese), 15–30% an Ferritin und Hämosiderin als Speichereisen gekoppelt, der Rest ist an Myoglobin und eisenhaltige Enzyme gebunden. Täglich werden 11–17 mg Eisen aus der Nahrung aufgenommen. Die Absorption aus dem Darm wird bedarfsabhängig gesteuert, bei erhöhtem Bedarf wird die Resorption im Duodenum gesteigert.

Eine Störung des Eisenstoffwechsels kann vorliegen bei
- vermehrtem Eisenbedarf,
- Menstruation,
- Schwangerschaft,
- nach der Geburt (Blutverlust),
- Resorptionsstörungen und
- bei Entzündungen.

7.8.6.1 Indikation

- Eisenmangelanämien z.B. infolge einer Resorptionsstörung für Eisen oder nach Blutverlusten.

Technische Durchführung

▶ Patientenvorbereitung
10–14 Tage vor der Untersuchung sollten alle eisenhaltigen Medikamente abgesetzt werden.
▶ Kameravorbereitung
entfällt
▶ Applikation und Meßtechnik
- Nach oraler Gabe von 0,5 MBq ^{59}Fe-Citrat zusammen mit 5 mg Ferrochlorid und 200 mg Vitamin C wird die über 4–5 Tage gesammelte Stuhlmenge gemessen und mit einem Standard verglichen.
- Alternativ kann in Doppeltracertechnik dieselbe Menge ^{59}Fe intravenös und ^{55}Fe oral appliziert werden. Der Gehalt der Erythrozyten an ^{55}Fe und ^{59}Fe wird an mehreren aufeinanderfolgenden Tagen bestimmt und aus dieser Relation die Resorption des oral applizierten ^{59}Fe errechnet.

Ergebnisse

▶ Normalwerte
Die nicht ausgeschiedene Menge entspricht dem resorbierten Eisen, sie beträgt je nach Methode 10–30%. Bei Eisenmangelanämie werden bis zu 90% des markierten Eisens resorbiert.

7.9 Leber

7.9.1 Physiologie

Die Leber ist Stoffwechsel- und Speicherorgan. Über die Leber werden zusätzlich nicht nierengängige Substanzen ausgeschieden. Neben Wasser und

Elektrolyten enthält die Galle Bilirubin, Gallensäuren, Cholesterin und zahlreiche andere Stoffe darunter auch Medikamente. Die Gallenflüssigkeit wird in der Gallenblase gespeichert und konzentriert. Eine Störung der Ausscheidungsfunktion führt über einen Anstieg des Bilirubingehalts im Plasma zur Gelbsucht (Ikterus).

Man unterscheidet
- den prähepatischen Ikterus durch eine erhöhte Bilirubinentstehung,
- den intrahepatischen Ikterus infolge einer Schädigung des Leberparenchyms und
- den posthepatischen Ikterus, z. B. durch Obstruktion der Gallenwege.

7.9.2 Leberfunktionsszintigraphie, hepatobiliäre Szintigraphie

7.9.2.1 Indikationen

- Leck im Gallengangsystem,
- prolongierter Neugeborenenikterus zur Differentialdiagnose des hämolytischen Ikterus und kongenitaler Gallengangshypoplasien bzw. -atresien,
- Differentialdiagnose von Lebertumoren, Nachweis der Fokalen Nodulären Hyperplasie (FNH).

7.9.2.2 Radiopharmazeutikum Trimethyl-bromo-ida

Lidocainderivate werden aktiv in die Hepatozyten konzentriert, der maximale Uptake wird ca. 20 min p.i. erreicht, anschließend werden die Substanzen über die Gallengänge in den Dünndarm sezerniert. Bei Leberparenchymschäden kommt es zu einer zunehmenden heterotopen Ausscheidung über die Nieren. Bei Gesunden werden ca. 1-3% über die Nieren ausgeschieden.

Technische Durchführung

▶ Patientenvorbereitung
   Der Patient sollte in den der Untersuchung vorausgehenden 2–4 h nüchtern sein. Um einen ausreichenden Reiz für eine Kontraktion der Gallen-

Tabelle 7.16. Applikationsdosis von ^{99m}Tc-HIDA in Abhängigkeit vom Plasmabilirubinspiegel.

Plasmabilirubin [mg%]	Dosis [MBq]
<5	75–150
5–10	150–250
>10	250–300
Säuglinge und Kleinkinder	20–40

Tabelle 7.17. Mehrphasentechnik bei der hepatobiliären Szintigraphie der Leber.

Phase	Aufnahmemodus
Perfusion	je 1 Bild (3–4 sec) über 2 min
Parenchym	je 1 Bild (60 sec) über 20 min
Reizmahlzeit	1 Bild 30 min nach Reizmahlzeit
Spät (Exkretion)	je 1 Bild im Abstand v. 1–2 h max. 24 h

blasen zu erhalten, sollte die Fastenzeit jedoch nicht länger als 12 h dauern.

▶ Kameravorbereitung
LEAP-Kollimator, Kamera mit angeschlossenem Rechnersystem.

▶ Applikation und Aufnahmen
- Applikation von ^{99m}Tc-HIDA ist bilirubinabhängig, andere Lidocainderivate z.B. Mebrofenin (Trimethyl-bromo-ida) können weitgehend unabhängig vom Bilirubinspiegel appliziert werden.
- die Applikation findet an der Kamera statt,
- anschließend wird eine dynamische Sequenzszintigraphie der Leber von ventral in 3 Schritten durchgeführt,
- bei Verdacht auf Stau (Aktivität in der Gallenblase) wird eine fettreiche Reizmahlzeit gegeben und nach 30 min die Ausscheidung dokumentiert,
- zur Differentialdiagnose des Icterus neotatorum von posthepatischen Ikterus-Spätaufnahmen müssen auch nach 24 h statische Aufnahmen angefertigt werden.

Typische Ergebnisse

▶ Normalwerte:
- Maximale Speicherung im Leberparenchym nach ca. 10 min (< 15 min) p.i.,
- Erscheinungszeit der großen Gallengänge ca. 10 min (< 15 min) p.i.,
- Darstellung des Duodenums nach ca. 20 min (< 30 min),
- vollständige Parenchymentleerung nach ca. 60 min,

▶ Artefakte:
- Eine fehlende Gallenblasendarstellung kann bei zu langer Nahrungskarenz (> 12 h) vorkommen, dadurch kann eine akute Cholezystitis vorgetäuscht werden.
- Als Normvariante wird manchmal ein geringer retrograder Abfluß der Aktivität in Richtung Magen beobachtet, in ausgeprägten Fällen kann dies Zeichen eines enterogastrischen Refluxes sein.

Tc-HIDA

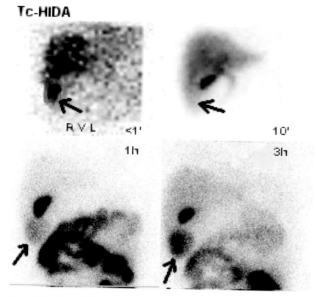

R V L <1'   10'

1h   3h

Abb. 7.74. Hepatobiliäre Szintigraphie bei Fokaler Nodulärer Hyperplasie (FNH) im rechten Leberlappen. Typischerweise findet sich eine Hyperperfusion in der Frühphase, eine unauffällige Parenchymphase und eine verzögerte Entleerung.

▶ Fokale noduläre Hyperplasie (FNH)
  Kriterien:
  - Hyperperfusion in der Frühphase,
  - unauffällige Darstellung in der Parenchymphase,
  - verzögerte Exkretion in der Ausscheidungsphase.
▶ Parenchymschaden
  Der globale HIDA-Uptake der Leber ist vermindert, es zeigt sich eine vermehrte extrahepatische Ausscheidung über die Nieren. Das Radiopharmakon verbleibt im Parenchym, eine Ausscheidung in die Gallengänge ist nicht zu erkennen.
▶ Akute Cholezystitis,
  die Gallenblase wird nicht dargestellt (fehlende Füllung),
▶ Chronische Cholezystitis,
  die Gallenblasendarstellung ist verzögert oder fehlt.

Tabelle 7.18. Differentialdiagnose der Lebertumoren.

Diagnose	Perfusion	Parenchymphase	Exkretion
FNH	+++	o. B.	+++
Metastase	+ –	–	o. B.
Hepatozelluläres Karzinom oder Adenom	+ –	–	kann verzögert sein

+++ stark erhöht, – vermindert, o.B. unauffällig.

7.9.3 Blutpoolszintigraphie, Nachweis von Hämangiomen

Bei unklaren Raumforderungen in der Leber können kavernöse Hämangiome mittels ^{99m}Tc-markierter Eigenerythrozyten nachgewiesen werden. Das Ausmaß des Erythrozytenpools im Hämangiom ist abhängig vom arteriovenösen Shuntvolumen.

7.9.3.1 Indikationen

- Differentialdiagnose von Lebertumoren/Metastasen,
- Nachweis von Hämangiomen.

Technische Durchführung

▶ Patientenvorbereitung
   entfällt.
▶ Kameravorbereitung
   LEHR-Kollimator, wenn möglich SPECT-fähiges System.
▶ Applikation und Aufnahmetechnik
   • Applikation von ca. 600 MBq ^{99m}Tc-markierter Eigenerythrozyten i.v. an der Gamma-Kamera
   • mit anschließender dynamischer Sequenzszintigraphie über 20 min (1 Bild/min),
   • anschließend stat. Szintigraphie und nach Intervallen von 2–3 h,
   • bei kleineren Läsionen SPECT, 64 × 64-Matrix/64 Bilder, 1 Bild/30 sec.

Ergebnisse

▶ Normalbefund
   Eine Aufnahme der markierten Erythrozyten in die Leber, die Milz, die Nieren sowie im Herzbinnenraum ist physiologisch.
▶ Hämangiom
   In der Leber nimmt die Erythrozytenaktivität langsam ab, während sie im Hämangiom langsam ansteigt. Besonders bei großen kavernösen Hämangiomen ist die Füllung oft erst nach 30–60 min abgeschlossen.

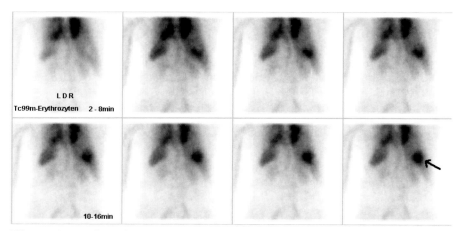

Abb. 7.75. Dynamische Erythrozytenszintigraphie der Leber. Hämangiom im rechten Leberlappen. Physiologische Speicherung in der Milz und im Herzbinnenraum.

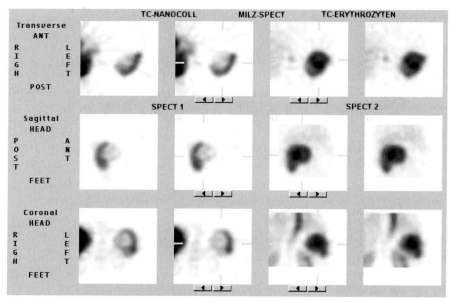

Abb. 7.76. Verdacht auf Hämangiom in der Milz. Kombinierte SPECT-Szintigraphie mit Nanokolloiden und Erythrozyten zum Nachweis eines Hämangioms im Milzhilus. SPECT 1 (Spalte 1+2 links) zeigt die Verteilung der Nanocolloide im Milzparenchym, erkennbar ist eine sichelförmige Konfiguration mit zentraler Minderspeicherung. SPECT 2 (rechte Spalten) zeigt die markierten Erythrozyten, die sich sowohl im Milzparenchym als auch im Gebiet der Minderspeicherung anreichern und somit den Verdacht auf ein Hämangiom in der Milz bestätigen.

7.9.4 Statische Leber-Milzszintigraphie

7.9.4.1 ^{99m}Tc-markierte Kolloide

Physiologie
Die statische Leber- und Milzszintigraphie beruht auf dem Prinzip, daß das Retikuloendotheliale System (RES) aus dem Blut Kolloidpartikel durch Phagozytose aufnehmen kann. Ca. 90 % des RES befinden sich in Leber und Milz, der Rest im Knochenmark und in der Lunge. Die Aufnahme des Radiopharmakons ist einerseits abhängig von der regionalen Perfusion und andererseits von dem Vorhandensein funktionstüchtiger RES-Zellen. Früher wurde die statische Leber- und Milzszintigraphie zur anatomischen Darstellung dieser Organe verwendet. Dafür stehen heute morphologische Methoden wie z.B. Sonographie und CT mit einer höheren Auflösung zur Verfügung.

7.9.4.2 Indikationen

* Suche nach ektopem Milzgewebe (siehe unter hitzedenaturierten Eigenerythrozyten),
* diffuse Lebererkrankungen (Verlaufskontrolle bei Parenchymschädigungen),
* Kontrolle der regionalen Perfusion nach Anlage eines subkutanen Ports zur Zytostatika-Applikation.

Technische Durchführung

▶ Patientenvorbereitung
keine.

▶ Kameravorbereitung
LEHR-Kollimator , wenn möglich mit zusätzlichem SPECT-System.

▶ Applikation und Aufnahmetechnik
* 100–150 MBq ^{99m}Tc-markierte Kolloide z.B. Nanocoll® werden entweder i.v. oder bei Portkontrolle in denselben appliziert, sofort im Anschluß werden zur Dokumentation der Portperfusion dynamische Sequenzaufnahmen von 0–10 min (1 Bild/min) oder
* statische Aufnahmen nach 20–30 min aus verschiedenen Projektionen durchgeführt.
* bei kleinen Läsionen wird eine SPECT-Untersuchung (64 × 64 Matrix, 1 Bild/30 sec) angeschlossen.

Ergebnisse

▶ Normalbefund
rasche Aufnahme und homogene Verteilung der applizierten Nanokolloide im Leber- und Milzparenchym.
▶ Metastasen oder Tumoren
bei Parenchymschädigungen durch Metastasen oder Tumoren zeigt sich ein unspezifischer Speicherdefekt.
▶ Portkontrolle
nicht durchblutete, bzw. vom Port-Katheder nicht erreichte Leberareale werden nicht dargestellt.

7.9.5 Milzszintigraphie mit hitzebehandelten Eigenerythrozyten

Physiologie
Die Milz und die Leber sind der Hauptabbauort für hitzegeschädigte Erythrozyten. Deshalb ist es möglich, ektopes Milzgewebe zu lokalisieren.

7.9.5.1 Indikationen

- Suche nach ektopem Milzgewebe,
- Nachweis von Milzgewebe bei Kindern mit fraglichem Sonographiebefund,
- Suche nach Nebenmilzgewebe.

Technische Durchführung

▶ Patientenvorbereitung
keine.
▶ Kameravorbereitung
LEHR- oder LEAP-Kollimator.
▶ Applikation und Aufnahmetechnik
- Entnahme von ca. 5 ml Patientenblut in einer zuvor heparinisierten Spritze,
- In-vitro-Markierung der Erythrozyten mit ^{99m}Tc (siehe Kapitel Blutungsquelle)
- Erwärmung im Wasserbad bei konstant 41,5°C,
- Reapplikation der hitzedenaturierten Erythrozyten i.v. mit
- anschließenden statischen Aufnahmen des Abdomens von ventral nach 20, 120 und 240 min p.i. ggf. nach 24 h.

Ergebnisse

▶ Normalbefund
langsame Akkumulation der hitzebehandelten Erythrozyten im Milzgewebe.

▶ Artefakte
• Zu wenig geschädigte Erythrozyten verbleiben intravasal,
• zu stark erhitzte Erythrozyten werden überwiegend in der Leber angereichert.

7.10 Knochenmark

7.10.1 Physiologie

Das Knochenmark ist der Ort der Blutbildung (Erythrozyten, Thrombozyten und Granulozyten und Teile der Lymphozyten). Physiologisch kommt beim Erwachsenen blutbildendes Mark im Becken, in der Wirbelsäule, dem Rippenthorax, dem Sternum, im Schädel sowie in den proximalen Diaphysen der langen Röhrenknochen vor. Neben den blutbildenden Zellen enthält das Knochenmark auch Zellen des RES zur Phagozytose und Immunabwehr sowie Fettmark. Der relative Anteil des Knochenmark-RES am Gesamt-RES beträgt ca. 5%. Der Hauptanteil verteilt sich auf die Leber (85%) und die Milz (10%). Der hämatopoetische Anteil und das RES sind im Knochenmark in der Regel gleich verteilt.

7.10.2 Knochenmarkszintigraphie

7.10.2.1 Indikationen

• Plasmozytom,
• Leukämien,
• Hodgkin- und Non-Hodgkin-Lymphome mit Verdacht auf Knochenmarkbeteiligung,
• solide Tumoren mit Verdacht auf Knochenmarkbeteiligung z.B. Mamma-Karzinom, Bronchial-Karzinom, bei Metastasierung und nach Radiatio zur Darstellung der blutbildenden Knochenmarkreserven,
• bei hämolytischen (myeloproliferativen) Erkrankungen *vor* Knochenmarkbiopsie zur Lokalisation betroffener Areale.

7.10.2.2 Radiopharmaka

7.10.2.2.1 ^{99m}Tc-Nanokolloide

werden aus menschlichem Serumalbumin hergestellt. Die Teilchen des mit ^{99m}Tc-markierten Kolloids sind in der Regel kleiner als 80 nm. Nach Applikation fällt die Aktivität im Blut durch phagozytierende Zellen des Retikuloendothelialen Systems in der Leber, der Milz und dem Knochenmark rasch ab. Durch die physiologische Aufnahme in Leber und Milz wird eine Beurteilung des Knochenmarks in diesem Bereich erschwert oder unmöglich. Im blutbildenden Knochenmark wird das markierte Kolloid von subendothelialen Phagozyten gespeichert. Das inaktive Fettmark speichert kein Nanokolloid, es entsteht eine „cold-lesion".

7.10.2.2.2 ^{99m}Tc-Anti-Granulozytenantikörper

Verwendet werden monoklonale murine Antikörper gegen Granulozyten und Granulozytenvorstufen (Myelozyten) im Knochenmark. Da es sich hierbei um Fremdeiweiß handelt, besteht die Möglichkeit allergischer Reaktionen. Einige Wochen nach Applikation sind humane Anti-Maus-Antikörper (HAMAS) im Serum nachweisbar, dadurch können im Wiederholungsfall falsch negative Befunde auftreten. Der Vorteil gegenüber den Nanokolloiden besteht in der Möglichkeit der In-vivo Markierung der Granulozytenvorstufen, also der direkten Darstellung des blutbildenden Knochenmarks. Im Vergleich zu den Nanokolloiden ist der Uptake in Leber und Milz geringer und der Uptake im Knochenmark höher. Antigranulozytenantikörper werden auch zur Entzündungsszintigraphie eingesetzt. (Siehe auch Kapitel 7.14 Entzündungsszintigraphie).

Technische Durchführung

▶ Patientenvorbereitung
   Der Patient sollte vor der Untersuchung die Harnblase entleeren.
▶ Kameravorbereitung
   LEHR- oder LEAP-Kollimator, ein Kamerasystem mit ganzkörperfähigem Aufnahmesystem wird empfohlen.
▶ Applikation und Aufnahmetechnik:
   • ^{99m}Tc-Nanokolloide
      ▶ Es werden 150–200 MBq ^{99m}Tc-Nanokolloid (Nanocoll®) streng intravenös appliziert. Bei paravenöser Applikation besteht die Möglichkeit eines lymphogenen Transports des Tracers mit Artefakten durch Speicherung in axillären Lymphknoten,

Tc-Nanocoll   **1h**

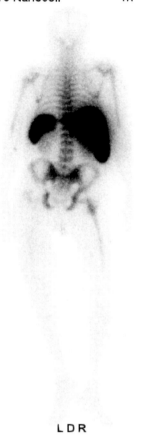

L D R

Abb. 7.77. Knochenmarkszintigraphie mit ^{99m}Tc-Kolloiden. Erkennbar ist ein physiologisch hoher Uptake in der Leber und Milz und eine deutlich geringere Speicherung im Knochenmark.

▶ Mit Ganzkörper- und Teilkörperaufnahmen kann in der Regel schon 20–30 min p.i. begonnen werden. Durch zusätzliche Teilkörperaufnahmen ist eine Verbesserung der Auflösung möglich.

• ^{99m}Tc-Anti-Granulozytenantikörper

▶ 500–600 MBq mit ^{99m}Tc markierte Anti-Granulozytenantikörper werden zur Vermeidung allergischer Reaktionen langsam intravenös appliziert.

▶ Ganzkörperaufnahmen und Teilkörperaufnahmen können 4–5 h p.i. angefertigt werden.

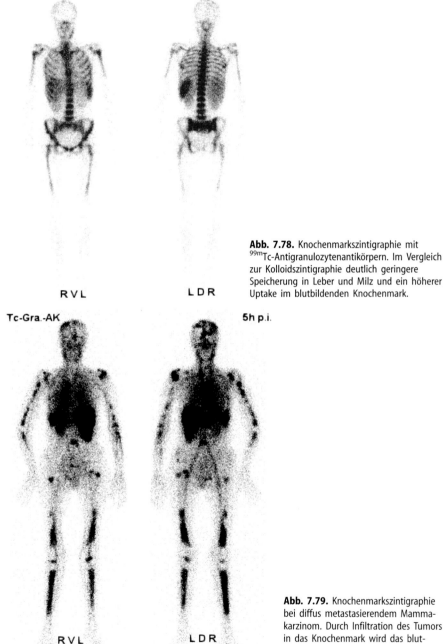

Tc-Gr-Ak   5 h

R V L   L D R

Tc-Gra.-AK   5h p.i.

R V L   L D R

Abb. 7.78. Knochenmarkszintigraphie mit ^{99m}Tc-Antigranulozytenantikörpern. Im Vergleich zur Kolloidszintigraphie deutlich geringere Speicherung in Leber und Milz und ein höherer Uptake im blutbildenden Knochenmark.

Abb. 7.79. Knochenmarkszintigraphie bei diffus metastasierendem Mammakarzinom. Durch Infiltration des Tumors in das Knochenmark wird das blutbildende Mark weitgehend in die Peripherie verdrängt.

Ergebnisse

▶ Normalbefund
Die Zellen des RES bzw. die blutbildenden Zellen sind homogen im Knochenmark verteilt. Physiologisch ist eine Speicherung in der Leber und Milz, in der Wirbelsäule, im Becken und im Rippenthorax sowie in den Schädelknochen. Das blutbildende Mark reicht bis zu den Anfängen der Metaphysen der langen Röhrenknochen. Bei Kindern kann altersabhängig eine Blutbildung auch in den peripheren Skelettabschnitten in den distalen Humeri und Femora physiologisch sein.

▶ Eine verstärkte Kolloidaufnahme kann vorkommen
  • im hyperplastischen Stadium der Polyzythämia vera,
  • bei akuter Leukämie,
  • beim Plasmozytom im Falle von patholog. Frakturen,
  • bei chronisch hämolytischen Anämien.

▶ Minderspeicherungen „cold-lesions" sind unspezifisch
  • bei Plasmozytomen,
  • Leukämien,
  • Hodgkin und Non-Hodgkin-Lymphomen mit Markbefall,
  • bei soliden Tumoren mit Markbefall, z.B. Mamma-NPL mit Knochenmarkkarzinose und
  • nach Radiatio zu beobachten.

▶ Zentral verdrängend wachsende Prozesse, z.B. Phäochromozytome und Knochenmarkkarzinosen oder Störungen der Blutbildung z.B. bei Polyzythämia vera können zu einer *peripheren Expansion des blutbildenden Knochenmarks* führen (vgl. Abb. 7.79).

7.11 Lymphsystem

7.11.1 Physiologie

Die interstitiellen Flüssigkeitsräume dienen zur Versorgung der Körperzellen. Die im Plasma gelösten Stoffe werden zusammen mit Wasser frei durch große Poren in den Blutkapillaren filtriert. Pro Tag werden ca. 20 l Flüssigkeit in den Zwischenzellraum abfiltriert. Der größte Teil (ca. 18 l) wird in die Kapillaren rückresorbiert, der restliche Anteil (ca. 2 l/Tag) wird über die Lymphbahnen geleitet. Nach subkutaner Injektion von Kolloid-Partikeln werden diese über die Lymphbahnen drainiert und zu den Lymphknoten transportiert. In den Lymphknoten findet eine Phagozytose durch die Zellen des Retikuloendothelialen Systems (RES) statt.

7.11.1.1 Indikationen

- Verdacht auf Lymphödem,
- zur präoperativen Darstellung der Lymphknotenstationen bei Tumoren, z. B. Malignes Melanom, Mamma-NPL.

7.11.1.2 Lymphszintigraphie

Technische Durchführung

▶ Patientenvorbereitung
  keine.
▶ Kameravorbereitung
  LEHR-Kollimator, evtl. dynamische Akquisition.
▶ Applikation und Aufnahmetechnik
  - Lymphödem:
    ▶ Es werden 20–50 MBq ^{99m}Tc-Lymphoszint®, in das interdigitale Bindegewebe zwischen 1. u. 2. Strahl appliziert,
    ▶ der Lymphabstrom wird mittels dynamischer Sequenzaufnahmen über der Inguinalregion bzw. der Schulter unter fortlaufender Bewegung der Füße bzw. Hände kontrolliert. Ggf. sind zusätzliche statische Aufnahmen in Intervallen von $\frac{1}{2}$–1 h der entsprechenden Extremitätenregion erforderlich. (Hilfreich für die Lokalisation des Lymphabstroms ist eine externe Markierung der großen Gelenke, z. B. der Kniegelenke und des Beckens.)
  - Tumordrainage:
    Mittels mehrerer subkutaner Injektionen dicht neben dem Tumor werden die dränierenden Lymphbahnen dargestellt. Das Lymphabflußverhalten aus dem Tumor kann durch statische Aufnahmen in verschiedenen Ebenen in Abständen von jeweils 20–40 min dokumentiert werden.

Ergebnisse

Bei unauffälligem Lymphabfluß ist bereits 20–40 min nach Applikation Aktivität in der Leber und in der Harnblase zu erkennen. Über Zeitaktivitätskurven kann die Lymphabflußgeschwindigkeit errechnet werden. Obstruktionen können semiquantitativ erfaßt werden oder visuell infolge des dermalen Backflows. Im Unterschied zur Lymphographie ist bei der Lymphszintigraphie eine direkte Punktion der Lymphgefäße nicht notwendig. Metastasierende Lymphknoten können einen erhöhten Uptake zeigen, eine fehlende Speicherung in den Lymphknoten schließt jedoch eine Metastasierung nicht aus.

7.12 Nieren

7.12.1 Anatomie

Die Nieren liegen in Höhe des 12. Brust- und des 1. bis 3. Lendenwirbelkörpers im Retroperitonealraum. Dabei liegt die rechte Niere wegen der Leber in der Regel etwas tiefer als die linke. Form, Größe und Lage der Nieren können stark variieren. Verwachsen beide Nierenanlagen, so kann eine Hufeisenniere entstehen. Entwicklungsgeschichtlich werden die Nieren im Bereich des Beckens angelegt und wandern erst später in ihre endgültige Lage. Dabei kann Nierengewebe dystop verbleiben (z. B. Beckennieren). Im Mittel sind die Nieren $6 \times 4 \times 12$ cm groß, anatomisch untergliedert man die Nierenrinde, das Nierenmark und das Nierenbeckenkelchsystem an dem die Harnleiter ansetzen.

7.12.2 Physiologische Aufgaben

Die Nieren sind sowohl Ausscheidungsorgan als auch hormonproduzierendes Organ. Sie
▶ regulieren die Homöostase durch Regulation des Salz- und Wasserhaushalts,
▶ scheiden harnpflichtige Substanzen aus,
▶ produzieren
  • Renin (Blutdruckregulation),
  • Erythropoetin (Erythrozytenneubildung),
  • Vitamin-D-Metabolite (Knochenstoffwechsel).

Die kleinsten funktionellen Einheiten der Niere sind die Nephronen. Jedes Nepron besteht aus
▶ dem Glomerulus und
▶ dem tubulären Apparat mit
  • proximalem Tubulus,
  • Henle-Schleife,
  • distaler Tubulus und
  • Sammelrohr.

Neben dem distalen Tubulus liegt der juxtaglomeruläre Apparat (Reninbildung).

7.12.2.1 Physiologische Parameter

Etwa 20% des Herzzeitvolumens strömen pro Minute durch die Nieren (*renaler Blutfluß*, *RBF*). Der Rindenanteil strömt durch die Glomeruli. In den

Glomeruli entsteht durch passive Filtration des Blutplasmas der Primärharn. Dieser wird zu 99% über den tubulären Apparat wieder rückresorbiert. Im Plasma gelöste Substanzen mit einem Molekulargewicht < 50 000 Do. (z. B. Inulin, Kreatinin oder DTPA) werden bei der Filtration mitgerissen, größere Moleküle werden zurückgehalten. Das pro Minute durch die Glomerulusmembran filtrierte Flüssigkeitsvolumen ist die *Glomeruläre Filtrationsrate (GFR)* (Normwert: 125 ml/min). Um die GFR konstant zu halten, kann die Niere die Durchblutung der Nieren in weiten Teilen selbst steuern (Autoregulation*)*. Nur 1% des Glomerulusfiltrats erreicht den Endurin. Neben der glomerulären Filtration kann die Niere harnpflichtige Substanzen in das Tubuluslumen über Transportmechanismen im proximalen Tubulus aktiv sezernieren.

Der *renale Plasmafluß (RPF)* umfaßt die gesamte Nierendurchblutung und ist mit dem renalen Blutfluß durch den Hämatokrit verbunden. Er wird mit Substanzen gemessen, die während der ersten Passage durch die Nephrone durch glomeruläre Filtration und tubuläre Sekretion vollständig aus dem Plasma entfernt und ausgeschieden werden. Die Clearance einer solchen Substanz, z. B. Paraaminohippursäure (PAH) entspricht dann dem renalen Plasmafluß. Da aber ein Teil des Nierenblutes durch das Nierenmark fließt und somit die Nephrone der Rinde umgeht, ist die wahre Ausscheidung von PAH bei der ersten Nierenpassage nur 90%. Dieser geringere mit PAH oder analogen Pharmaka gemessene Wert wird als *effektiver renaler Plasmafluß (ERPF)* bezeichnet. Neben PAH kann die Messung des ERPF auch mit Orthojodhippursäure (OJH) oder ^{99m}Tc-Mercaptoacetyltriglycin (MAG3) erfolgen. Wegen der unterschiedlichen Plasmaeiweißbindung werden Korrekturfaktoren zum Umrechnen auf die PAH-Clearance benötigt.

Die *renale Clearance* einer Substanz ist definiert als das virtuelle Plasmavolumen, das von den Nieren in einer bestimmten Zeit (1 min) vollständig von dieser Substanz „befreit" (geklärt) wird.

Die klassische Definition der renalen Clearance ist:

$$\text{Clearance} = \frac{U \times V}{P} \left[\frac{ml}{min} \right]$$

U = Konzentration der Indikatorsubstanz im Urin,
V = ausgeschiedenes Urinvolumen pro Minute,
P = Plasmakonzentration einer Substanz.

> Merke:
> Wird eine Substanz wie Inulin oder DTPA nur glomerulär filtriert, entspricht die renale Clearance dieser Substanz der glomerulären Filtrationsrate (GFR). Die Clearance einer Substanz, die tubulär sezerniert und glomerulär filtriert wird (PAH, OJH oder MAG$_3$) entspricht dem effektiven renalen Plasmafluß (ERPF).

7.12.3 Nierenszintigraphie

Die Nierenszintigraphie dient der Bestimmung der seitengetrennten und absoluten Funktion sowie der Abflußverhältnisse der Nieren. Durch den Captopriltest ist auch der Nachweis einer funktionellen Nierenarterienstenose möglich. Je nach klinischer Fragestellung können unterschiedliche Radiopharmaka eingesetzt werden.

7.12.3.1 Indikationen

▶ Die statische Nierenszintigraphie dient der Beurteilung von
  - Lage,
  - Größe,
  - Form und
  - Nachweis von funktionstüchtigem Nierenparenchym.
▶ Die dynamische Nierenszintigraphie mit ^{99m}Tc-MAG$_3$ u. ^{123}I-Hippuran dient der Abklärung von
  - obstruktiven Nephropathien,
  - Doppelnieren,
  - Nierendysplasien u. -hypoplasien,
  - Nierenanomalien,
  - Wandernieren,
  - Pyelonephritis,
  - funktionsfähigem Nierenparenchym,
  - Refluxnephropathien.
▶ Die kombinierte Nierenperfusions- und -funktionsszintigraphie mit ^{99m}Tc-MAG3 ermöglicht Aussagen über
  - das Perfusionsverhalten von Nierentumoren,

Tabelle 7.19. Übersicht über Einsatzgebiete und verwendete Radiopharmaka.

	Radiopharmakon
Morphologie	^{99m}Tc -DMSA
Glomeruläre Filtrationsrate (GFR)	Inulin, ^{99m}Tc-DTPA
Effektiver renaler Plasmafluß (ERPF)	PAH, ^{99m}Tc-MAG3, ^{123}I-OJH

Tabelle 7.20. Übersicht über die gegenwärtig gebräuchlichen Radiopharmaka zur Nierendiagnostik.

Radiopharmazeutikum	Ausscheidungsform
^{99m}Tc-MAG3 (Mercaptoacetyltriglycin)	98% tubulär sezerniert, 2% glomerulär filtriert
^{123}I, oder ^{131}I-OJH (Hippursäure)	80% tubulär sezerniert, 20% glomerulär filtriert
^{99m}Tc-DTPA (Diäthylentriaminopentaessigsäure)	ausschließlich glomerulär filtriert
^{99m}Tc-DMSA (Dimercaptobernsteinsäure)	Ausscheidung nur zu einem geringen Anteil, tubuläre Fixation

- die arterielle Versorgung von Transplantaten und Transplantatkontrollen,
- akute tubuläre Störungen, z. B. i.R. eines akuten Nierenversagens.
▶ Die Szintigraphie mit ACE-Hemmer (Captoprilszintigraphie) dient
  - dem Nachweis einer hämodynamisch relevanten Nierenarterienstenose,
  - der Verlaufskontrolle nach Nierenarteriendilatation.

7.12.4 Statische Nierenszintigraphie mit ^{99m}Tc-DMSA

7.12.4.1 Radiopharmakon

^{99m}Tc-Dimercaptobernsteinsäure (DMSA) wird irreversibel in den proximalen Nierentubuli gespeichert, die geringe Ausscheidung verursacht eine im Vergleich zu MAG3 eine hohe lokale Strahlenexposition der Nieren.

Bemerkung:
Wegen der im Vergleich zu anderen nierengängigen Radiopharmaka höheren Strahlenexposition für die Nieren ist die Indikation für DMSA auf Einzelfälle beschränkt und im wesentlichen durch die Sonographie ersetzt.

Technische Durchführung

▶ Kameravorbereitung
  LEHR-Kollimator, Einzelkopf- oder Doppelkopfkamera mit angeschlossenem Rechnersystem.
▶ Spezielle Patientenvorbereitung
  entfällt.
▶ Applikations- und Aufnahmetechnik
  - Nach i.v. Applikation von 37–150 MBq ^{99m}Tc-DMSA
  - werden statische Aufnahmen 1–2 h p.i. von dorsal im Liegen, bei ektoper Lage zusätzlich von ventral aufgenommen.

▶ Auswertung
- *visuell:* Nachweis von ektopem Nierengewebe,
- *semiquantitativ:* Ermittlung der seitengetrennten Funktion aus den Zählimpulsen der Nieren mittels Regions of Interest.

Ergebnisse

▶ Normalbefund
beide Nieren liegen orthotop und sind in Lage, Form und Größe regelrecht dargestellt, die Funktion ist seitengleich.
▶ Niereninfarkte und Nierentumoren
zeigen eine verminderte oder fehlende Traceraufnahme.
▶ Bei Pyelonephritiden
kommt es im Akutstadium zu einer charakteristischen trichterförmigen Aussparung im Parenchym des betroffenen Areals.

7.12.5 Dynamische Nierenperfusions- und -funktionsszintigraphie mit Berechnung der seitengetrennten Nierenfunktion und Clearance

7.12.5.1 Radiopharmaka

▶ ^{99m}Tc-Mercaptoacetyltriglycin (MAG3)
MAG3 gilt als „Universalpharmazeutikum" der Nierenszintigraphie. Bedingt durch die Markierung mit ^{99m}Tc ist das Auflösungsvermögen gegenüber ^{131}J- und ^{123}J-OJH deutlich besser. MAG3 wird überwiegend (98%) tubulär sezerniert und nur in geringem Maß (2%) glomerulär filtriert. Das Verteilungsvolumen und der an Plasmaproteine gebundene Anteil ist gegenüber OJH höher. Die Clearance ist dadurch um den Faktor 0,6 geringer. Für Clearancemessungen ist hochreines (HPLC-gereinigtes) MAG3 zu empfehlen.
▶ ^{131}J oder ^{123}J-Orthojodhippursäure (OJH)
wird tubulär sezerniert und nur zu einem geringen Anteil glomerulär filtriert und von allen Radiopharmaka wegen der relativ geringen Plasmaeiweißbindung am schnellsten über die Nieren ausgeschieden. (Nur ca. 66% des Hippurans sind an Proteine des Plasmas gebunden). Die Clearance entspricht dem Effektiven renalen Plasmafluß. Wegen der β^--Strahlung sollte ^{131}J-OJH nicht mehr eingesetzt werden.

Technische Durchführung

▶ Patientenvorbereitung
In allen Fällen ist auf eine ausreichende Hydrierung zu achten (mindestens 10 ml/kg KG 20–30 min vor Untersuchungsbeginn. Die Untersu-

Tabelle 7.21. Applizierte Aktivität für ^{99m}Tc-MAG3 (Heidelberger Schema).

Untersuchung	Aktivität
Kombinierte Perfusions- und Funktionsszintigraphie	Erwachsene 150–200 MBq, Kinder 4 MBq pro kg KG (nicht unter 15 MBq)
Funktionsszintigraphie	Erwachsene 70–80 MBq, Kinder 1–2 MBq pro kg KG (nicht unter 15 MBq)
Transplantatkontrolle	Erwachsene 185 MBq, Kinder bis max. 100 MBq

Tabelle 7.22. Aufnahmeprotokolle in Abhängigkeit von der Art der Nierenszintigraphie.

Untersuchung	Aufnahmeintervalle	
Kombinierte Perfusions- und Funktionsszintigraphie	1. Phase:	150 Bilder, 1 Bild/sec
	2. Phase:	42 Bilder, 1 Bild/10 sec
	3. Phase	20 Bilder, 1 Bild/30 sec
Funktionsszintigraphie	1. Phase:	36 Bilder, 1 Bild/5 sec
	2. Phase:	42 Bilder, 1 Bild/10 sec
	3. Phase:	20 Bilder, 1 Bild/30 sec
Transplantatkontrollen	1. Phase:	120 Bilder, 1 Bild/1 sec
	2. Phase:	108 Bilder, 1 Bild/10 sec

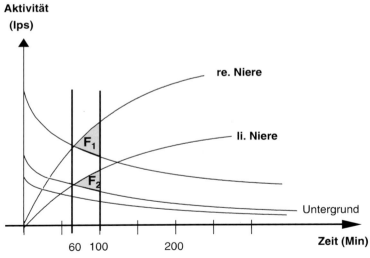

Abb. 7.80. Schema der Berechnung der seitengetrennten Nierenfunktion durch Flächenintegrale F1 und F2 in der 60.–100. Sekunde nach Applikation.

chung sollte im Sitzen von dorsal durchgeführt werden. Unmittelbar vor der Untersuchung muß die Harnblase entleert werden. Falls OJH verwendet wird, sollte die Schilddrüse $\frac{1}{2}$ h vor Applikation mit ca. 1 Trpf./kg KG Irenat® blockiert werden.

▶ Kameravorbereitung
LEAP-Kollimator, Großfeld-Kamera mit angeschlossenem Rechnersystem.

▶ Applikation- und Aufnahmetechnik
- Die Aktivität der Spritze wird zur Clearancebestimmung vor und nach der Applikation gemessen.
- ^{99m}Tc-MAG3 wird in einem kleinvolumigen Bolus appliziert (Ersteluat). Zur ^{123}J-OJH-Szintigraphie werden maximal 100 MBq appliziert.
- Beginn der dynamischen Szintigraphie direkt nach Applikation.

▶ Auswertung
über Regions of interest, anschließend werden Zeitaktivitätskurven erstellt.
- Berechnung der relativen (seitengetrennten) Nierenfunktion.
Die seitengetrennte Funktion für beide Nieren wird innerhalb der ersten 60–100 Sekunden nach Applikation des Radiopharmakons ermittelt. In dieser Zeit ist noch keine Aktivität im Nierenbecken zu erwarten[4]. Der Funktionsanteil jeder Niere wird aus dem Flächenintegral der Nierenfunktionskurve nach Abzug der Ganzkörperkurve bestimmt.
- Bestimmung der Gesamtclearance
Für die Praxis ist zur Bestimmung der Gesamtclearance die „Single shot-Technik" am geeignetsten. Dabei erfolgt die Applikation der Indikatorsubstanz in einem möglichst kleinvolumigen Bolus (< 1 ml). Die Berechnung der Clearance beruht auf der „Slope-Methode", diese setzt ein exponentielles Abfallen der Aktivität im Blut voraus. Durch eine oder mehrere Blutabnahmen läßt sich die Lage der Exponentialfunktion bestimmen. Die Plasmakonzentrationen werden jeweils im Bohrloch gemessen. Die Blutabnahme sollte zwischen der 20. und 50. min bei Erwachsenen und bei Kindern zwischen der 25. bis 40. min erfolgen.

Ergebnisse

▶ Normalbefund
Beide Nieren liegen orthotop und sind in Lage, Form und Größe regelrecht dargestellt, die Funktion ist seitengleich.

▶ Nierentumor
Stark vaskularisierte Nierentumoren zeigen eine Hyperperfusion in der Frühphase und in der Spätphase einen Parenchymdefekt.

---

[4] Bei einer Stauungsniere würde die Aktivität im Nierenbecken den relativen Funktionsanteil der entsprechenden Niere fälschlicherweise erhöhen.

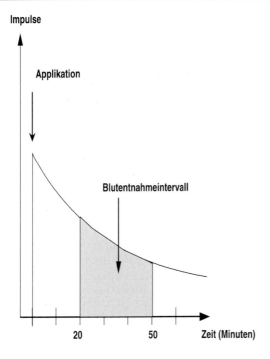

Abb. 7.81. Schematische Darstellung der Gesamtclearance-Bestimmung (Slope-Verfahren).

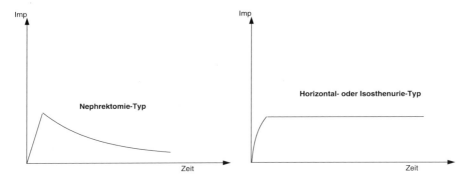

Abb. 7.82. Charakteristische Nierenfunktionskurven.

▶ Obstruktive Nierenerkrankung
Abhängig vom Ausmaß einer Obstruktion kommt es zur Anhebung des exkretorischen Kurvenschenkels, im Extremfall eine Akkumulationskurve. Die semiquantitative Beurteilung kann durch die Eliminationshalbwertszeit (E.-HWZ) geschehen.
• E.-HWZ < 10 min   → Normalbefund,

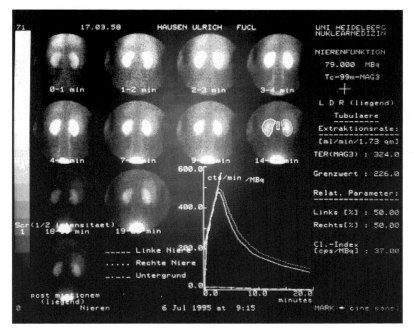

Abb. 7.83. Nierenfunktionsszintigraphie mit ^{99m}Tc-MAG$_3$, Normalbefund. Beide Nieren zeigen eine unauffällige seitengleiche tubulosekretorische Funktion und Ausscheidung.

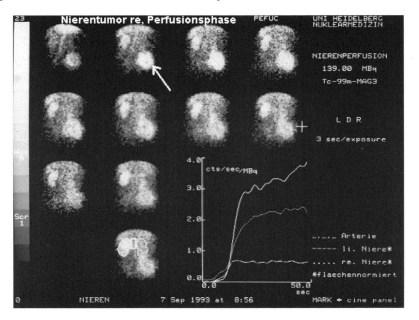

Abb. 7.84. Hypernephrom, in der frühen Anflutungsphase ist eine Mehrspeicherung im Tumor erkennbar (Pfeil).

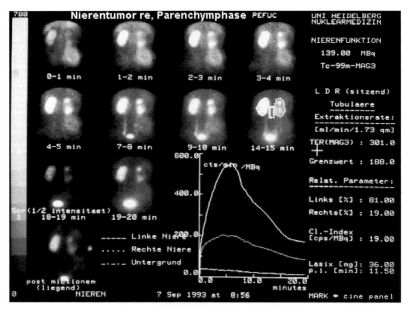

Abb. 7.85. Hypernephrom in Spätphase: Gegenüber der Frühphase zeigt sich nun eine deutliche Abnahme der Speicherung im zeitlichen Verlauf.

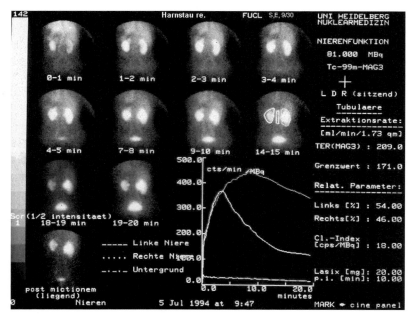

Abb. 7.86. Harnstauungsniere.

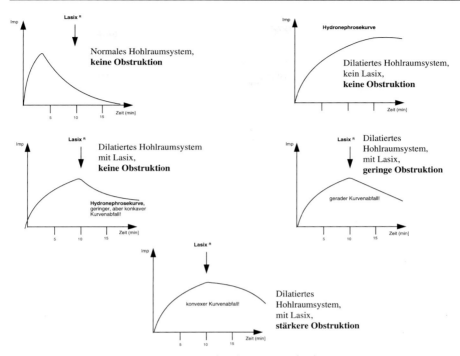

Abb. 7.87. Nephrogramme zur Beurteilung einer obstruktiven Nierenerkrankung.

- E.-HWZ > 20 min   → Obstruktion,
- E.-HWZ = 10–20 min → Part. Obstruktion.

Zur Differenzierung einer Abflußverzögerung durch eine Obstruktion oder infolge eines ektatischen Hohlraumsystems dient der *Furosemidbelastungstest.* Dabei werden in der 10. min nach Applikation von OJH oder MAG3 0,5 mg/ kg KG Furosemid (Lasix®) intravenös verabreicht und die Reaktion auf die Ausscheidung des Tracers aus dem Nierenbecken anhand der Ausscheidungskurven verfolgt.

> Merke:
> Bei stark ektatischem Hohlraumsystem kann die Reaktion auf Lasix eingeschränkt sein, obwohl keine Obstruktion vorliegt!
>
> Cave:
> Bei Neugeborenen kann infolge unvollständiger Parenchymreife die tubuläre Sekretion und das Ansprechen auf Lasix abgeschwächt sein!

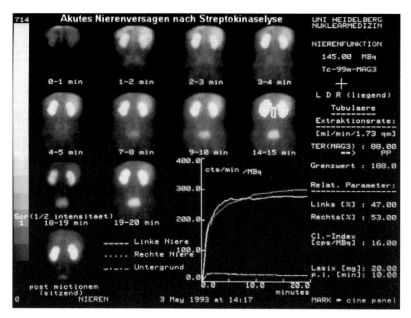

Abb. 7.88. Akutes Nierenversagen. Im Akutstadium kommt es zu einer tubulären Stapelung des Radiopharmakons erkennbar an den beidseitigen Stapelkurven.

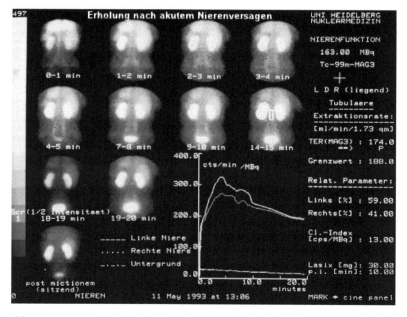

Abb. 7.89. Verlaufskontrolle nach akutem Nierenversagen. Im Vergleich zum Ausgangsbefund kommt es zu einer langsamen Normalisierung der Ausscheidungsfunktion und einer Abnahme der tubulären Stapelung.

▶ Nierenversagen
  • im Akutstadium
    ist sowohl die Nierenperfusion als auch die Nierenfunktion einge-
    schränkt. Die Aktivität wird im Parenchym gestapelt. Eine Ausschei-
    dung in das Nierenbecken fehlt.
  • im chronischen Stadium
    ist bei Verlaufskontrollen eine langsame Abnahme der Parenchym-
    funktion erkennbar.

7.12.5.2 Verlaufskontrolle von Transplantatnieren

Die nuklearmedizinische Verlaufskontrolle ist ein hoch sensitives Verfahren
zur Erfassung von Störungen der Transplantatfunktion.

Technische Durchführung

▶ Patientenvorbereitung, Applikation und Aufnahmetechnik siehe Kap. Nierenfunktionsszintigraphie.
▶ Auswertung
  Für die Praxis hat sich die Berechnung spezieller Perfusions- und Funkti-
  onsindices bewährt, damit ist eine individuelle Verlaufskontrolle möglich.

Ergebnisse

▶ Abstoßung
  Bei akuten Abstoßungen nimmt die Perfusion stark ab, zeitlich leicht verzögert auch die Funktion. In chronischen Fällen ist eine langsame Abnahme der Nierenfunktion und Perfusion zu beobachten.

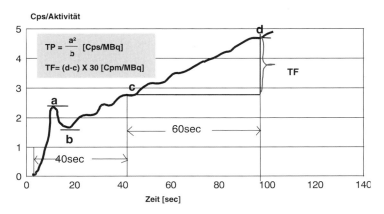

Abb. 7.90. Schematische Darstellung der Ermittlung des Perfusions- und Funktionsindex.

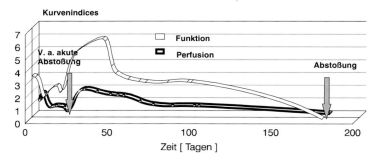

Abb. 7.91. Fallbeispiel: Verlaufskontrolle mit akuter und chronischer Abstoßung.

Tabelle 7.23. Typische Befunde nach Nierentransplantation.

Diagnose	Perfusion	Funktion	Blasenaktivität	Zeitaktivitätskurve
ATN	↓	↓	> 20 min	Akkumulationstyp
Akute Abstoßung	↓↓↓	↓↓↓	↓↓↓	unspezifisch
Chronische Abstoßung	↓	↓	↓	unspezifisch
Embolie	↓↓↓	↓↓↓	±	Nierenparenchym nicht dargestellt
Venöse Thrombose	↓↓↓	↓↓↓	±	Nierenparenchym nicht dargestellt

▶ Akute Tubuluszellnekrose (ATN)
  Im Zustand einer ATN wird das Radiopharmakon tubulär gestapelt und nicht aktiv in das Tubuluslumen sezerniert. Eine Ausscheidung fehlt. Im Szintigramm zeigt sich eine Akkumulationskurve mit fehlender Blasendarstellung und eine eingeschränkte Funktion .

▶ Akuter arterieller Gefäßverschluß
  Im Akutstadium kommt es zu einer starken bis vollständigen Abnahme der Perfusion und Funktion, in einigen Fällen ist eine „Cold-lesion" in der Transplantatregion zu erkennen.

▶ Nierenvenenthrombose
  Der Befund kann identisch mit einem akuten arteriellen Verschluß sein.

7.12.6 Szintigraphie mit ACE-Hemmern, Captoprilszintigraphie

7.12.6.1 Physiologie

Eine Stenose der Nierenarterie (NAST) verursacht einen poststenotischen Druckabfall. Als Folge davon sinkt der Filtrationsdruck in den Glomeruli und die Filtrationsfraktion nimmt ab. Unter physiologischen Bedingungen kann über den Renin-Angiotensin-Mechanismus durch eine Verengung des Vas efferens der Filtrationsdruck wieder gesteigert werden. Erhält der Patient

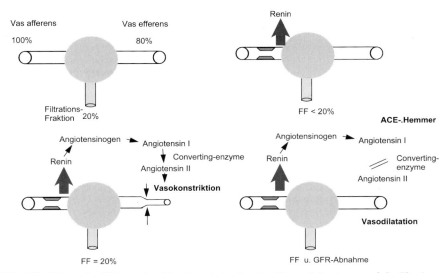

Abb. 7.92. Schema der Wirkung einer hämodynamisch relevanten Nierenarterienstenose auf die Filtrationsfraktion und die GFR.

einen ACE-Hemmer, z. B. Captopril, wird die Wirkung des Angiotensins auf das postglomeruläre Gefäß aufgehoben. Als Folge sinkt die glomeruläre Filtrationsrate wieder ab. Gleichzeitig nimmt die tubuläre Sekretion durch Verminderung des Flüssigkeitsstroms in den Tubuluszellen ab.

Technische Durchführung

▶ Patientenvorbereitung
  Eine Dauermedikation mit einem ACE-Hemmer oder eine einmalige Gabe eines ACE-Hemmers sind gleichwertig. Bei Verdacht auf NAST sollte zunächst die Szintigraphie *mit* ACE-Hemmer durchgeführt werden, nur bei einem pathologischen Befund sollte zum Vergleich eine Basisuntersuchung *ohne* ACE-Hemmer angeschlossen werden.
▶ *Szintigraphie mit ACE-Hemmer (Captoprilszintigraphie)*
  • Diuretika werden eine Woche, Ca^{2+}-Antagonisten einen Tag vor der Untersuchung, alle anderen antihypertensive Medikamente am Untersuchungstag abgesetzt,
  • der Patient erhält über einen peripher venösen Zugang 500 ml 0,9 %-ige NaCl-Lösung über 1 h langsam i.v. und falls RRsys ≥ 140 mm Hg 25 mg Captopril oral. Eine bereits bestehende Dauermedikation eines ACE-Hemmers wird nicht abgesetzt,
  • 55 min nach Gabe des ACE-Hemmers werden 0,5 mg/kg KG Lasix® i.v. appliziert (maximal 40 mg),
  • Nach 5 min erfolgt die Applikation des Radiopharmakons.

Tabelle 7.24. Notwendige Absetzdauer des ACE-Hemmers vor der Basisuntersuchung.

ACE-Hemmer, Handelsname	Absetzdauer vor Szintigraphie [Tage]
Captopril, Lopirin®	3
Quinapril, Accupro®	5
Enalapril, Xanef®	7
Benazipril, Cibacen®	10
Ramipril, Delix®	20

▶ *Basisuntersuchung ohne Captopril*
- Dazu wird eine Captopril-Dauertherapie 3 Tage vor der Untersuchung abgesetzt, bei anderen ACE-Hemmern muß deren Plasmahalbwertszeit berücksichtigt werden.

Technische Durchführung

Siehe Kapitel dynamische Nierenfunktionsszintigraphie.

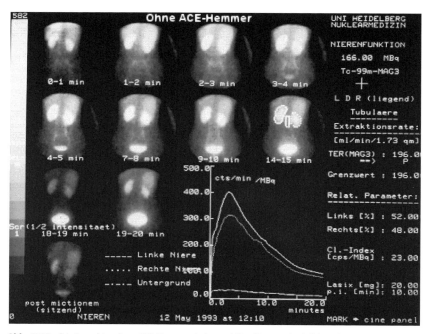

Abb. 7.93. Szintigraphie ohne ACE-Hemmer bei arterieller Hypertonie infolge einer einseitigen Nierenarterienstenose. Szintigraphisch sind eine unauffällige tubulosekretorische Funktion beider Nieren, unauffällige Ausscheidungsverhältnisse erkennbar.

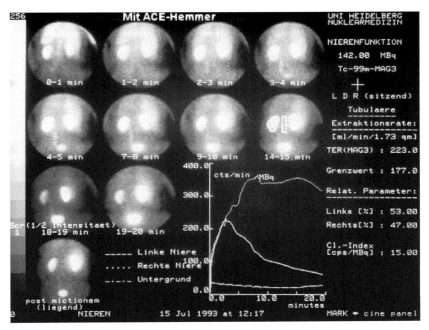

Abb. 7.94. Szintigraphie mit ACE-Hemmer. Unter ACE-Hemmer demaskiert sich eine Stenose der Nierenarterie (Anhebung des exkretorischen Kurvenverlaufs der rechten Niere).

Ergebnisse

▶ visuell
im Falle einer NAST kommt es zu einer parenchymalen Retention des Radiopharmakons oder zumindest zu einer Anhebung des exkretorischen Kurvenschenkels auf der betroffenen Seite. Zeigen beide Nieren einen pathologischen Kurvenverlauf, ist eine Beurteilung nicht möglich.

▶ semiquantitativ
unter ACE-Hemmer verlängert sich die Eliminations-HWZT max < 6 min, oder es zeigt sich eine Differenz von Tmax ohne und mit ACE-Hemmer von > 3 min

▶ zusätzlich positives Kriterium ist
falls die Restaktivität der betroffenen Niere unter ACE-Hemmer nach 20 min 30% der maximalen Aktivität übersteigt.

7.12.7 Refluxszintigraphie

Die Refluxszintigraphie ermöglicht die Darstellung eines höhergradigen vesikourethralen Refluxes. Dazu werden nach suprapubischer Punktion ca. 37 MBq ^{99m}Tc-MAG3 direkt in die Harnblase appliziert und anschließend eine

Szintigraphie von dorsal im Sitzen während spontaner Miktion durchgeführt. Das Refluxverhalten wird mittels ROI's über beiden Harnleitern und Nieren beobachtet.

Es besteht auch die Möglichkeit, im Anschluß an ein Funktionsszintigramm eine Refluxuntersuchung durchzuführen. Voraussetzung ist jedoch, daß die Nierenbecken nicht gestaut sind.

7.12.7.1 Bestimmung der glomerulären Filtrationsrate

Die Clearance einer Substanz, die ausschließlich glomerulär filtriert wird, entspricht der glomerulären Filtrationsrate. Voraussetzung ist, daß das verwendete Radiopharmakon hochrein ist.

> *Cave*:
> Bei Markierung von DTPA mit ^{99m}Tc kann es zu proteingebundenen Verunreinigungen kommen, wodurch der Clearancewert zu niedrig bestimmt wird.

7.12.7.2 Radiopharmaka

▶ ^{99m}Tc-Diäthylentriaminpentaessigsäure (DTPA)
  wird ausschließlich glomerulär filtriert, deshalb entspricht die Clearance dieser Substanz der Glomerulären Filtrationsrate (GFR).
▶ ^{51}Cr-(EDTA)
  wird wie DTPA ausschließlich glomerulär filtriert, die Komplexbindung mit ^{51}Cr ist im Vergleich zu ^{99m}Tc-DTPA stabiler.

Technische Durchführung

▶ Patientenvorbereitung
  der Patient sollte ausreichend hydriert sein (mind. 10 ml/kg KG).
▶ Applikation und Meßtechnik
  • es werden 8 MBq ^{51}Cr-EDTA, oder 18–21 MBq ^{99m}Tc-DTPA i.v. appliziert.
  • 2 h nach Applikation werden 2 Blutproben im Abstand von mindestens 60 min entnommen. Diese werden im Bohrlochzähler gemessen.
▶ Auswertung
  Die Auswertung entspricht der üblichen Clearancebestimmung. Eine entsprechende Software ist für jede Gamma-Kamera erhältlich.
▶ Ergebnisse
  Der Normalwert für die GFR beträgt 125 ml/min bezogen auf 1,73 m^2 KO.

Tabelle 7.25. Übersicht über die wichtigsten zur Tumorszintigraphie verwendeten Radiopharmaka und ihre Indikationen.

Ziel	Radiopharmaka	Indikation
Rezeptor-szintigraphie	^{111}In-Somatostatin-Analoge (OctreoScan®)	Gastrointestinale Tumoren (APUD-Tumoren z. B. Gastrinom, Vipom, Insulinom, Glukagonom, Karzinoid, Paragangliom), Hypophysen-Adenom, Meningeom, Medulläres Schilddrüsenkarzinom
Rezeptor-szintigraphie	^{131}I und ^{123}I	Differenziertes Schilddrüsenkarzinom
Rezeptor-szintigraphie	^{123}I bzw. ^{131}I-MIBG	Phäochromozytom, Neuroblastom, Paragangliom
Tumormetabolismus	^{18}F-FDG, ^{11}C-Methionin, ^{11}C-Thyrosin	unspezifisch
Tumorantigene	^{99m}Tc oder ^{111}In-markierte monoklonale oder polyklonale Antikörper	Mammakarzinom, Malignes Melanom, Kolonkarzinom
Vitalität	^{67}Ga	Hodgkin- und Non-Hodgkin-Lymphome, Malignes Melanom
Perfusion	^{99m}Tc-MDP (Dreiphasenszintigraphie)	Osteosarkom, Ewing-Sarkom
Perfusion	^{99m}Tc-MIBI, ^{201}Tl	Thyreozytenkarzinom, Medulläres Schilddrüsenkarzinom; Hirntumoren

7.13 Tumorszintigraphie

Bei der Primärtumorsuche sind morphologische Methoden wie das CT, MRI und die Sonographie den nuklearmedizinische Methoden überlegen. Die nuklearmedizinische Diagnostik kann durch die Möglichkeiten der Ganzkörperszintigraphie aber zur Metastasensuche beitragen. Ferner erlauben funktionelle Techniken Aussagen über die Tumorperfusion, den Tumorstoffwechsel und den Rezeptorstatus In-vivo, dadurch können z. B. Aussagen über das Ansprechen einer Chemotherapie gemacht werden.

7.13.1 Galliumszintigraphie

1969 wurde erstmals ein positiver Uptake von ^{67}Ga Hodgkin-Lymphomen beschrieben. ^{67}Ga (HWZ = 78 h, γ-Strahler (EC) 300, 185 und 93 keV) ist ein Zyklotronprodukt und als Zitrat im Handel erhältlich. Gallium besitzt eine große Ähnlichkeit zu Eisen und besetzt daher die Bindungsstellen des Transferrins, Ferritins und Lactoferrins im Plasma. Ferner bindet es zu einem geringeren Prozentsatz auch an Leukozyten und Bakterien. Die Anreicherung im Tumor geschieht unspezifisch überwiegend durch Aufnahme von Transferrin in den Tumor.

7.13.1.1 Pharmakokinetik

Nach Applikation werden ca. 20% der applizierten Dosis innerhalb der ersten 24 h über die Nieren ausgeschieden. Zusätzlich erfolgt eine langsame Ausscheidung über den Darm mit einer Halbwertszeit von ca. 25 Tagen. Ein großer Anteil verbleibt an die Plasmaproteine gebunden relativ lange im Körper.

Technische Durchführung

▶ Kameravorbereitung
  Medium oder High-Energy-Kollimator, es ist ein ganzkörperfähiges System zu empfehlen, ebenso zusätzliche SPECT-Aufnahmen.
▶ Spezielle Patientenvorbereitung
  entfällt.
▶ Applikation und Aufnahmetechnik
  • Intravenöse Applikation von 200 MBq ^{67}Ga-Citrat,
  • Beginn der Ganzkörper- und Teilkörperaufnahmen nach 48 und 72 h p.i,.
  • wegen der geringen Zählrate können an der Gamma-Kamera alle 3 Energiefenster (300, 185 und 93 keV) eingestellt werden. Um die Auflösung zu optimieren ist es jedoch empfehlenswert, das 300 keV-Fenster abzuschalten und ein enges 93 keV-Energiefenster (±10%) zu wählen, dadurch kann die Streustrahlung der höheren Energien auf die unteren Energiefenster reduziert werden. Die Ganzkörperaufnahmen sollten nicht schneller als mit einer Akquisitionsgeschwindigkeit von 10 cm/min aufgenommen werden.
▶ Befunddokumentation
  In der Regel ist eine analoge Dokumentation auf Röntgenfilm ausreichend (Ganzkörper- und Teilkörperaufnahmen). In Ausnahmefällen sollte zusätzlich eine SPECT-Aufnahme durchgeführt werden.

Ergebnisse

▶ Normalbefund
  Eine Anreicherung des Galliums in der Leber, der Milz, im Knochen und Knochenmark sowie im Darm ist physiologisch. Darüber hinaus können Mehranreicherungen in den Tränen-, Speichel- und axillären Schweißdrüsen vorkommen.
▶ Artefakte
  können durch eine asymmetrische Speicherung in den oben genannten Drüsen und durch Aktivität im Darmlumen entstehen, ferner können falsch positive Befunde bei entzündlichen Veränderungen auftreten.

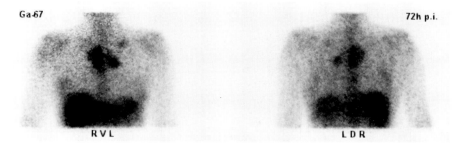

Abb. 7.95. Galliumszintigraphie bei Morbus Hodgkin. Positive Darstellung von befallenen Hiluslymphknoten.

▶ Bei Hodgkin- u. Non-Hodgkin-Lymphomen
kann die ^{67}Ga-Szintigraphie sowohl zum Staging als auch zur Beurteilung der Tumorvitalität eingesetzt werden. Eine Abnahme der Speicherung nach Therapie, bei einer positiven Speicherung in einem vorausgehenden Szintigramm, spricht für eine Abnahme der Tumorvitalität. Die ^{67}Ga-Szintigraphie kann dadurch zur Therapiekontrolle eingesetzt werden. Die besten Ergebnisse der ^{67}Ga-Szintigraphie sind bei Läsionen im Mediastinum zu erzielen, da hier die Untergrundstrahlung relativ gering ist. Eingeschränkt ist die Beurteilung von Befunden in der Leber und im Abdomen durch die physiologische Aufnahme des ^{67}Ga in der Leber, in der Darmwand und durch Ausscheidung über den Darm.

▶ Positive Befunde bei malignen Melanomen und bei Bronchialkarzinomen werden beschrieben.

7.13.2 Somatostatin-Rezeptorszintigraphie

Somatostatin, ein Hormon des Hypophysenvorderlappens, konnte erstmals 1972 isoliert werden. Es handelt sich um ein Peptid. Das natürliche Somatostatin ist wegen seiner kurzen Halbwertszeit für die Szintigraphie ungeeignet. Seit 1991 steht das mit ^{111}In markierbare Somatostatin analog Pentatreotide (OctreoScan®) zur Verfügung.

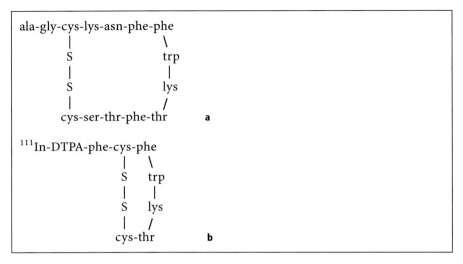

Abb. 7.96. a Strukturformel des natürlich vorkommenden Hormons Somatostatin. **b** Strukturformel Radiopharmakon ^{111}In-Pentatreotide (Octreoscan®)

7.13.2.1 Pharmakokinetik

^{111}In-Pentatreotide wird sehr rasch über die Nieren eliminiert, nach 24 h sind nur noch 10–20 % der applizierten Dosis im Körper nachweisbar. Nur 2% werden über die Faeces ausgeschieden. Die Organe mit der höchsten Speicherung sind die Leber (2%) und die Milz (2,5%).

Technische Durchführung

▶ Kameravorbereitung
^{111}In (HWZ = 2,8 d, γ-Strahler (EC) 245 und 171 keV) ist ein Zyklotronprodukt und zerfällt zu ^{111}Cd, deshalb ist ein Medium-Energy-Kollimator mit ganzkörperfähigem System notwendig, zusätzlich sollte die Möglichkeit für SPECT-Aufnahmen vorhanden sein.

▶ Spezielle Patientenvorbereitung
Bei therapeutischer Gabe von inaktivem Octreotid in höherer Dosierung kann es zu einem verminderten Ansprechen der Rezeptoren kommen, deshalb sollte diese Therapie zuvor reduziert werden. Die besten Scannergebnisse sind bei niedrig dosierter Pentatreotid-Therapie (bis ca. 200 µg/die) zu beobachten.

▶ Applikation und Aufnahmetechnik
• Intravenöse Applikation von 120-150 MBq ^{111}In-OctreoScan®,
• Beginn der Ganzkörper- und Teilkörperaufnahmen nach 4 bis 5 h p.i, in Einzelfällen Spätaufnahmen nach 24 h,

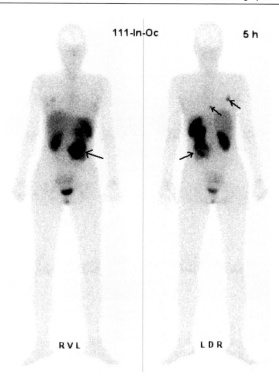

111-In-Oc   5 h

R V L   L D R

Abb. 7.97. Somatostatinszintigraphie. Umschriebene Mehrspeicherung eines großen Paraganglioms im Bereich der linken Nierenregion. Physiologische Speicherung in der Leber, Milz und in der Harnblase.

- bei gastrointestinalen Tumoren ist eine zusätzliche SPECT-Aufnahme des Abdomens nach 4-5 h Voraussetzung, um Metastasen in der Leber oder im Pankreasbereich überlagerungsfrei darstellen zu können (64 Frames mit jeweils 20-30 sec Aufnahmezeit, 64 × 64-Matrix, 360°),
- beim medullären Schilddrüsenkarzinom ist das Hauptmetastasierungsgebiet im Mediastinum und in den Halslymphknoten, deshalb sollte in diesen Fällen zusätzlich eine SPECT-Aufnahme der Hals-Thoraxregion erfolgen (64 Frames mit jeweils 30 sec Aufnahmezeit, 64 × 64-Matrix, 360°).

▶ Befunddokumentation
In der Regel ist eine analoge Dokumentation auf Röntgenfilm ausreichend. In Ergänzung sind SPECT-Befunde zu erheben.

Ergebnisse

▶ Normalbefund
Physiologisch ist eine Anreicherung in der Leber und in der Milz sowie der Nieren und in der Harnblase. Nach ca. 24 h p.i. erscheint über eine hepatobiliäre Exkretion Aktivität im Darm. Die Schilddrüse kommt flau speichernd ebenfalls nach 24 h zur Darstellung.

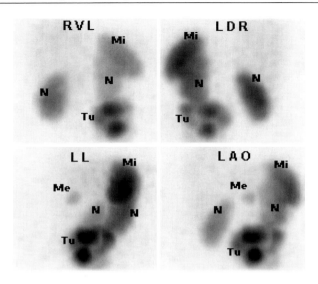

Abb. 7.98. Somatostatin-SPECT-Aufnahmen. Paragangliom im Bereich der linken Niere. (3D-Rekonstruktion).

▶ Artefakte
  • Falsch positive Anreicherungen können bei entzündlichen Veränderungen (z. B. durch Tuberkulose befallene Lymphknoten), bei degenerativen Veränderungen (aktivierten Arthrosen), posttraumatisch (Knochen und Gehirn) und postoperativ in der Heilungsphase entstehen.
  • Die therapeutische Gabe von inaktivem Octreotide kann in Abhängigkeit von der Therapiedosis zu unterschiedlichen Scan-Ergebnissen führen: bei Dosen bis ca. 200µg pro Tag wird häufig eine Zunahme der Speicherung in Metastasen und im Primärtumor gegenüber einer Ausgangsszintigraphie beschrieben. Bei höheren Dosen dagegen ist eine Abnahme der Speicherung zu beobachten. Das therapiebedingte unterschiedliche Verhalten des Rezeptors ist noch nicht endgültig geklärt.

▶ Metastasen und Primärtumoren werden im Szintigramm positiv dargestellt. Das Ergebnis ist abhängig vom Vorhandensein von Somatostatinrezeptoren. Diese sind jedoch nicht immer vorhanden, weshalb falsch negative Befunde vorkommen können. Bei gastrointestinalen Tumoren besteht die Indikation hauptsächlich in der Primärtumorsuche und in der Suche nach Metastasen. Gute Ergebnisse werden bei gastrointestinalen Tumoren (Gastrinomen, Insulinomen, Vipomen, Glukagonomen und Karzinoiden) beschrieben.

▶ Beim medullären Karzinom werden Metastasen in der Leber nicht dargestellt. Metastasen im Mediastinum und Halsbereich sind oft nur durch SPECT-Technik erkennbar.

▶ Bei Meningeomen besteht häufig ein sehr gutes Target zu Background-Verhältnis, da Meningeome einen hohen Rezeptorbesatz aufweisen und das normale Hirngewebe nicht speichert.

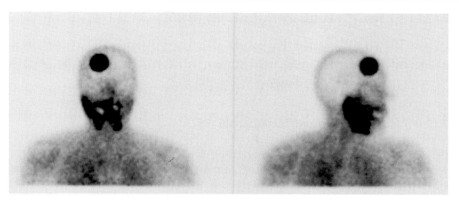

Abb. 7.99. MIBI-Szintigraphie. Positive Speicherung einer intracerebralen Metastase eines differenzierten Schilddrüsenkarzinoms.

▶ Die Indikation zur Szintigraphie bei Hypophysenadenomen besteht hauptsächlich bei nicht hormonproduzierenden Adenomen, diese sind nur chirurgisch therapierbar.

▶ Phäochromozytome und Neuroblastome lassen sich spezifischer mit MIBG szintigraphieren. Die Sensitivität der MIBG-Szintigraphie entspricht der Octreotidszintigraphie.

7.13.3 Antikörperszintigraphie

Bisher stehen zahlreiche Antikörper vor allem für das Mammakarzinom (CA15,3), Kolonkarzinom (CEA), (CA19,9), (CA125) und maligne Melanom zur Verfügung. Voraussetzung für eine Anreicherung ist das Vorhandensein des entsprechenden Antigens auf der Tumoroberfläche. In Einzelfällen werden gute Ergebnisse berichtet. Für die klinische Praxis hat sich bisher kein Verfahren durchsetzen können.

7.13.4 Tumorszintigraphie mit ^{99m}Tc-MIBI und ^{201}Tl

Hierbei handelt es sich um eine unspezifische Anreicherung in Tumoren, die einerseits von der Perfusion im Tumor abhängt und andererseits von der Anzahl negativ geladener mitochondrialer Membranen. Daher lassen sich mitochondrienreiche Prozesse wie z.B. das onkozytäre Schilddrüsenkarzinom besonders gut darstellen. Die technischen Details sind im Kapitel Schilddrüsenszintigraphie beschrieben.

7.13.5 ^{123}I bzw. ^{131}I-Metajodbenzylguanidin (MIBG)

sind Vorstufen neurogener Transmitter und reichern sich besonders gut in Phäochromozytomen und Neuroblastomen an. Die szintigraphische Technik wird im Kapitel Nebennierenmarkszintigraphie beschrieben.

7.13.6 Positronen-Emissions-Tomographie (PET)

Bei der Positronen-Emissions-Tomographie werden im Unterschied zur konventionellen Szintigraphie mittels Gamma-, oder Betastrahlern Positronenstrahler zur Markierung von Molekülen bzw. Pharmaka verwendet. Die Positronenstrahlung kann wegen ihrer geringen Reichweite im Gewebe nicht direkt zur Bildgebung verwendet werden. Beim Kernzerfall entsteht jeweils ein Positron und ein Neutrino. Das Positron kann wegen seiner Größe und seiner Ladung im Gegensatz zum Neutrino das umgebende Gewebe nicht ohne Wechselwirkung verlassen. Nach dem Einfangen eines Elektron aus dem Gewebe kommt es zur Umwandlung der gesamten Masse in Strahlungsenergie. Die dabei entstehende „Vernichtungsstrahlung" besteht aus 2 Gamma-Quanten, die in einem Winkel von $180°$ und einer Energie von $511\,keV$ auseinanderfliegen. Zur Detektion des Orts der „Vernichtungsstrahlung" ist es notwendig, 2 gegenüberliegende Detektoren so zu schalten, daß sie nur Ereignisse wahrnehmen, die gleichzeitig in beiden Detektoren ankommen. Klinisch werden dafür speziell entwickelte PET-Scanner bzw. neuerdings koinzidenzfähige Gamma-Kamerasysteme eingesetzt. Im Vergleich zur konventionellen Szintigraphie ist ein Vorteil der PET die deutlich höhere Empfindlichkeit bei PET-Messungen als bei Gamma-Kameras. Die Auflösung liegt in einem Bereich von 4-6 mm. Ferner können PET-Messungen in gewissen Grenzen quantifiziert werden.

Für die Klinik stehen zahlreiche Nuklide zur Verfügung. Für die Onkologie soll hier aber nur auf die Positronen-Emissions-Tomographie mit ^{18}F-FDG (Fluor-Desoxy-Glukose) eingegangen werden, da sie derzeit am weitesten verbreitet ist. Neben der reinen Bildgebung ist mittels PET auch eine Quantifizierung des Untersuchungsergebnisses für Wiederholungsaufnahmen möglich. Dazu wird neben der aufwendigen Inputfunktionsmessung für den klinischen Einsatz der Standard Uptake Value (SUV) berechnet. Dies ist eine Normierung der in einem Pixel gemessenen Aktivität auf die applizierte Aktivität und das Körpergewicht des Patienten. Der SUV ist u. a. abhängig vom Körpergewicht des Patienten, der Geräteauflösung, dem Zeitpunkt der Applikation und der ROI-Größe. Es ist somit nur eine Wiederholungsmessung mit einer Voraufnahme innerhalb einer Abteilung und am selben Gerät vergleichbar. Ein weiterer Nachteil ist, daß durch den Partialvolumeneffekt bei sehr kleinen Tumoren ein zu geringer SUV-Wert berechnet wird.

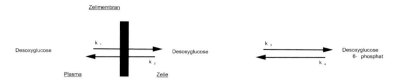

Abb. 7.100. Stoffwechsel von Fluordesoxyglucose. $K_1...k_4 =$ Geschwindigkeitskonstanten.

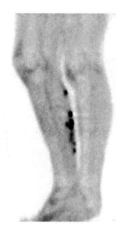

Abb. 7.101. ^{18}F-FDG-PET- Szintigraphie. 71jähriger Mann mit malign. Melanom der rechten Wade, Z. n. Exzision 1994. Positive Speicherung multipler Hautmetastasen rechter Unterschenkel (3D-Rekonstruktion des Ganzkörper-Scans). (DKFZ, Heidelberg).

$$SUV = \frac{\text{Aktivitätskonzentration}_{\text{Gewebe}} \left[\frac{[Bq]}{[g]} \right]}{\frac{\text{Aktivität}_{\text{appliziert}}}{\text{Körpergewicht}} \left[\frac{[Bq]}{[g]} \right]}$$

7.13.6.1 ^{18}F-FDG

Fluor-Desoxy-Glukose ist ein Derivat von Glukose und wird nach Aufnahme in die Zelle phosphoryliert zu Desoxyglukose-6-Phosphat, welches weiter verstoffwechselt wird. Ein in den ersten Stunden zu vernachlässigender kleiner Anteil FDG kann nach einer Rückreaktion die Zelle wieder verlassen. In Tumorzellen ist der Glukosestoffwechsel erhöht. Dies gilt im allgemeinen auch für die Fluordesoxyglukose. Mittels ^{18}F-FDG ist es möglich, den gesteigerten Glukosestoffwechsel in Tumorzellen bildlich darzustellen und zu quantifizieren.

7.13.6.2 Indikationen

Listen für Indikationen zur ^{18}F-FDG-PET werden derzeit in Konsensus-Gesprächen (z. B. Konsensuskonferenz PET Ulm, Sept. 97) erstellt.
Als gesicherte Indikationen gelten:

▶ Bronchial-Ca
Primärtumor-Nachweis, Differenzierung von unklaren Lungenrundherden nach Standard Uptake Value (SUV)

▶ HNO-Tumoren
Primärtumorsuche beim Auftreten von Lymphknotenmetastasen, Lymphknotenstaging.

▶ Kolorektales-Ca
Primärtumornachweis, Rezidivdiagnostik, Staging von Lymphknoten-, Leber- und Lungenmetastasen.

▶ Malignes Melanom
Lymphknotenstaging, Hautmetastasen, Suche nach Fernmetastasen

▶ Mamma-Ca
Lymphknotenstaging, Suche nach Fernmetastasen (Haut, Knochen, Lunge, Leber, Lymphknoten).

▶ Schilddrüsen-Ca
Bei negativer Radiojodaufnahme und Verdacht auf Tumorrezidiv/Metastasierung.

Technische Durchführung

▶ Patientenvorbereitung
Vor der Untersuchung sollte der Patient über mindestens 6 h nüchtern sein. Es ist notwendig, eine genaue Anamnese im Hinblick auf entzündliche Erkrankungen und vorausgegangene Bestrahlungen zu erheben. Vor

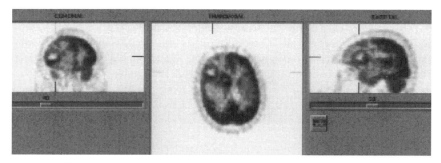

Abb. 7.102. ^{18}F-FDG-PET-Szintigraphie. 33jähriger Mann, mit Astrozytom WHO II rechts fronto-temporal, Z.n. stereotakt. Radiatio mit 55,8Gy. Aktuell cortical verminderter ^{18}F-FDG-Uptake im Bestrahlungsgebiet, zwei ringförmige Anreicherungen rechts fronto-temporal und im Bereich cds Caput nuclei caudati. Verdacht auf Rezidive mit zentraler Nekrose.

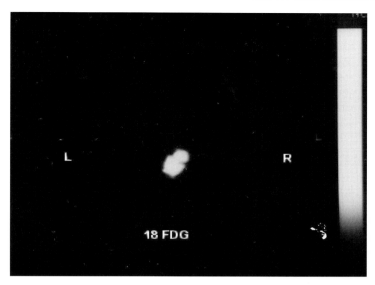

Abb. 7.103. ¹⁸F-FDG-PET-Szintigraphie. Positive Speicherung einer Halslymphknotenmetastase bei einem differenzierten Schilddrüsenkarzinom. (DKFZ, Heidelberg).

der Applikation wird das Körpergewicht des Patienten und der aktuelle Blutglukosespiegel bestimmt. Um Artefakte durch Speicherung in der Muskulatur zu minimieren, sollte der Patient bequem gelagert werden und während der Inkubationszeit nicht sprechen und sich nicht bewegen. Im allgemeinen ist eine Wartezeit von 40–60 Minuten nach Applikation bis zum Aufnahmebeginn zu empfehlen. In dieser Zeit kann dem Patienten ein glukosefreies Getränk (z.B. Wasser) angeboten werden, um die Glukosekonzentration in der Harnblase zu senken. Vor dem Untersuchungsbeginn ist es notwendig, die Harnblase zu entleeren, um die Harnblasenaktivität zu verringern.

▶ Applikations- und Aufnahmetechnik
Appliziert werden ca. 5MBq/kg KG ¹⁸F-FDG (270–300 MBq Gesamtdosis), für Kinder entsprechend Alter und Körpergewicht weniger. Nach der Wartezeit werden zunächst Transmissionsmessungen und anschließend Emissionsaufnahmen angefertigt (ca. 7–10 min pro Bettposition).

Ergebnisse

▶ Normalbefund:
Ein physiologisch erhöhter Uptake ist im Gehirn, dem Myocard, der Leber, den Nieren, der Harnblase und dem Darm zu erwarten.

▶ Artefakte
sind möglich durch entzündliche Veränderungen und postoperative Zustände.

▶ Probleme
können auftreten bei Suche nach Filiae in physiologisch stark speichern-
den Geweben z. B. kleinen Metastasen intrazerebral und im Myocard.

▶ Gutartige Befunde
Mehrspeicherungen können u.a. bedingt sein durch Schilddrüsenadenome, Sinusitiden, Konoadenome, Tuberkulome, Sarkoidosen und chronische Thyreoiditen (Hashimoto-Thyreoidits).

7.14 Entzündungsszintigraphie

7.14.1 Galliumszintigraphie

Bei akuten Entzündungen entsteht eine Hyperämie mit Vasodilatation, es
kommt zu einer vermehrten Durchlässigkeit der Kapillargefäße für Proteine
sowie zu einer vermehrten Migration von Leukozyten. Gallium gelangt einerseits durch die Bindung an Transferrin in die Entzündung, andererseits auch
über Lactoferrin und durch Bindung an Bakterien. Die Anreicherung von
^{67}Ga in Entzündungsprozessen ist unspezifisch, eine Aufnahme geschieht sowohl bei septischen Prozessen (z. B. septische Arthritiden), als auch bei asepti-
schen Prozessen (z. B. rheumatoide Arthrititiden) und in malignen Prozessen
(siehe Kapitel 7.13. Tumorszintigraphie). Auch bei subakuten Entzündungsherden können positive Befunde auftreten. Wegen der relativ hohen Strahlenexposition sollte bei Kindern und Jugendlichen die Untersuchung nicht durchgeführt werden, bzw. eine sehr strenge Indikationsstellung eingehalten werden.

7.14.1.1 Pharmakokinetik (siehe Kapitel Tumorszintigraphie 7.13)

7.14.1.1.1 Technische Durchführung

▶ Kameravorbereitung
Medium- oder High-Energy-Kollimator, es ist ein ganzkörperfähiges
System zu empfehlen, ggf. sollten zusätzlich SPECT-Aufnahmen durchge-
führt werden.

▶ Spezielle Patientenvorbereitung
entfällt.

▶ Applikation und Aufnahmetechnik
• Intravenöse Applikation von 150 MBq ^{67}Ga-Citrat,
• Beginn der Ganzkörper- und Teilkörperaufnahmen nach 24 h p.i., ggf.
zusätzlich nach 48 h und 72 h p.i.,
• wegen der geringen Zählrate können an der Gamma-Kamera alle 3 Energiefenster (300, 185 u. 93 keV) eingestellt werden. Um die Auflösung zu
optimieren, ist es jedoch empfehlenswert das 300 keV-Fenster abzuschalten und ein enges 93 keV-Energiefenster (±10%) zu wählen, dadurch

kann die Streustrahlung der höheren Energien auf die unteren Energiefenster reduziert werden. Die Ganzkörperaufnahmen sollten mit einer Abtastgeschwindigkeit von 10 cm/min aufgenommen werden.

▶ Befunddokumentation
In der Regel ist eine analoge Dokumentation auf Röntgenfilm ausreichend (Ganzkörper- und Teilkörperaufnahmen). In Ausnahmefällen sollte zusätzlich eine SPECT-Aufnahme durchgeführt werden. Die besten Darstellungen sind nach ca. 48 h zu erzielen, in dringenden Fällen ist auch die 24 h Aufnahme ausreichend.

7.14.1.1.2 Ergebnisse

▶ Normalbefund
Eine Anreicherung des Galliums in der Leber, der Milz, im Knochen und Knochenmark sowie im Darm ist physiologisch. Darüber hinaus können Mehranreicherungen in den Tränen-, Speichel- und axillären Schweißdrüsen vorkommen.

▶ Artefakte
  • Falsch positive Befunde können durch eine physiologische Aufnahme von ^{67}Ga in den Darm und durch die Ausscheidung über die Faeces entstehen, deshalb sollten bei abdominellen Befunden immer zusätzliche Spätaufnahmen nach Gabe von Laxantien durchgeführt werden.
  • Ferner kann die Speicherung in den Tränen-, Speichel- und axillären Schweißdrüsen symmetrisch oder asymmetrisch auftreten oder fehlen.
  • Durch Chemotherapeutika, z.B. Metothrexat, Cyclophosphamid und Bleomycin kann es zu einer diffusen Lungenanreicherung kommen.

▶ Lungen- und mediastinale Entzündungen
Die Indikation zur Galliumszintigraphie besteht im Nachweis und bei der Therapiekontrolle interstitieller Entzündungen, z.B. Sarkoidosen, ferner bei diffusen Pneumonien, z.B. Pneumozystis carinii oder Pilzpneumonien. Auch bei aktiven Tuberkuloseherden kann eine positive Speicherung beobachtet werden. Die Galliumanreicherung ist nicht spezifisch, so daß zur Befundsicherung zusätzliche Maßnahmen, z.B. eine Bronchoskopie mit PE notwendig sind.

▶ Knochen- und Gelenkentzündungen
Bakterielle Prozesse lassen sich spezifischer mittels markierter Granulozyten darstellen. Unspezifische Osteomyelitiden können auch durch die Dreiphasen-Skelettszintigraphie oder mit Nanokolloiden lokalisiert werden, somit besteht heutzutage keine Indikation zur Galliumszintigraphie mehr.

▶ Abdomen und entzündliche Prozesse im Retroperitoneum
Durch die unspezifische Anreicherung von ^{67}Ga im Darm und durch die hepatobiliäre Exktraktion ist die Beurteilung des Abdomens erschwert. Kleine Abszeßherde können deshalb leicht übersehen werden, die Indikation besteht daher bei diffuser Peritonitis. Im Retroperitoneum sind ent-

zündliche Prozesse in den Nieren eine häufige Indikation zur Gallium-szintigraphie.

7.14.2 Leukozytenszintigraphie

Bei akuten Entzündungen kommt es neben einer Hyperämie und Vasodilata-tion zu einer vermehrten Migration von Leukozyten. Deshalb lassen sich bakterielle Prozesse mittels markierter Leukozyten darstellen. In Fällen mit chronischen Entzündungen ist die Hyperämie und Leukozytenmigration we-niger ausgeprägt, ferner sind nicht mehr überwiegend Granulozyten zu fin-den, sondern Lymphozyten und Plasmazellen. Die Befunde können sich des-halb unterschiedlich darstellen. In Extremfällen, z.B. bei gekapselten Abszes-sen, kann eine Leukozytenmigration fehlen (falsch negativer Befund).

Osteomyelitiden können sich abhängig vom Alter unterschiedlich ausbrei-ten. Hämatogene Entzündungen siedeln sich bei Säuglingen überwiegend in den gut durchbluteten Metaphysen an. Da noch eine intakte Gefäßverbindung zu den Epiphysen besteht, können entzündliche Prozesse bis in das Gelenk durchbrechen. Septische Arthritiden sind deshalb bei Säuglingen unter 1 Jahr nicht selten. Außerdem kann beim Durchbrechen der Kortikalis eine Periosti-tis entstehen.

▶ *Leukozytenszintigraphie mit ^{111}In-Oxin- oder ^{99m}Tc-HMPAO-markierten Eigenleukozyten*
  Die In-vitro Markierung von Eigenleukozyten mittels ^{111}In- oder ^{99m}Tc-HMPAO nach Gradientenzentrifugation ist ein sehr aufwendiges Verfah-ren und wird deshalb nur in Ausnahmefällen (z.B. allergische Dispositi-on) eingesetzt. Sie ist weitgehend durch die In-vivo Markierung mittels ^{99m}Tc-markierten Granulozytenantikörpern abgelöst worden.

▶ *Leukozytenszintigraphie mittels monoklonaler ^{99m}Tc-Anti-Granulozyten-antikörper*
  Hierbei handelt es sich um eine In-vivo Markierung von Eigengranulozy-ten durch Anti-Granulozytenantikörper die aus Mäusen gewonnen wer-den. Es werden sowohl die Granulozyten im Blut als auch die Granulozy-ten im Knochenmark und die Vorstufen der Granulozyten (Myelozyten) im Knochenmark markiert. Die Granulozytenantikörperszintigraphie eig-net sich deshalb neben dem Entzündungsnachweis auch zur Knochen-markszintigraphie (siehe Kapitel Knochenmarkszintigraphie).

7.14.2.1 Pharmakokinetik

Innerhalb von 24 h nach Applikation werden nur ca. 5% der applizierten Ak-tivität über die Nieren ausgeschieden. Die Blutclearance korreliert mit der biologischen Halbwertszeit der markierten Granulozyten von 4–6 h. Ein Drit-tel der Aktivität wird an die blutbildenden Zellen im Knochenmark gebunden. Die Organe mit der höchsten Speicherung sind die Milz (2–5%) als Hauptabbauort der Granulozyten und die Leber (15–30%).

Technische Durchführung

▶ Kameravorbereitung
LEHR-Kollimator, bei der Suche nach occulten Entzündungsherden ist ein ganzkörperfähiges System zu empfehlen, ggf. sollten zusätzlich SPECT-Aufnahmen durchgeführt werden.

▶ Spezielle Patientenvorbereitung

Wegen der Verwendung körperfremder Eiweiße können *allergische Reaktionen* auftreten, deshalb ist eine genaue Anamnese erforderlich. Es ist außerdem sinnvoll, vor der Applikation einen ausreichenden intravenösen Zugang zu schaffen (Braunüle)!

▶ Applikation und Aufnahmetechnik
- Langsame intravenöse Applikation von 600–740 MBq ^{99m}Tc-Antigranulozyten-AK,
- Beginn der Ganzkörper- und Teilkörperaufnahmen nach 10 min p.i., zusätzliche Aufnahmen nach 4–5 h p.i. und auf alle Fälle auch nach 24 h p.i.,

▶ Befunddokumentation
In der Regel ist eine analoge Dokumentation auf Röntgenfilm ausreichend (Ganzkörper- und Teilkörperaufnahmen). In Ausnahmefällen sollten zusätzlich SPECT-Aufnahmen durchgeführt werden. Die wichtigsten Aufnahmen nach 24 h, deshalb kann bei einer entsprechenden klinischen Notfallsituation auf die Aufnahmen nach 10 min oder 4–5 h verzichtet werden.

Ergebnisse

▶ Normalbefund
Nach 10 min findet sich ein Großteil der Aktivität noch intravaskulär, somit lassen sich die großen Gefäße darstellen. Danach ist eine physiologische Anreicherung in der Leber, der Milz und in den Nieren zu beobachten. Nach 4–5 h kommt auch das blutbildende Knochenmark zur Darstellung.

▶ Artefakte
können entstehen durch zusätzliches Nebenmilzgewebe, unspezifische Leukozytenanreicherungen in chronisch-entzündlichem Gewebe, z.B. bei Morbus Crohn oder Colitis ulcerosa oder in der Umgebung von Tumoren.

▶ Pathologische Befunde
- Positive Befunde sind häufig bei Entzündung im Prothesenbereich, z. B. bei Hüft- oder Knieprothesen, ferner bei Weichteilentzündungen oder Osteomyelitiden in der Peripherie. Falsch positive Befunde z. B. durch Granulationsgewebe im Prothesenbereich werden beschrieben. Im Vergleich zur Galliumszintigraphie ist die physiologische Anreicherung im Abdomen geringer, so daß bei Verdacht auf abdominelle Entzündungsherde die Granulozytenszintigraphie eingesetzt werden sollte. Eine Entzündung sollte möglichst im Frühstadium lokalisiert werden, da in dieser Phase die Leukozytenmigration am ausgeprägtesten ist.
- Falsch negative Befunde treten immer bei entzündlichen Prozessen in der Wirbelsäule oder bei abgekapselten Abszessen mit geringer bis fehlender Leukozytenmigration auf. Endomyokarditiden sind wegen der geringen Menge entzündlich veränderten Gewebes nicht darstellbar. Nach Antibiotikagabe können ebenfalls falsch negative Befunde beobachtet werden. Im Anschluß an eine Granulozytenszintigraphie kommt es wegen des Fremdproteins zur Bildung von humanen Antikörpern (HAMA), deshalb können bei einer Wiederholung der Szintigraphie in einem kurzen Abstand falsch negative Befunde und allergische Reaktionen auftreten.

7.15 Speicheldrüsenszintigraphie

7.15.1 Anatomie und Physiologie

Die großen Speicheldrüsen sind jeweils paarweise angelegt, die Ausführungsgänge münden in die Mundhöhle. Die Glandulae (Gl.) parotideae (Ohrspeicheldrüsen) sind die größten Speicheldrüsen. Sie liegen im oberen Teil des Unterkieferastes vor der Ohrmuschel und vor dem äußeren Gehörgang. Der Ausführungsgang liegt gegenüber den 2. oberen Molaren in der Mundhöhle. Die Glandulae submandibulares (Unterkieferdrüsen) befinden sich in einer Bindegewebsloge am Unterrand des Unterkiefers. Die Mündung des Ausführungsgangs liegt unterhalb der Zungenspitze neben dem Zungenbändchen. Die Glandulae sublinguales liegen auf dem Mundboden unterhalb der Zunge. Der hintere Drüsenanteil mündet in zahlreichen kleinen Gängen neben der Zunge. Der vordere Anteil hat einen einzigen Ausführungskanal und mündet unterhalb der Zungenspitze zusammen mit dem Ausführungskanal der Glandulae submandibulares in die Mundhöhle.

Täglich werden ca. 1,5 l Speichel von den Speicheldrüsen produziert. Dieser enthält neben Flüssigkeit auch Eiweiß und Enzyme, die die Verdauung einleiten. Die Absonderung des Sekrets wird reflektorisch (parasympathisch) ausgelöst.

Je nach abgesondertem Sekret unterscheidet man
- Eiweiß- oder seröse Drüsen (z. B. Parotis),
- Schleimdrüsen und
- gemischte Drüsen (z. B. Submandibular- und Sublingualdrüsen).

7.15.1.1 Indikationen

- Sialolithiasis mit Verdacht auf Obstruktion des Gangsystems,
- akute und chronische Entzündungen (Sialadenitis),
- Sicca-Syndrom (Sjögren-Syndrom).

7.15.1.2 Radiopharmakon

^{99m}Tc-Pertechnetat (PTT) kann aktiv in die Speicheldrüsen aufgenommen werden. Der maximale Uptake wird in den Gl. parotideae und submandibulares ca. 20–40 min nach Applikation erreicht, in den Gl. sublinguales erst später (90–120 min p.i.). Der gesamte Speicheldrüsenuptake beträgt ca. 0,5% der applizierten Aktivität. Zur Stimulation der Ausscheidung des Pertechnetats dienen Zitronensaft oder Parasympathomimetika. Die Gl. sublinguales sowie die kleinen Speicheldrüsen sind in der Regel wegen der geringen Aktivitätsaufnahme nicht darstellbar.

Technische Durchführung

▶ Kameravorbereitung
LEAP-, oder LEHR-Kollimator, Kamera mit angeschlossenem Rechnersystem.

▶ Spezielle Patientenvorbereitung
Zunächst sollte ein intravenöser Zugang und ein oraler Zugang in Form eines kleinen Schlauchstücks zur Applikation des Zitronensaftes in die Mundhöhle gelegt werden. Die Untersuchung wird liegend in Rückenlage durchgeführt. Der Patient darf nicht erfahren, daß Zitronensaft oral appliziert wird, dies kann bereits bei der Manipulation am Schlauchsystem einen vorzeitigen Speichelfluß auslösen!

▶ Applikation und Aufnahmetechnik
- Vor Applikation sollte auf einen optimalen Zoomfaktor geachtet werden,
- es werden 75–300 MBq ^{99m}Tc-Pertechnetat i.v. appliziert,
- anschließend werden Sequenzaufnahmen über 30–40 min, (1 Bild pro Minute, Matrix 64×64) von ventral aufgenommen,
- zur Stimulation der Drüsensekretion werden in der 20 min 10 ml Zitronensaft in die Mundhöhle eingespritzt.

▶ Auswertung
- Die Auswertung erfolgt durch Regions of interest über den Speicheldrüsen,
- nach Untergrundsubtraktion werden Zeitaktivitätskurven erstellt.

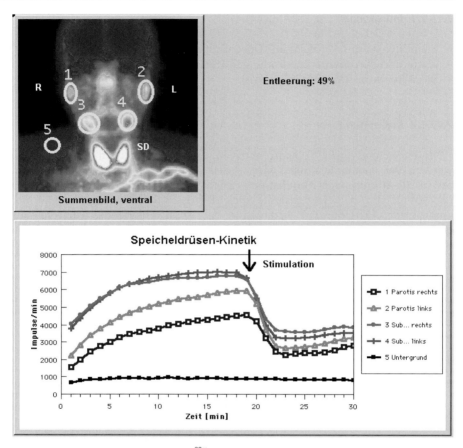

Abb. 7.104. Speicheldrüsenszintigraphie mit ^{99m}Tc-PTT (Normalbefund).

Ergebnisse

▶ Fehlermöglichkeiten
  • Natriumperchlorat (Irenat®) blockiert die Speicheldrüsen ähnlich wie die Technetiumaufnahme in der Schilddrüse,
  • eine Suppression der Schilddrüse (TSH < 0,01) führt zu einer Erhöhung des Speicheldrüsenuptakes (Umverteilung).
▶ Obstruktion durch Speicheldrüsenstein(e) (Sialolithiasis)
  • Im Akutstadium normale bis vermehrte Aktivitätsaufnahme in der entsprechenden Speicheldrüse, fehlende oder je nach Ausmaß der Obstruktion verzögerte Ausscheidung auch nach Reizung.
  • Im chronischen Stadium: kann infolge einer Parenchymschädigung bereits die Aktivitätsaufnahme in das Parenchym vermindert sein. Als Spätfolge kann die Speicheldrüsenfunktion vollständig ausfallen.

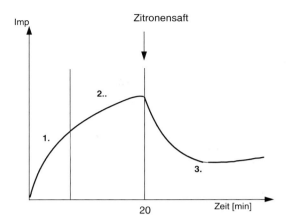

Abb. 7.105. Schema der Phaseneinteilung bei der Speicheldrüsenszintigraphie (Normaltyp). Phasenunterteilung 1) Perfusion; 2) sekretion; 3) Ausscheidung.

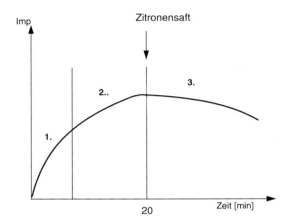

Abb. 7.106. Befund bei einer obstruktiven Speichelabflußstörung (z. B. durch Sialolithiasis). Die Ausscheidung des Sekrets ist verzögert (Phase 3).

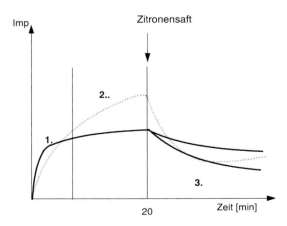

Abb. 7.107. Speicheldrüsenszintigraphie bei akuter Entzündung. Die Perfusion ist gesteigert (1) (gegenüber Normalverlauf (- - -)); die Sekretion ist vermindert (2); die Ausscheidung ist normal oder verzögert (3).

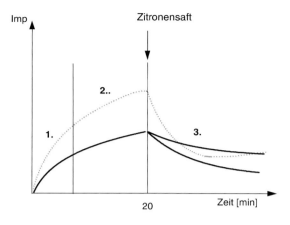

Abb. 7.108. Speicheldrüsenszintigraphie bei chronischer Entzündung. Die Sekretion ist vermindert (2); die Ausscheidung ist normal bis verzögert (3).

▶ Entzündung (Sialadenitis)
- Im Akutstadium: erhöhte Aufnahme durch Hyperperfusion, verminderter Aktivitätsabfall in der Sekretionsphase.
- Im chronischen Stadium (z. B. Sjögren-Syndrom, Z.n. Radiatio): verminderte Aktivitätsaufnahme in den betreffenden Speicheldrüsen. Die Hyperperfusion durch den floriden Entzündungsprozeß fehlt, ferner zeigt sich ein verminderter bis fehlender Aktivitätsabfall im exkretorischen Teil.

Bemerkung:
Ein unauffälliges Speicheldrüsenszintigramm schließt leichtere bis mittelgradige Entzündungsformen nicht aus! Zur korrekten Befundinterpretation ist eine genaue Kenntnis der Anamnese Voraussetzung!

7.16 Gastrointestinal-Trakt

7.16.1 Messung der Vitamin B$_{12}$-Resorption (Schillingtest)

Physiologie

Um den Bedarf des Menschen an Cobalamin (Vitamin B$_{12}$) zu decken, muß es mit der Nahrung zugeführt werden. Viel Vitamin B$_{12}$ ist vor allem in tierischen Produkten, z.B. Fleisch, Eier, Leber und Milch enthalten. Ein Mangel an Vitamin B$_{12}$ führt zu einer

▶ makrozytären Anämie (perniziöse Anämie, Morbus Biermer) oder
▶ funikulären Myelose, charakterisiert durch Markscheidenschwund der
  - Hinterstränge mit Gangunsicherheit (spinale Ataxie),
  - Pyramidenbahn mit spastischer Parese,
  - Kribbelparästhesien an Händen und Füßen.

Durch die Magensäure wird Vitamin B_{12} im Magen aus der Nahrung abgespalten und bindet an intrinsic factor (IF). Im Duodenum setzt Trypsin das an Speichelproteine gebundene Vitamin B_{12} frei, dieses wird dabei an IF gebunden. Der Cobalamin-IF-Komplex wird anschließend im Dünndarm (Ileum) resorbiert. Durch spezielle Plasmaproteine gelangt Vitamin B_{12} zur Leber und zum teilungsaktiven Gewebe, z.B. dem Knochenmark.

Indikationen

- gestörte Vitamin B_{12}-Resorption,
- Unterscheidung zwischen Malabsorption und Intrinsic-Faktor-Mangel,
- Morbus Crohn.

Technische Durchführung

- Ohne IF
  - ▶ Patientenvorbereitung
    - 10–14 Tage vor der Untersuchung müssen alle Vitamin B_{12}-Medikamente abgesetzt werden,
    - vor der Applikation soll der Patient die Harnblase entleeren.
  - ▶ Applikation und Meßtechnik
    - 20 kBq [57]Cobalamin werden peroral appliziert,
    - 2 h später wird inaktives Vitamin B_{12} (1000µg) i. m. appliziert. (Das nicht aktive Vitamin B_{12} dient als Ausschwemmdosis und soll kompetitiv das radioaktive Vitamin B_{12} aus der Plasmaeiweißbindung verdrängen, um dessen Ausscheidung zu fördern),
    - im 24 h-Sammelurin wird die ausgeschiedene [57]Co-Vitamin B_{12}-Menge am nächsten Tag im Bohrlochzähler bzw. der Gesamturin in einem Großvolumenzähler (z.B. Ringbecherzähler) gemessen.
- Mit IF
  Liegt eine Resorptionsstörung vor, wird der Test mit zusätzlicher Gabe von IF wiederholt. Falls ein Mangel an IF besteht, normalisiert sich das Testergebnis, bei einer echten Resorptionsstörung bleibt das Ergebnis pathologisch.

Ergebnisse

- ▶ Normalwert
  ≥8% des applizierten [57]Co-Cobalamin im Sammelurin,
- ▶ Zwischenbereich
  4–8%,
- ▶ pathologischer Bereich
  <4%.

► Mögliche Fehlerquellen
  • Eingeschränkte Nierenfunktion,
  • zu wenig Sammelurin (<600 ml),
  • zusätzliche Gabe von Vitamin B_{12}.

7.16.2 Suche nach gastrointestinalen Blutungsquellen

Blutungsquellen im Magen-Darm-Bereich werden überwiegend endoskopisch lokalisiert und behandelt. Eine Indikation für die Nuklearmedizin besteht nur an schlecht zugänglichen Stellen, z.B. im Ileocoecalbereich und im Dünndarm unterhalb der Flexura duodenojejunalis und bei kleinen intermittierend auftretenden Blutungen. Bei akuten Blutungen im Dünndarm ist in der Regel der Blutfluß ausreichend, um mittels Angiographie die Blutungsquelle zu lokalisieren und ggf. das betreffende Gefäß zu embolisieren. Die für den nuklearmedizinischen Nachweis benötigte Blutungsmenge ist um den Faktor 10 geringer (ca. $>0,05$ ml/min) als für die angiographische Methode. Neben der Blutungsmenge hängt der Blutungsnachweis jedoch auch von der Peristaltik des blutenden Darmabschnitts ab. Durch intermittierende Vorwärts- und Rückwärtsbewegungen kann der Blutungsort verdeckt werden. Akute Blutungen ($>0,5$ ml/min) lassen sich auch mit ^{99m}Tc-Nanokolloid darstellen. Ein entscheidender Nachteil ist jedoch die rasche Abnahme der Blutaktivität durch Bindung an das Retikuloendotheliale System (RES). Intervallartig verlaufende Blutungen können besser mit markierten Eigenerythrozyten dargestellt werden, da die Untersuchungszeit über 24 h ausgedehnt werden kann.

7.16.2.1 Indikationen

  • Unklare Blutungsquelle,
  • intermittierend auftretende okkulte Blutungen.

7.16.2.2 Radiopharmaka

^{99m}Tc-Nanocolloid wird aus menschlichem Serumalbumin hergestellt, die Teilchengröße des mit ^{99m}Tc markierten Kolloids liegt zu 95% <80 nm. Nach i.v. Applikation kommt es zu einer sehr rasch Blutclearance durch phagozytierende Zellen des Retikuloendothelialen Systems in der Leber, der Milz und dem Knochenmark.

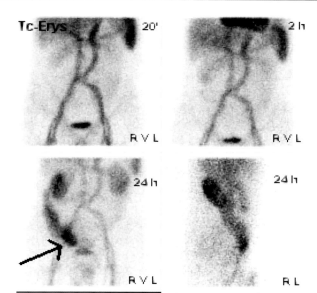

Abb. 7.109. GI-Blutungslokali-sation mit ^{99m}Tc-markierten Eigenerythrozyten. Nach 24 h erscheint eine pathologische Anreicherung im Ileocoecal-bereich. Physiologische Dar-stellung von Leber, Milz und den großen Gefäßen.

Technische Durchführung

▶ Patientenvorbereitung
entfällt.
▶ Kameravorbereitung
LEHR- oder LEAP-Kollimator.
▶ Applikation und Aufnahmetechnik
• Intravenöse Applikation von 100–150 MBq ^{99m}Tc-Nanokolloid,
• dynamische Sequenzszintigraphie des Abdomens von ventral über 20 min (1 Bild pro min),
• anschließend statische Aufnahmen aus verschiedenen Projektionen.

7.16.2.3 ^{99m}Tc-Eigenerythrozyten (In-vitro Markierung)

Technische Durchführung

▶ Patientenvorbereitung
entfällt.
▶ Kameravorbereitung
LEHR- oder LEAP-Kollimator.
▶ Applikation und Aufnahmetechnik
• In-vitro Markierung von Eigenerythrozyten mit ^{99m}Tc-PTT:
  ▶ Entnahme von 5 ml Blut mit einer zuvor heparinisierten Spritze,

▶ Tecemin® (im Handel erhältlicher Markierungs-Kit der Fa. Behring®) in 0,5 ml 0,9 %-iger NaCl-Lösung auflösen, das abgenommene Blut zugeben und über 10 min schütteln,

▶ anschließend Trennung durch zentrifugieren (4000 U/min, 2 min *ohne* Bremse),

▶ mittels Eppendorf®-Pipette ca. 1,5 ml Sediment abziehen und zu 1–1,1 GBq ^{99m}Tc-Pertechnetat (möglichst in einem kleinen Volumen von maximal 0,5 ml) geben. Das Ganze zur Markierung 15 min ruhen lassen,

▶ zur Trennung erneut zentrifugieren (4000 U/min, 2 min *ohne* Bremse),

▶ Überstand abpipettieren und messen, anschließend Aktivität im Sediment (= Erythrozyten) messen.

Die Erythrozytenausbeute läßt sich errechnen nach (Normwert 70–90%)

$$\text{Erythrozytenausbeute}[\%] = \frac{\text{Aktivität}_{\text{Sediment}}}{\text{Aktivität}_{\text{Gesamt}}} \times 100$$

▶ Sediment mit ca. 3 ml 0,9 %-iger NaCl-Lösung verdünnen und daraus die benötigte Menge (ca. 400–600 MBq) aufziehen.

• I.v. Reinjektion von ca. 600 MBq ^{99m}Tc-In-vitro markierter Eigenerythrozyten,

• dynamische Sequenzszintigraphie des Abdomens von ventral über 20 min (1 Bild pro min),

• anschließend statische Szintigraphie in kurzen Zeitintervallen von ca. 2-3 h bis zu 24 h.

7.16.2.4 ^{99m}Tc-Eigenerythrozyten (In-vivo-Markierung mit Sn-DTPA)

Technische Durchführung

▶ Patientenvorbereitung
entfällt.

▶ Kameravorbereitung
LEHR- oder LEAP-Kollimator.

▶ Applikation und Aufnahmetechnik

• In-vivo Markierung von Eigenerythrozyten mit ^{99m}Tc-PTT:

▶ Dazu wird inaktive Zinn-Diäthylen-triamin-pentaessigsäure, welche sich In-vivo an Erythrozyten bindet, vorinjeziert. Zinn dient dabei als Reduktionsmittel um die Markierungsausbeute zu erhöhen.

▶ Nach 30 Minuten werden 600 MBq ^{99m}Tc-PTT i.v. nachappliziert und eine Sequenzszintigraphie (wie oben beschrieben) gestartet.

Ergebnisse

▶ Blutungsquellen
stellen sich in der Regel durch eine Mehranreicherung intraluminär dar, die mit der Darmperistaltik fortbewegt wird.

▶ Fehlmöglichkeiten
- Ungenügende Markierungsausbeute; dadurch Sekretion von freiem ^{99m}Tc aus den Belegzellen des Magens mit Fehlinterpretation einer Blutungsquelle,
- zu früher Abbruch der Untersuchung (keine Spätaufnahmen nach 24 h).

7.16.3 Spezielle Blutungsquellensuche (Meckel-Divertikel)

7.16.3.1 Physiologie

Meckel-Divertikel sind Reste des fetalen Ductus omphalomesentericus, diese können ektope Magenschleimhaut enthalten. Bei Kindern liegen die Meckel Divertikel in der Regel ca. 50 cm–1 m oberhalb des Ileocoecalpols. Klinisch können durch Sekretion von Magensäure Ulzera und Blutungen im Dünndarm entstehen.

Technische Durchführung

▶ Patientenvorbereitung
Ein bis 3 Tage vor der Untersuchung sollte ein H2-Rezeptorantagonist, der die Belegzellen des Magens an einer Sekretion von ^{99m}Tc-PTT in das Darmlumen hindert, verabreicht werden. Unmittelbar vor der Untersuchung darf *keine Schilddrüsenblockade* mit Irenat® erfolgen, da dadurch die Aufnahme des Pertechnetats in die Belegzellen des Magens geblockt wird.

▶ Kameravorbereitung
LEAP-Kollimator.

▶ Applikation und Aufnahmetechnik
- Direkt nach Applikation von max. 400 MBq ^{99m}Tc-PTT i.v., werden dynamische Sequenzaufnahmen von 0–40 min p.i. (1 Bild/min) von anterior angefertigt,
- bei Erwachsenen und älteren Kindern empfiehlt sich ggf. zusätzlich die Applikation von 300 mg Cimetidin 1–3 Tage vor Untersuchung, um die Sekretion der Belegzellen im Magen zu verzögern und dadurch Artefakte zu vermeiden.

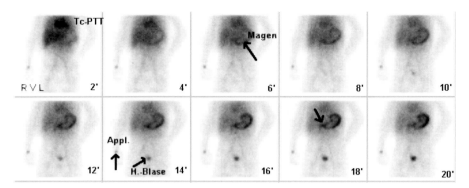

Abb. 7.110. ^{99m}Tc-PTT-Szintigraphie des Abdomens. Normalbefund, physiologischer Uptake im Magen mit beginnender Wanderung der von den Belegzellen des Magens sezernierten Aktivität in das Duodenum. Geringe Speicherung in der Harnblase.

Ergebnisse

▶ Meckel-Divertikel
lassen sich an einer punktförmigen Mehrspeicherung im Dünndarm erkennen, diese kommt zeitgleich wie orthotop gelegenes Magenschleimhautgewebe zur Darstellung.

▶ Artefakte
• durch entzündliche Veränderungen sind möglich. Durch eine Hyperämie kann es ebenfalls zu einer Mehrspeicherung im Abdomen kommen, die aber im Unterschied zum Meckel-Divertikel nur passager auftritt.

• Duplikaturen des terminalen Ileums können in seltenen Fällen ebenfalls ektopes Magenschleimhautgewebe enthalten und sich deshalb im Szintigramm positiv darstellen. Sie sind durch nuklearmedizinische Methoden nicht von echten Meckel-Divertikeln zu unterscheiden,

▶ da nur ein Teil der Meckel-Divertikel (ca. 80%) ektope Magenschleimhaut enthalten, sind auch falsch negative Befunde möglich.

8 Therapie mit offenen radioaktiven Stoffen

H. Elser

Die Therapie mit offenen Radionukliden ist eine Strahlenbehandlung. Der Unterschied zur perkutanen Strahlentherapie besteht darin, daß die radioaktiven Strahler in das Organ oder unmittelbar an den zu bestrahlenden Herd gebracht werden. Durch überwiegende Verwendung von β-Strahlern mit einer geringen Eindringtiefe in das Gewebe (Millimeterbereich) erreicht die „interne Strahlentherapie" eine ausreichend hohe Herddosis im kranken Gewebe. Durch die geringe Reichweite der verwendeten Radionuklide kann zugleich das benachbarte gesunde Gewebe geschont werden. Therapiebedingte Nebenwirkungen werden daher äußerst selten beobachtet. Um das Radionuklid selektiv an den Krankheitsherd zu transportieren, werden z.T. physiologische Transportvorgänge (Radiojodtherapie von Schilddrüsenerkrankungen) genützt oder das Radiopharmakon wird lokal (Radiosynoviorthese) in das betroffene Gelenk oder in die betroffene Körperhöhle appliziert.

8.1 Indikationen zur Therapie mit offenen Radionukliden

- Gutartige und bösartige Schilddrüsenerkrankungen,
- entzündliche, z.B. rheumatoide Gelenkerkrankungen,
- palliative Therapie von metastasierenden Tumoren.

8.2 Radiojodtherapie bei gutartigen Schilddrüsenerkrankungen

8.2.1 Indikationen

▶ Manifeste oder latente Hyperthyreosen durch:
  - Schilddrüsenadenome,
  - multifokale Autonomien,
  - disseminierte Autonomien oder
  - Autoimmunhyperthyreosen (Morbus Basedow).
▶ Strumaverkleinerung bei euthyreoter Schilddrüsenfunktion (nur falls Kontraindikation zur Operation).

Technische Durchführung

^{131}I wird entweder oral (z. B. Kapsel) oder intravenös appliziert und durch den Jodstoffwechsel in der Schilddrüse angereichert. Um die Jodkinetik individuell erfassen zu können, ist eine prätherapeutische Messung mit einer geringen Tracermenge gesetzlich vorgeschrieben (Radiojod-Uptake-Test).

8.2.1.1 Radiojod-Uptake-Test = Radiojod-Zwei-Phasen-Test

Patientenvorbereitung: Der Patient soll zur Applikation nüchtern sein und ebenfalls bis ca. 2 h nach Applikation keine Nahrung zu sich nehmen.

Nach oraler Applikation von ca. 10 MBq ^{131}I wird die Radiojodaufnahme in der Schilddrüse mittels Szintilationszähler nach 2 h, 24 h und 48 h in einem definierten Abstand gemessen (Szintillationsmeßsonde mit zylindrischem Kollimator, 30 cm Abstand von der SD). Die gemessenen Impulsraten werden mittels einer Standardmessung in Prozent der verabreichten Aktivität umgerechnet. Aus den Uptakewerten werden der maximale ^{131}I-Uptake (in der Regel der 24 h-Wert) sowie die effektive Halbwertszeit des ^{131}Jods aus dem Kurvenabfall berechnet. Für eine genauere Bestimmung der effektiven thyreoidalen Halbwertszeit sind zusätzliche spätere Messungen bis zu 8 Tagen zu empfehlen. Die Radiojodaufnahme in die Schilddrüse ist individuell sehr unterschiedlich. Sie ist stark abhängig vom Jodangebot in der Nahrung und von der Stoffwechsellage der Schilddrüse, dies findet Berücksichtigung im Testergebnis.

Ergebnisse

▶ Euthyreose, geringer Jodmangel, ^{131}I-Uptake:
- nach 2 h 15-25%,
- nach 24 h 30-60%,
- nach 48 h 30-60%.

▶ Hyperthyreose:
^{131}I-Uptake beschleunigt und erhöht *mit* Abnahme nach 24 h (das Kurvenmaximum kann insbesondere bei Autoimmunhyperthyreosen auch vor dem 24 h-Wert liegen).

▶ Vermehrte Jodavidität:
- ^{131}I-Uptake erhöht ohne Abnahme nach 24h

▶ Hypothyreose:
- ^{131}I-Uptake vermindert.

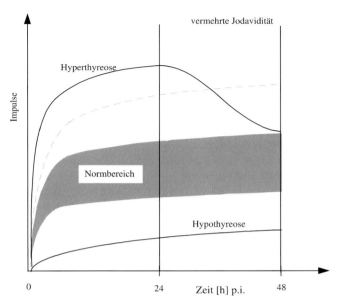

131-I-Uptake in der Schilddrüse [%]

Abb. 8.1. Schematische Darstellung der Radiojodaufnahme in der Schilddrüse innerhalb der ersten 48 h bei Funktionsstörungen der Schilddrüse und bei Jodmangel.

Therapieberechnung

Zur Bestimmung der therapeutischen Aktivität wird in Deutschland überwiegend die Marinelli-Formel eingesetzt:

$$^{131}\text{I-Aktivität [MBq]} = \frac{\text{Herddosis [Gy]} \times \text{Herdvolumen [ml]}}{^{131}\text{I-Uptake}_{max}[\%] \times \text{HWZ}_{eff}} * \text{F}$$

F $\qquad$ = Konstante, bei Verwendung der neuen SI-Einheiten ist F = 25

^{131}I-Uptake$_{max}$ = maximale ^{131}I-Aufnahme in der Schilddrüse bezogen auf die applizierte Aktivität

HWZ$_{eff}$ = effektive Halbwertszeit des ^{131}I in Tagen in der Schilddrüse.

Bei der Radiojodtherapie werden folgende Herddosen im Zielvolumen angestrebt:

Schilddrüsenadenome	300–400 Gy
multifokale Autonomien	150 Gy
disseminierte Autonomien	150 Gy
Autoimmunhyperthyreosen (Morbus Basedow)	150–200 Gy
euthyreote Struma (Strumaverkleinerungstherapie)	bis 150 Gy

Die Radiojodtherapie darf in Deutschland nur stationär in speziellen Betten-
stationen durchgeführt werden.

Während der Therapie muß der zeitliche Aktivitätsverlauf kontrolliert werden. Für alle Patienten ist ein stationärer Mindestaufenthalt von 2 Tagen gesetzlich vorgeschrieben. Die Entlassung von Patienten ist in der Richtlinie
Strahlenschutz in der Medizin geregelt. Seit November 1997 wurde die Ent-
lassungsdosis nach Ziffer 10 der Richtlinie Strahlenschutz in der Medizin erhöht. Danach ist es möglich einen Patienten zu entlassen, wenn er für andere
Personen in zwei Meter Abstand eine Äquivalentdosis von 1 mSv pro Jahr
nicht überschreitet, d.h. wenn die Restaktivität am Entlassungstag 3,5 µSv/h
gemessen in 2 m Abstand nicht übersteigt. Dies entspricht einer Entlassungs-
aktivität von 250 MBq ^{131}Iod (früher 75 MBq ^{131}Jod). Ausnahmen hiervon
sind in der Richtlinie beschrieben. Eine vorzeitige Entlassung ist aus sozialen
oder medizinischen Gründen möglich. Beim zuständigen Gewerbeaufsichts-
amt ist eine vorzeitige Entlassung eines Patienten anzeigepflichtig, falls die
Strahlenexposition für andere Personen im Abstand von einem Meter 5 mSv
pro Jahr nicht übertrifft. Genehmigungspflichtig ist eine Entlassung bei höheren Strahlenexpositionen. In den Ausnahmefällen ist dem Gewerbeauf-
sichtsamt eine Dosisabschätzung vorzulegen. Um die Gefährdung für andere
Personen so gering wie möglich zu halten, muß der Patient *in jedem Fall* anhand eines Merkblattes nach Anlage A 13 der Richtlinie über die Verhaltens-
weise belehrt werden, um die Strahlenexposition für andere Personen und
die Familienangehörigen in seiner Umgebung so gering wie möglich zu halten.

Die volle Wirkung der Radiojodtherapie tritt erst 3–6 Monate nach der Behandlung ein.

Nach dem stationären Aufenthalt wird eine ambulante Nachsorge bis 1
Jahr nach Therapie empfohlen. Für die ambulanten Kontrolluntersuchungen
wird in Heidelberg das in Abb. 8.2 dargestellte Schema angewandt, wobei
zwischenzeitliche Kontrollen durch den Hausarzt empfohlen werden.

Radiojodtherapie

nach 6 Wochen
↓
Laborkontrolle (TSH$_b$, fT$_3$, fT$_4$)

nach 6 Wochen
↓
Laborkontrolle (TSH$_b$, fT$_3$, fT$_4$)

nach 3 Monaten
↓
Laborkontrolle (TRH-Test), SD-Szintigraphie+Sonographie

nach 3 Monaten
↓
Suppressionsszintigraphie, Sonographie + TSH

nach 3 Monaten
↓
Abschlußuntersuchung
Szintigraphie, Sonographie + TRH-Test

Abb. 8.2. Nachsorgeschema nach Radiojodtherapie bei funktioneller Autonomie (Heidelberger Schema).

8.3 Radiojodtherapie differenzierter Schilddrüsenkarzinome

Die Radiojodtherapie bei differenzierten Schilddrüsentumoren ist möglich, da differenzierte Schilddrüsenkarzinome (papilläre u. follikuläre) in der Lage sind, Radiojod zu speichern.

8.3.1 Indikationen

- Papilläre Schilddrüsenkarzinome >T1, N0, M0,
- Follikuläre Schilddrüsenkarzinome unabhängig vom Tumorstadium.

▶ Relative Indikationen:
  - onkozytäre Schilddrüsenkarzinome (speichern in der Regel kein Jod, aber falls zusätzliche follikuläre oder papilläre Tumoranteile vorhanden sind, kann ggf. Radiojod aufgenommen werden).
▶ Keine Indikation:
  - medulläre Schilddrüsenkarzinome (stammen von den C-Zellen ab, eine Jodspeicherung ist deshalb nicht zu erwarten).
  - anaplastische Schilddrüsenkarzinome (speichern in der Regel wegen zu starker Entdifferenzierung kein Jod).

Die Radiojodtherapie dient zur Ablation des Restschilddrüsengewebes nach Operation und zur Therapie und Darstellung jodspeichernder Metastasen.

8.3.1.1 Ablationstherapie

Die Radiojodaufnahme in differenzierten Schilddrüsenkarzinomen ist gegenüber normalem Schilddrüsengewebe vermindert, deshalb ist eine Radiojodtherapie bei Schilddrüsenkarzinomen erst durchführbar, wenn die Schilddrüse (Tumor und gesundes Schilddrüsengewebe) chirurgisch entfernt worden ist (totale Thyreoidektomie). Um eine möglichst optimale Radiojodaufnahme zu erhalten, ist eine möglichst hohe endogene TSH-Stimulation (>30 IE) anzustreben. Die Therapie sollte zu diesem Zweck erst 4–6 Wochen postoperativ stattfinden. Zwischenzeitlich muß auf eine Schilddrüsensubstitution verzichtet werden. Um die Hypothyreosephase für den Patienten zu verkürzen, kann alternativ eine T3-Medikation bis 2 Wochen vor Therapie verabreicht werden. Danach sollten alle Schilddrüsenmedikamente bis zur Therapie abgesetzt werden.

Bei der Radiojodtherapie differenzierter Schilddrüsenkarzinome (Ablations- und Metastasentherapie) werden Herddosen von 500–1000 Gy im Zielvolumen angestrebt. In Deutschland werden dazu Standardaktivitäten von 4–8 GBq oral oder i.v. appliziert.

Im Rahmen der stationären Aufenthalts wird durch ein „Posttherapieszintigramm" das Restschilddrüsenvolumen bzw. das Vorhandensein von Metastasen überprüft. Notwendig ist ferner ein Kontrollszintigramm zum Nachweis der vollständigen Schilddrüsenablation ca. 12 Wochen nach der Radiojodtherapie. Da eine Mindestaktivität von 400 MBq ^{131}J gefordert wird, muß diese stationär nach Absetzen der Schilddrüsenmedikation (vergl. Abb. 8.3) erfolgen. Die Szintigraphie soll als Ganzkörperszintigramm 48 h – besser 72 h nach Applikation – durchgeführt werden.

---

6 Wochen vor stationärer Therapie
↓
Absetzen der thyreosubstitutiven und suppressiven Schilddrüsenmedikation mit Levothyroxin (T₄)

stattdessen bis 2 Wochen vor der stationären Aufnahme
↓
Liothyronin (T₃) 3x20µg/d, (2-1-0)

die letzten 2 Wochen vor Therapie
↓
keine Schilddrüsen-Medikamente
↓
Radiojodtherapie, bzw. diagn. GK-Szintigramm

Abb. 8.3. Absatzschema vor Radiojodtherapie bei differenzierten Schilddrüsenkarzinomen (Heidelberger Schema).

8.3.1.2 Metastasentherapie

Die Durchführung einer Radiojodtherapie ist abhängig von der Lokalisation der Metastasen. Bei lokoregionären Metastasen (Schilddrüsenbett oder zervikale Lymphknoten) wird generell eine Operation empfohlen. Fernmetastasen werden unter Berücksichtigung der individuellen Situation des Patienten in der Regel einer weiteren Radiojodtherapie zugeführt (abhängig vom Radiojodspeichervermögen). Ausnahmen sind instabile Frakturen und Metastasen in Organen, die ein rasches chirurgisches Vorgehen erforderlich machen. Eine perkutane Radiatio ist dann indiziert, wenn alle anderen Mittel ausgeschöpft sind.

8.3.1.3 Patientennachsorge

Nach Abschluß der Primärtherapie wird eine lebenslange Nachsorge bei Patienten mit differenzierten Schilddrüsenkarzinomen empfohlen. In den ersten 5 Jahren soll ein 6-Monatsintervall eingehalten werden, danach kann die Untersuchung jährlich erfolgen. Die Nachsorge sollte möglichst an größeren Zentren durchgeführt werden.

(Zur Verlaufskontrolle differenzierter Schilddrüsenkarzinome siehe auch Kap. 7.2.2.4)

8.4 Radionuklidtherapie von Gelenkerkrankungen (Radiosynoviorthese)

8.4.1 Indikationen

- Proliferative Synovitis im Rahmen der chronischen Polyarthritis,
- Rezidivsynovitiden nach Synovektomie,
- (Aktivierte Arthrose).

Technische Durchführung

Nach Desinfektion der Haut über dem Gelenk wird unter sterilen Bedingungen eine Punktion des betroffenen Gelenks ggf. unter Durchleuchtung vorgenommen. Ist ein Erguß vorhanden, wird dieser zunächst teilweise abpunktiert, danach wird bei einer ausreichenden Verteilung, die durch ein Verteilungsszintigramm geprüft wird, das zur Therapie notwendige Radionuklid streng intraartikulär appliziert. Nach der Radiosynoviorthese muß das behandelte Gelenk mindestens 48 h ruhiggestellt werden (Schiene, Klettverband). Eine weitere Woche sollte das Gelenk geschont werden. Die volle Wirkung der Therapie kann erst nach 3–6 Monaten beurteilt werden.

Tabelle 8.1. Radionuklide für die intraartikuläre Therapie (Radiosynoviorthese)

Radioisotope	HWZ (d)	Zerfallsart	Max. β-Energie (meV)	Reichweite im Gewebe (mm)
Er-169-Citrat	9,5	beta	0,34	0,3
Re-186-Sulfid	3,7	Betagamma	0,98	1,2
Y-90-Silikat	2,7	beta	2,2	3,6

Ergebnisse

- Die Ergebnisse der Radiosynoviorthese sind abhängig vom Stadium und der Ausprägung des lokalen Gelenkprozesses, der Lokalisation des Gelenks, dem allgemeinen Krankheitsverlauf und der Verteilung des Radionuklids im Gelenk. In größeren Studien werden Schmerzlinderungen zwischen 60 und 95% in Abhängigkeit von der Lokalisation des Gelenks über 2 Jahre beschrieben.

Nebenwirkungen

- Selten: Lokale Gewebsnekrosen,
- Strahlensynovitis,
- Induktion von Malignomen (bisher nur einmal beobachtet),
- Entwicklung frühzeitiger degenerativer Gelenkveränderungen.

8.5 Weitere Möglichkeiten der Therapie mit offenen Radionukliden

- Therapie von Knochenschmerzen bei ossär metastasierenden Tumoren (Mamma-Ca, Prostata-Ca),
- ^{32}P-Therapie bei Polycythämia vera,
- Therapie neuroendokriner Tumoren: ^{131}I-MIBG-Therapie bei Neuroblastomen u. metastasierenden Phäochromozytomen,
- Therapie des rezidivierenden malignen Aszites,
- Radioimmuntherapie,
- ^{224}Ra-Chlorid zur Behandlung von Schmerzzuständen bei therapieresistentem M. Bechterew.

9 Anhang

Tabelle 9.1. Nuklearmedizin in der Pädiatrie. Dosisempfehlung gemäß den Empfehlungen der Europäischen Gesellschaft für Nuklearmedizin (EANM) nach Körpergewicht bezogen auf die Erwachsenendosis.

Körpergewicht [kg]	Multiplikations- faktor	Körpergewicht [kg]	Multiplikations- faktor	Körpergewicht [kg]	Multiplikations- faktor
3	0,1	22	0,5	42	0,78
4	0,14	24	0,53	44	0,8
6	0,19	26	0,56	46	0,82
8	0,23	28	0,58	48	0,85
10	0,27	30	0,62	50	0,88
12	0,32	32	0,65	52–54	0,9
14	0,36	34	0,68	56–58	0,92
16	0,4	36	0,71	60–62	0,96
18	0,44	38	0,73	64–66	0,98
20	0,46	40	0,76	68	0,99

Tabelle 9.2. Empfehlungen der Europäischen Gesellschaft für Nuklearmedizin für die Erwachsenendosis und für die Minimaldosis.

Radiopharmazeutikum	Erwachsenendosis [MBq]	Minimaldosis [MBq]
^{99m}Tc-DTPA (Niere)	200	20
^{99m}Tc-DMSA	100	15
^{99m}Tc-MAG3	70	15
^{99m}Tc-MDP	500	40
^{99m}Tc-Kolloid (Leber/Milz)	80	15
^{99m}Tc-Kolloid (Knochenmark)	300	20
^{99m}Tc-Eigenerythrozyten (Milz)	40	20
^{99m}Tc-Eigenerythrozyten (Blutpool)	800	80
^{99m}Tc-PTT (First Pass)	500	80
^{99m}Tc-MAA	80	10
^{99m}Tc-PTT (Ektope Magenschleimhaut)	150	20
^{99m}Tc-Kolloid (gastroösophageler Reflux)	40	10
^{99m}Tc-HIDA	150	20
^{99m}Tc-PTT (Schilddrüse)	80	10
^{99m}Tc-HMPAO (Gehirn)	740	100
^{123}I-Hippuran	75	10
^{123}I (Schilddrüse)	20	3
^{123}I-MIBG	200	35
^{131}I-MIBG	80	35
^{67}Ga	80	10

Tabelle 9.3. SI- und Basiseinheiten (internationales Einheitensystem)

Parameter	Einheit	Abkürzung
Masse	Kilogramm	kg
Länge	Meter	m
Zeit	Sekunde	s
Elektrische Stromstärke	Ampère	A
Kraft: $1\,N = 1\,kg \times \dfrac{m}{s^2} = 1\dfrac{J}{m}$	Newton	N
Elekt. Spannung: $1\,V = 1\dfrac{J}{As}$	Volt	V
Energie: $1\,J = 1\,kg \times \dfrac{m^2}{s^2} = 1Ws$ (Wattsekunde)	Joule	J
Radioaktivität: $1\,Bq = \dfrac{1}{s}$	Becquerel	Bq
Energiedosis: $1\,Gy = 1\dfrac{J}{kg}$	Gray	Gy
Äquivalentdosis: $1\,Sv = 1\dfrac{J}{kg}$	Sievert	Sv

Tabelle 9.4. Dezimalsystem. Abgeleitete Einheiten.

1 Giga:	$1\,G = 10^9$	1 Dezi:	$1\,d = 10^{-1}$	1 Mikro	$1\,\mu = 10^{-6}$
1 Mega:	$1\,M = 10^6$	1 Zenti:	$1\,c = 10^{-2}$	1 Nano	$1\,n = 10^{-9}$
1 Kilo:	$1\,k = 10^3$	1 Milli:	$1\,m = 10^{-3}$	1 Piko	$1\,p = 10^{-12}$

Tabelle 9.5. Radioisotope für die nuklearmedizinische Diagnostik und Therapie.

1a	2a	3b	4b	5b	6b	7b	8	4		1b	2b	3a	4a	5a	6a	7a	0
H																	He
Li	Be											B	^{11}C ^{14}C	^{13}N	^{15}O	^{18}F	Ne
Na	Mg											Al	Si	^{22}P	S	Cl	Ar
K	Ca	Sc	Ti	V	^{51}Cr	Mn	Fe	^{57}Co ^{58}Co	Ni	Cu	Zn	^{67}Ga	Ge	As	^{75}Se	Br	^{81m}Kr
Rb	Sr	^{90}Y	Zr	Nb	Ma	^{99m}Tc	Ru	Rh	Pd	Ag	Cd	^{111}In	Sn	Sb	Te	^{123}I ^{125}I ^{131}I	^{127}Xe
Cs	Ba	La	Hf	Ta	W	^{186}Re	Os	Ir	Pt	Au	Hg	^{201}Tl	Pb	Bi	Po	At	Rn
Fr	Ra	Ac															

Erklärung: In-vitro Diagnostik ^{125}I; In-vivo Diagnostik ^{123}I; Therapie ^{131}I.

Tabelle 9.6. Energien und Halbwertszeiten der wichtigsten Radionuklide der In-vivo Diagnostik.

Radionuklid	Energie [keV]	HWZ	Kollimator	
^{127}Xe	γ 172, 203, 375	36,4 d	H	⎫
^{67}Ga	EC, γ 93, 185, 300	78,3 h	H	⎪
^{99m}Tc	γ 141	6 h	L	⎪
^{133}Xe	γ 81	5,25 d	L	⎬ Gamma-Kamera
^{123}I	EC, γ 159	13,2 h	L, M	⎪
^{81m}Kr	γ 190	13 s	M	⎪
^{201}Tl	EC, γ 135, 167	73,1 h	M	⎪
^{111}In	EC, γ 171, 245	2,81 d	M	⎭
^{18}F	β^+ 633	1,83 h		⎫
^{15}O	β^+ 1732	2,04 min		⎬ PET
^{11}C	β^+ 960	20,6 min		⎭

M = Mittelenergie, L = Niedrigenergie, H = Hochenergie-Kollimatoren.

Tabelle 9.7. Übersicht über die Strahlenexposition nuklearmedizinischer Untersuchungen (nach ICRP 53,1988). Zum Vergleich: Die mittlere natürliche Exposition in Deutschland liegt bei 2 mSv/ Jahr. Die mittlere Gesamtexposition (inklusive aller Strahlenquellen z. B. auch Tschernobyl) beträgt ca. 4 mSv/Jahr.

Untersuchung	Radionuklid	Radiopharmazeutikum	Effektive Dosis pro applizierte Aktivitätseinheit [μSv/MBq]	Appl. Aktivität [MBq]	Effekt. Äquivalentdosis [mSv]
ZNS	^{99m}Tc	HMPAO	4	550	2,2
	^{99m}Tc	ECD	2,8	550	1,5
	^{111}In	Ca-DTPA	27	74	2
SD	^{99m}Tc	PTT	13	74	1,0
	^{123}I		150	7,4	1,1
	^{131}I		15000	2	30,0
NSD	^{99m}Tc	MIBI	4	600	2,4
NNiere	^{123}I	MIBG	20	100	2,0
	^{131}I	MIBG	210	37	7,8
	^{75}Se	Norcholesterol	1,7	11	19,4
Lunge	^{99m}Tc	MAA	12	100	1,2
	^{99m}Tc	Aerosole	7	10	0,1
	^{81m}Kr	Gas	0,03	700	0,02
	^{133}Xe	Gas	0,1	400	0,04
Knochen	^{99m}Tc	MDP	8	500	4,0
Knochenmark	^{99m}Tc	Nanokolloid	14	500	7,0
	^{99m}Tc	MAB	11	500	5,5
Herz	^{99m}Tc	MIBI	4	600	2,4
	^{201}Tl	Cl	230	74	17,0
	^{99m}Tc	Erythrozyten	8	600	4,8
Blutzellen	^{111}In	Thrombozyten	700	37	25,9
	^{99m}Tc	Granuloz. (MAB)	11	600	6,6
Leber	^{99m}Tc	Nanokolloid	14	150	2,1
	^{99m}Tc	HIDA	24	150	3,6
Nieren	^{99m}Tc	MAG$_3$	5	185	0,9
	^{99m}Tc	DMSA	16	74	1,2
	^{99m}Tc	DTPA	6	400	2,4
	^{123}I	OJH	15	37	0,6
	^{131}I	OJH	66	37	2,4
Vit.B$_{12}$-Res.	^{57}Co	Vit.B$_{12}$	5800	0,018	0,1
Tumor	^{67}Ga	Zitrat	120	185	22,2
	^{111}In	Pentetreotide	1,2	150	18

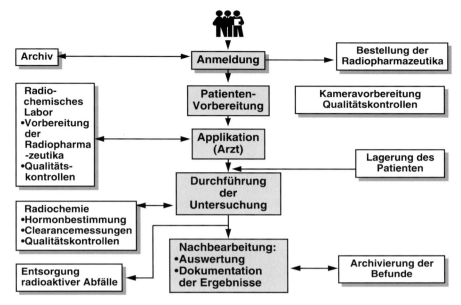

Abb. 9.1. Organisation einer nuklearmedizinischen Abteilung. Aufgaben des MTAR.

10 Weiterführende Literatur

Wieler HJ (1994) Single-Photon-Emissions-Computertomographie (SPECT) des Gehirns. Springer

Palmer EL, Scott JA, Strauss HW (1992) Practical Nuclear Medicine, WB Saunders Company, Philadelphia, London, Toronto, Montreal, Sydney, Tokyo

Pabst HW, Adam WE, Hör G, Kriegel K, Schwaiger M (1996) Handbuch der Nuklearmedizin. Gustav Fischer, Stuttgart, New York

Henning K, Woller P, Franke WG (1991) Nuklearmedizin, Gustav Fischer Verlag, Jena

Schicha H (1996) Nuklearmedizin Compact Lehrbuch. Schattauer

Sachregister